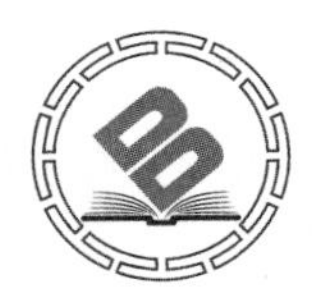

全国医药卫生类院校精品教材

助产学

ZHUCHANXUE

主　编　付　裕

编　者　王利文　毛漫莉　冯　佳
张雪梅　张　真　安琼容
吴明岳　罗雪莲　苏　丹
曾德辉

中南大學出版社
www.csupress.com.cn

图书在版编目（CIP）数据

助产学 / 付裕主编. —长沙：中南大学出版社，2018.12

ISBN 978-7-5487-3191-7

Ⅰ. ①助… Ⅱ. ①付… Ⅲ. ①助产学—教材 Ⅳ. ① R717

中国版本图书馆 CIP 数据核字（2018）第 084411 号

助产学

付 裕 主编

□责任编辑 郑 伟 白 婧
□责任印制 易建国
□出版发行 中南大学出版社
社址：长沙市麓山南路 邮编：410083
发行科电话：0731-88876770 传真：0731-88710482
□印 装 定州市新华印刷有限公司

□开 本 787×1092 1/16 □印张 17 □字数 390 千字
□版 次 2018 年 12 月第 1 版 □ 2018 年 12 月第 1 次印刷
□书 号 ISBN 978-7-5487-3191-7
□定 价 48.00 元

前言

助产学是产科护理学科组成的一部分，是一门协助新生命安全诞生的医学科学，是助产专业的核心课程。它是一门研究女性生殖系统的生理和病理、与妊娠有关的生理和病理以及分娩过程中常见疾病与相关护理的学科。

助产专业为各级医疗卫生单位培养德、智、体、美全面发展，具有良好的职业道德、现代服务理念和具备临床助产、临床护理与妇幼保健工作必需的专业知识及技能的高素质中、高级应用型助产专门人才。

助产学的教学目的是通过学习和实践，使学生具备本专业所必需的产科的专业知识和职业技能，为以后从事临床工作和进行医学科学研究打下基础。本课程的主要任务是：使学生树立“以母儿的健康为中心”的整体护理理念，理解助产学的科学内涵，能运用产科学的知识和技能，为孕产妇提供快乐、安全分娩的服务，使培养的学生成为高素质的专业化人才，并为适应职业变化和增强继续学习的能力打下坚实基础。

《助产学》是一本比较全面、实用和规范的助产学教材。本书的编写以科学发展观为指导，从基本理论、基本知识、基本技能三个方面展开，将临床作为主线，并把护理理念贯穿其中。每个章节设有学习目标、预习案例等模块，课后附有案例评价、思考与训练。

本书系统地讲述了女性生殖系统解剖、生理、妊娠生理与孕期保健等基础知识，详尽地讲述了正常分娩的临床过程与正常新生儿的评价、护理等临床知识，并较全面地讲述了妊娠期并发症、合并症、高危妊娠的监护、异常分娩、分娩期合并症、异常产褥等临床热点的新理论和新技术；同时对常用助产技术进行了比较详尽系统的介绍。值得一提的是，为了帮助学生理解和记忆，书中配有大量的图、表。

可以说，本书是一部全新的，理论与实践相结合的，具备科学性、针对性和实践性的助产学专业教科书。本书适用于助产专业，也可供妇幼卫生专业、护理专业和在职助产士、护士参加继续教育使用。

我国助产专业已经有百年历史，培养了一批又一批的助产人员。他们为广大的孕妇及其家庭提供高质量的服务，为不断促进母婴健康，提高国民素质做出了极大贡献。但遗憾的是，现实中大部分医院里，我国助产服务仍以产科医生为主导，助产学仍从属于护理专业，既非独立学科，又无专业体系，和国际水平仍有差距。因此，助产学的发展是每一位助产从业人员的责任。

助产学作为产科护理学的分支学科，在我国起步较晚，发展较为缓慢。限于我们编写人员的水平，书中的不足之处在所难免，请各院校的同人提出宝贵意见，使本书在教改实践中逐步臻于完善。

目录

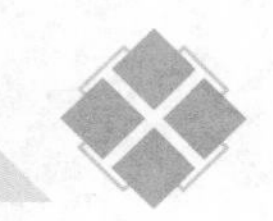

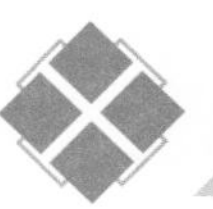

绪论

一、助产学的范畴

助产学是一门协助新生命安全诞生的医学科学，是研究妇女在妊娠期、分娩期、产褥期以及胎儿、新生儿的生理、心理、社会等方面的行为反应、预期结果、护理措施，以及并发症的发生机理、处理、预防和保健的一门科学。它以产科理论为基础，更加深入地阐述孕期保健、产前监护、助产等理论知识和技能操作。此外，助产学还包括相关的护理知识及操作技术等多方面的知识。

本书系统地讲述了女性生殖系统解剖、生理、妊娠生理、妊娠诊断、母乳喂养与孕期保健等基础知识，详尽地讲述了正常分娩的临床过程与正常新生儿的评价、护理等临床知识，并较全面地讲述了妊娠期并发症、合并症、高危妊娠的监护、异常分娩、分娩期合并症等临床热点的新理论和新技术，此外还比较详尽地介绍了几种常用有效的助产技术。本书是一部理论与实践相结合的、具备了科学性、针对性和实践性的助产学专业教科书，值得助产工作者及妇幼保健工作者阅读和学习。

近年来，我国的剖宫产率居高不下，研究显示，过高的剖宫产率在一定程度上与助产士数量不足、助产教育中断所致的助产服务质量下降有关。

二、助产学的起源和发展

我国助产专业已经走过了百年的历史，培养了一批又一批的助产人员，她们为广大孕妇及家庭提供了高质量的专业服务，为不断促进母婴健康，提高国民基本素质做出了积极贡献。

（一）助产学的国外现况

在新西兰，助产学的发展具有百年历史，是世界上第一个颁发注册护士资格证的国家，怀卡托理工学院则是新西兰助产学教育规模最大的学院。Margieduff是新西兰第一位助产学科博士学位获得者，并提出，助产士是孕妇孕期的主要照顾者，助产士给产妇提供连续性照顾的专业医疗服务。同时，他又提出了“助产伙伴”的服务模式，其核心理念是助产服务以妇女为中心，助产士能够独立运用专业知识为产妇提供连续的助产照顾，与孕妇结为伙伴关系，在妇女妊娠、分娩和产褥期给予必要的支持、照顾与建议。

在瑞典，助产专业具有悠久的历史，在十六七世纪就提出了“帮助妇女分娩”的说法，当时纯粹是一个女性的业务。20世纪末，由于产前护理的发展，助产士职责扩大至产前和产后护理、计划生育、新父母教育及妇女保健。如今瑞典助产士的工作范畴涉及整个生命周期的疾病和生殖保健，尤其是提供母婴健康安全保障。

在芬兰，助产士大多具有大学或硕士学历，并有专门的资格认证，一般助产士本科教育是护理普通学科，学制三年半再加一年完成，1996年即有85%的分娩为助产士参与、接生，婴儿病死率约5%。

（二）助产学的国内发展

1. 助产教育办学层次的发展

我国现代助产专业起源于20世纪20年代，经历了发展时期、角色地位不清时期，以及目前的从属于护理时期，助产教育也经历了一系列的变革，助产士的培养面临严重的问题。目前，鉴于我国在妇幼卫生方面存在的问题，加强助产教育再次被提上日程，医学高等教育学院也不断尝试开展助产方向学生的教育。

1928年，杨崇瑞在我国开办了第一个助产培训班，开启了中国现代助产教育的先河；1929年，北平（现北京）建立了第一个助产学校，分3个层次开展助产人才的培养，分别是针对旧式产婆改造开设的讲习班、培养初级助产人员的速成班和培养高级助产人才的本科班；到1937年，全国共计54所助产学校，毕业生约两千余人，基本形成了全国助产教育的网络。新中国成立后，我国学习苏联教育模式，取消了之前的助产高等教育，在1955年将助产专业按中等卫生教育层次设置了其学制、培养目标及教学计划，并于次年由原卫生部组织教师在苏联教材的基础上，开始着手编写我国自己的助产专业教材。此后由于历史原因，助产教育在1966—1972年停办。直至20世纪80年代，助产专业教育才逐渐恢复，1982年的统计数据显示，全国共有116所中等医药学校开设助产士专业。然而相比同期医学和护理学专业高等教育的飞速发展，助产专业的办学却始终停滞在中等卫生教育水平。到20世纪末，受到高等医学、护理学教育发展的带动，以及中等卫生学校升格为高职高专院校等变化的影响，助产专业教育也逐渐由中专层次上升到高职高专层次，这类学校招收初中毕业生（学制5年），或招收高中毕业生（学制3年），毕业后获得高职高专（大专）学历。

有文献显示，至2007年底，全国共有253所助产士学校，但未具体说明该数据的来源和这些学校的办学层次及地区分布情况。由于全国中等卫生职业学校没有统一的官方管理平台，较难进行统计，因此，通过“阳光高考”网站对全国招收助产专业的普通高校情况进行查询，结果显示，截至2015年，除港澳台地区外，全国共有142所院校开办了助产大专专业。

2. 助产学的国内现状

我国助产士服务仍以产科医生为主导，助产士从属于护理专业，既非独立科学，又无专业体系，和国际水平相去甚远。中华医学会围产医学分会前主任委员叶鸿瑁教授指

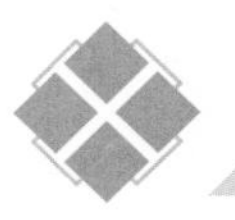

出，我国助产士同样在围产医学保健工作中发挥着重要作用，她们主要负责正常产妇接生，协助产科医生处理难产并负责计划生育、围产期保健和妇婴卫生宣教及技术指导。近年来，开展导乐陪产和助产士一对一全程陪产中，助产士的人性化服务取得了非常好的效果，降低了剖宫产率，同时指出，我国助产学仍从属于护理专业，既不是独立科学，又没有专业体系，和国际水平相去甚远，这一领域的专业化进程亟待加强。

中华护理学会妇产科专业委员会主任委员王立新主任认为，目前国际助产专业教育发展成为独立高等专业教育。相比来说，我国助产士人力资源贫乏，据了解，在发达的国家助产士和生育妇女比为1：1 000，而我国这一比例为1：4 000，此外，产妇对医护人员高要求也造成我国助产服务仍以产科医生为主导的局面，但实际上，对于正常的妊娠和分娩，经过高等教育和培训的助产士完全可以胜任。

三、助产学的课程特点与学习要点

（一）助产学的课程特点

护理教育的目的不仅是要培养出具有精湛专业技术的人，更重要的是要培养出具备人文关怀的人。通过学习和实践，学生能够具备本专业所必需的产科的专业知识和职业技能。本课程的主要任务是：使学生树立“以母儿的健康为中心”的整体护理理念，理解高级助产学的科学内涵，能运用产科学的知识和技能，为孕产妇提供快乐、安全分娩的服务，使培养的学生成为高素质的高级专业化人才，并为适应职业变化和增强继续学习的能力打下坚实基础。

助产学是一门实践性很强的学科，学习中应坚持理论联系实际，在实践中不断总结经验，进一步巩固并提高理论知识水平。助产专业旨在培养适应社会和医药卫生事业发展需要的德、智、体、美全面发展，具有一定创新能力和发展潜能的高级护理人才。

（二）助产学的学习要点

1. 基本要求

（1）具有较宽厚扎实的自然科学和社会人文学科理论知识基础。

（2）掌握从事本专业工作必需的基础医学、临床医学、护理学的基本理论知识。

（3）具有规范的基础护理和专科护理的操作技能。

（4）了解护理学前沿和医学技术发展动态。

（5）具有一定的护理管理、教学、科研能力和创新能力，掌握科学的思维方法。

（6）具有较强的自学能力和一定的分析问题、解决问题的能力与评判性思维能力。

（7）养成良好的卫生习惯，身心健康。

2. 业务培养要求

（1）能以护理对象为中心，运用护理程序正确地进行评估、诊断、计划、实施和评价。

（2）掌握常见病、多发病的诊治和护理及急、难、重症护理的基本原则与操作技能。

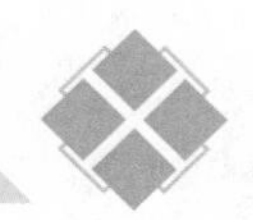

（3）掌握基础医学、临床医学、护理学的基础理论、基本知识和基本技能。

（4）具有较强的人际沟通能力和协作能力。

（5）初步掌握文献检索、资料查询、计算机应用及统计分析的基本方法，具有一定的科学研究能力。

3. 专业特色及就业方向

（1）要求学生具有人文社会科学与自然科学基础知识，运用护理技术为维护和促进健康，减轻痛苦，提高生命质量而服务。

（2）运用医学基础知识和护理技能对常见病、多发病的预防、保健、护理提供服务需求。能够在急、难、危、重症患者护理、救治方面发挥重要作用。

（3）要求学生拥有学习现代护理新观念、新理论、新技术的敏锐洞察力与探索精神。毕业生能在各级各类医疗、卫生、康复、保健服务机构从事各类护理工作。

第一章
女性生殖系统解剖及生理

学习目标

1. 掌握女性内外生殖器官的构成及解剖特点，骨盆的结构。
2. 能够描述月经的临床表现并解释月经周期的调节。
3. 能针对不同女性进行生殖系统解剖、生理知识和青春期、月经期的健康教育。

预习案例

某女，37 岁，有一 12 岁女儿，女儿一天前内裤上出现一些分泌物，前来某医院咨询：女儿快进入青春期，想了解女性生殖方面的知识及青春期的特点。

思考

1. 女性青春期有哪些特点？
2. 制订女性生殖基础知识宣教计划并指导青春期女性的卫生知识。

掌握女性特殊结构及其一生中不同时期的特点和功能是女性护理的基础。在本章中介绍了女性生殖系统的相关基础知识。女性生殖系统包括内、外生殖器官及相关组织。内生殖器位于骨盆内，骨盆的结构、形态和分娩密切相关。女性生殖系统既有自己独特的生理功能，又与其他系统的功能相互联系，互相影响。女性生殖系统解剖与生理是学习妇产科护理的基础。

第一节　女性生殖系统解剖

女性内生殖器

女性生殖系统包括内、外生殖器官及其相关组织与邻近器官。生殖器官位于骨盆内，骨盆与分娩有密切关系。

一、外生殖器

女性外生殖器又称外阴，指生殖器官的外露部分，包括两股内侧从耻骨联合到会阴之间的组织，前为耻骨联合，后以会阴为界（图1-1）。

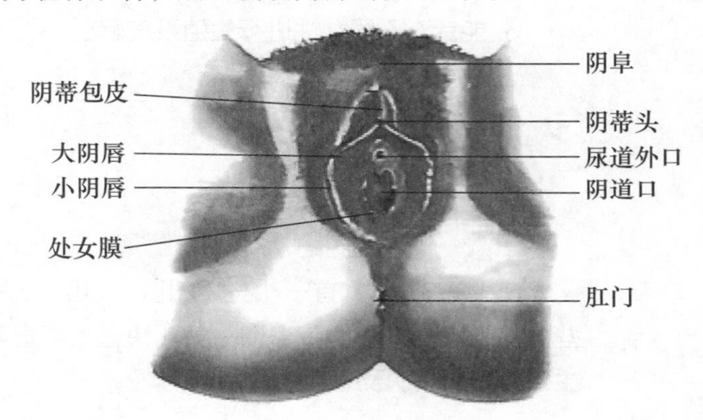

图 1-1　女性外生殖器

（一）阴阜

阴阜即耻骨联合前方的皮肤隆起，皮下富有脂肪。青春期该部皮肤开始生长阴毛，分布呈尖端向下的三角形。阴毛的密度和色泽存在种族与个体差异。阴毛为第二性征之一。

（二）大阴唇

大阴唇为靠近两股内侧的一对纵长隆起的皮肤皱襞，起自阴阜，止于会阴。两侧大阴唇前端为子宫圆韧带终点，后端在会阴体前相融合，分别形成阴唇的前、后联合。大阴唇外侧面与皮肤相同，内有皮脂腺和汗腺，青春期长出阴毛；其内侧面皮肤湿润似黏膜。大阴唇皮下脂肪层含有丰富的血管、淋巴管和神经，受伤后易出血，形成血肿。未婚妇女的两侧大阴唇自然合拢；经产后向两侧分开；绝经后呈萎缩状，阴毛稀少。

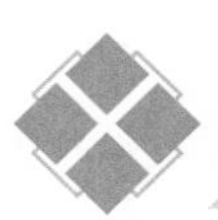

（三）小阴唇

小阴唇是位于大阴唇内侧的一对似鸡冠状的皮肤皱襞，表面湿润、色褐、无毛，富含神经末梢，所以非常敏感。两侧小阴唇在前端相互融合，并分为前后两叶包绕阴蒂，前叶形成阴蒂包皮，后叶形成阴蒂系带。小阴唇后端与大阴唇后端在正中线相会合形成阴唇系带。经产妇的阴唇系带因分娩影响而不明显。

（四）阴蒂

阴蒂位于两小阴唇顶端的联合处，与男性阴茎海绵体组织相似，具有勃起性。它分为三部分，前端为阴蒂头，显露于外阴，直径0.6cm，富含神经末梢，极敏感；中为阴蒂体；后部为两个阴蒂脚，分别附着于两侧耻骨支上。

（五）阴道前庭

阴道前庭为两侧小阴唇之间的菱形区，其前为阴蒂，后为阴唇系带，在此区域内，前方有尿道外口，后方有阴道口。阴道口与阴唇系带之间有一浅窝，称舟状窝，经产妇因分娩时撕裂而消失。在此区域内尚有以下各部（图1–2）。

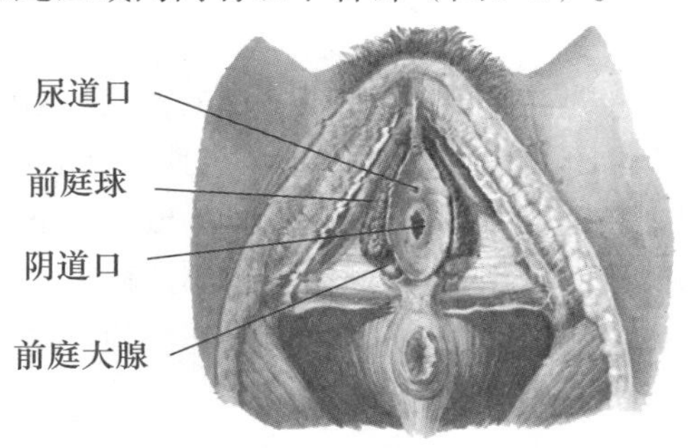

图 1–2 阴道前庭内各分部

1. 前庭球　前庭球又称球海绵体，位于前庭两侧，由具有勃起性的静脉丛构成。其前部与阴蒂相接，后部与前庭大腺相邻，表面被球海绵体肌覆盖。

2. 前庭大腺　前庭大腺又称巴多林腺，位于大阴唇后部，如黄豆大小，左右各一。腺管细长（1～2cm），向内侧开口于前庭后方、小阴唇与处女膜之间的沟内，相当于阴道外口中下1/3。性兴奋时分泌黄白色黏液起润滑作用。正常情况下不能触及此腺。若因腺体感染，管口堵塞形成脓肿或囊肿时多可触及。

3. 尿道口　尿道口位于阴蒂头的后下方及前庭前部，略呈圆形，其后壁上有一对腺体称为尿道旁腺，其分泌物有润滑尿道口的作用。此腺常有细菌潜伏。

4. 阴道口及处女膜　阴道口位于尿道口后方的前庭后部，为阴道的开口。其周缘覆有一层较薄黏膜称为处女膜。在处女膜中央有一孔，孔的形状、大小及膜的厚薄因人而异。处女膜可因初次性交或剧烈运动时破裂而有少量出血。分娩后，处女膜仅残留若干乳头状突起，常称为处女膜痕。

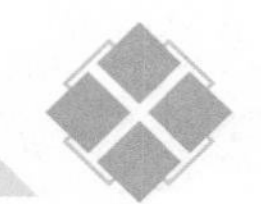

二、内生殖器

女性内生殖器包括阴道、子宫、输卵管及卵巢，后二者称子宫附件（图1–3）。

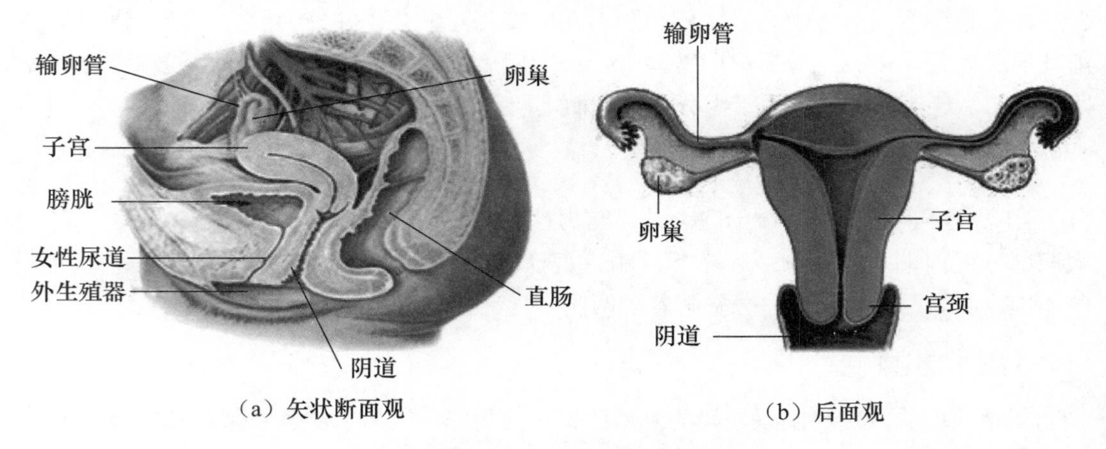

图 1–3　女性内生殖器

（一）阴道

阴道是连接内外生殖器、月经血排出与胎儿娩出的通道，也是性交器官。

1. 位置和形态　阴道位于真骨盆下部中央，外阴与子宫颈之间，呈上宽下窄的管道。前壁长为7～9cm，与膀胱和尿道毗邻，后壁长为10～12cm，与直肠贴近。上端包绕宫颈，下端开口于阴道前庭后部。环绕宫颈周围的部分称阴道穹窿，按其位置分为前、后、左、右四部分，其中后穹窿最深，与盆腔最低部位的直肠子宫陷凹紧密相邻，临床上可经此处穿刺或引流。

2. 组织结构　阴道壁由黏膜、肌层和纤维组织膜构成，有很多横纹皱襞，因而有较大伸展性，平常阴道前后壁互相贴合。阴道黏膜呈淡红色，由复层鳞状上皮细胞覆盖，无腺体，受性激素影响有周期性变化。幼女及绝经后妇女，阴道上皮甚薄，皱襞少，伸展性小，容易受损而感染。正常黏膜渗出的少量液与脱落上皮、子宫颈黏液混合形成白带。阴道肌层由外纵及内环形的两层平滑肌构成，肌层外覆纤维组织膜，其弹力纤维成分多于平滑肌纤维。阴道壁富有静脉丛，损伤后易出血或形成血肿。

（二）子宫

子宫是孕育胚胎、胎儿和产生月经的器官。

1. 位置和形态　子宫位于盆腔的中央，为壁厚、腔小的肌性器官，呈前后略扁、上宽下窄的倒置梨形，重约50g，长7～8cm，宽4～5cm，厚2～3cm，容量约5mL。子宫上部较宽，称宫体，其上端隆突部分称宫底，宫底两侧为宫角，与输卵管相通。子宫下部较窄，呈圆柱状，称宫颈。宫体与宫颈的比例因年龄而异，婴儿期为1：2，成年妇女为2：1，老人为1：1。

子宫腔为上宽下窄的三角形，两侧通输卵管，尖端朝下通宫颈管。在宫体与宫颈之

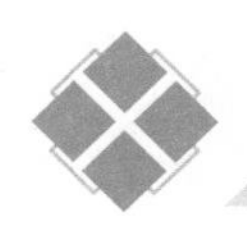

间形成最狭窄的部分称子宫峡部，在非孕期长约1cm，其上端因解剖上较狭窄，称解剖学内口；其下端因黏膜组织在此处由宫腔内膜转变为宫颈黏膜，称组织学内口。妊娠期子宫峡部逐渐伸展变长，妊娠末期可达7～10cm，形成子宫下段。宫颈内腔呈梭形，称宫颈管，成年妇女长2.5～3.0cm，其下端称宫颈外口。宫颈下端伸入阴道内的部分称宫颈阴道部；在阴道以上的部分称宫颈阴道上部（图1-4）。未产妇的宫颈外口呈圆形；经产妇的宫颈外口受分娩影响形成横裂，而分为前唇和后唇。

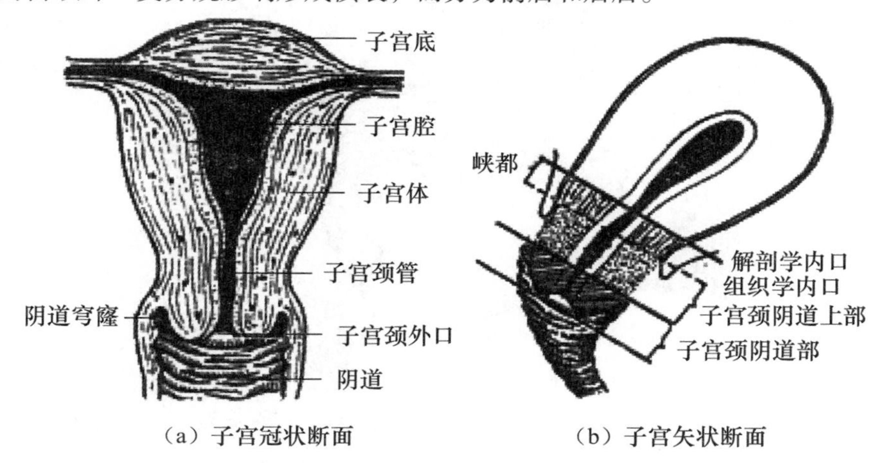

（a）子宫冠状断面　　（b）子宫矢状断面

图 1-4　子宫与阴道

正常情况下，站立时子宫底位于骨盆入口平面以下，子宫颈下端在坐骨棘平面稍上，子宫底的方向朝前朝上，宫颈外口则朝向后下，两者之间呈120°～170°的钝角，子宫纵轴与阴道纵轴的角度约90°，因而子宫呈前倾前屈位，其位置依赖骨盆底肌、筋膜和子宫韧带来维持。

2. 组织结构　宫体和宫颈的结构不同。

（1）子宫体：子宫体壁由三层组织构成。由内向外可分为子宫黏膜层（宫内膜）、肌层和浆膜层（脏腹膜）。①子宫内膜可分为三层。表面上皮为单层柱状上皮，部分上皮具有纤毛，上皮层下浅表2/3处为致密层，受卵巢激素影响而呈周期性剥落，随月经血排出，所以称功能层；功能层下1/3处黏膜称为基底层，与肌层紧贴，无周期性变化，月经期后在卵巢激素作用下，由该层修复子宫内膜。②肌层最厚，非孕时厚度约0.8cm。肌层由平滑肌束及弹力纤维组成。肌束纵横交错似网状，大致可分为三层，外层纵行，内层环行，中层交叉排列，所以有较强的收缩力。肌层中含有血管，子宫收缩时压迫血管止血。③子宫浆膜层为覆盖宫体底部及前后壁的腹膜，与肌层紧贴，但在子宫前面近子宫峡部处向前反折覆盖膀胱，形成膀胱子宫陷凹，此处腹膜与宫壁结合较疏松。在子宫后面，腹膜沿子宫壁向下，至宫颈后方及阴道后穹窿再折向直肠，形成直肠子宫陷凹，又称道格拉斯陷凹，并向上与后腹膜相连续。

（2）子宫颈：主要由结缔组织构成，含少量平滑肌纤维、血管及弹力纤维。宫颈管黏膜为单层高柱状上皮，黏膜层有许多腺体能分泌较黏稠的碱性黏液，形成颈管黏液栓，能防止细菌侵入宫腔，在排卵时则变得稀薄，利于精子通过。宫颈阴道部为复层鳞状上皮覆盖，表面光滑。宫颈外口鳞-柱状上皮交界处是宫颈癌的好发部位，为宫颈癌普查的取材部位。

3. 子宫韧带　子宫韧带共有四对（图1-5）。

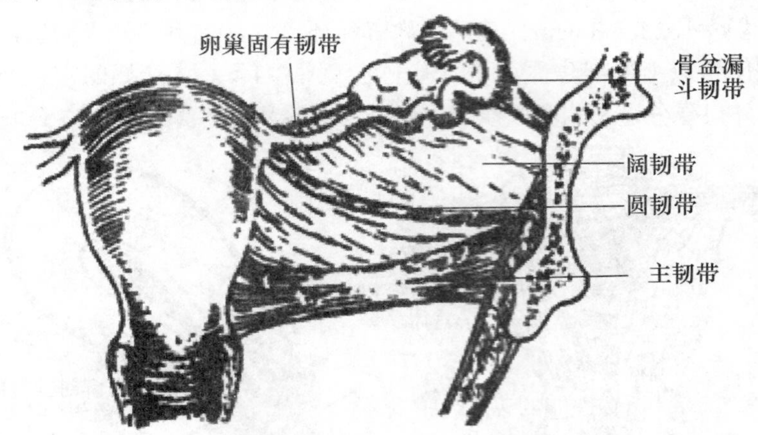

图 1-5　子宫各韧带

（1）圆韧带：呈圆索条状，起于双侧宫角的前面，输卵管近端的下方，在子宫阔韧带前叶的覆盖下向前外侧伸展达两侧盆壁，再穿过腹股沟管终止于大阴唇前端。圆韧带肌纤维与子宫肌纤维相连，有维持子宫呈前倾位置的作用。

（2）阔韧带：由覆盖子宫前后壁的腹膜向子宫两侧延伸达盆壁的双层腹膜皱襞，呈翼状，可限制子宫向两侧倾倒，维持子宫于盆腔中央。阔韧带分为前后两叶，其上缘游离，内2/3处包裹输卵管（伞部无腹膜遮盖），输卵管系膜，内含有输卵管、圆韧带、血管及神经丛等。外1/3处移行为骨盆漏斗韧带或称卵巢悬韧带，卵巢动静脉由此穿行。卵巢与阔韧带后叶相接处称卵巢系膜。卵巢内侧与宫角之间的阔韧带稍增厚称卵巢固有韧带或卵巢韧带。在宫体两侧的阔韧带中有丰富的血管、神经、淋巴管及大量疏松结缔组织称宫旁组织。

（3）主韧带：又称宫颈横韧带。在阔韧带的下部，横行于宫颈两侧与骨盆侧壁之间，为一对坚韧的平滑肌与结缔组织纤维束，是固定宫颈位置、保持子宫不致下垂的主要结构。子宫动静脉和尿管穿越此韧带，妇科手术中应注意。

（4）子宫骶韧带：从宫颈后面的上侧方（相当于组织学内口水平），向两侧绕过直肠到达第2、3骶椎前面的筋膜上。韧带含平滑肌和结缔组织，短厚有力，将宫颈向后向上牵引，维持子宫处于前倾位置。

若上述韧带、骨盆底肌和筋膜薄弱或受损伤，可导致子宫位置异常，形成不同程度的子宫脱垂。

（三）输卵管

输卵管是精子与卵子相遇受精的场所，也是向宫腔输送受精卵的通道。输卵管为一对细长而弯曲的肌性管道，位于阔韧带的上缘内，内侧与宫角相连，外端游离，与卵巢接近，全长8～14cm。根据输卵管的形态由内向外分为四部分：①间质部：为通入子

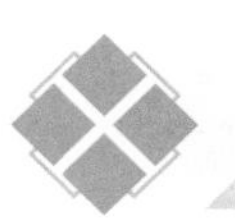

宫壁内的部分，狭窄而短，长约1cm；②峡部：在间质部外侧，管腔较窄，长2～3cm；③壶腹部：在峡部外侧，管腔较宽大，长5～8cm；④伞部：为输卵管的末端，开口于腹腔，游离端呈漏斗状，有许多细长的指状突起。伞的长度不一，多为1～1.5cm，有“拾卵”作用。

输卵管壁由三层构成：外层为浆膜层，是腹膜的一部分；中层为平滑肌层，常有节律性地收缩，能引起输卵管由远端向近端蠕动；内层为黏膜层，由单层高柱状上皮覆盖。上皮细胞分为纤毛细胞、无纤毛细胞、楔状细胞及未分化细胞4种。纤毛细胞的纤毛摆动有助于运送卵子；无纤毛细胞有分泌作用（又称分泌细胞）；楔状细胞可能为无纤毛细胞的前身；未分化细胞又称游走细胞，为其他上皮细胞的储备细胞。输卵管肌肉的收缩和黏膜上皮细胞的形态、分泌及纤毛摆动均受卵巢激素的影响而有周期性变化。

（四）卵巢

卵巢为一对扁椭圆形的性腺，具有生殖和内分泌功能。卵巢的大小、形状随年龄而有差异。青春期前，卵巢表面光滑；青春期排卵后，表面逐渐凹凸不平。成年妇女的卵巢大小约4cm×3cm×1cm，重5～6g，呈灰白色；绝经后卵巢萎缩变小变硬。卵巢位于输卵管的后下方，卵巢系膜连接于阔韧带后叶的部位有血管与神经出入卵巢称卵巢门。卵巢外侧以骨盆漏斗韧带连于骨盆壁，内侧以卵巢固有韧带与子宫相连。卵巢表面无腹膜，由单层立方上皮覆盖称生发上皮。上皮的深面有一层致密纤维组织称卵巢白膜。再往内为卵巢实质，又分为皮质与髓质。皮质在外层，内有数以万计的始基卵泡及致密结缔组织；髓质在中央，无卵泡，含有疏松结缔组织及丰富的血管、神经、淋巴管以及少量与卵巢悬韧带相连续、对卵巢运动有作用的平滑肌纤维（图1–6）。

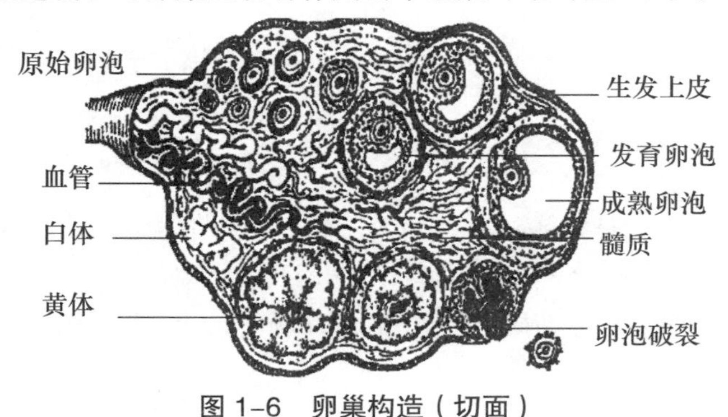

图 1–6 卵巢构造（切面）

三、邻近器官

邻近器官虽然不属于生殖器官，但同在盆腔且位置相邻，其血管、神经、淋巴之间也有相互联系。生殖器官的损伤、感染易波及邻近器官，同样，邻近器官的疾病或生理改变也会影响到生殖器官。

（一）尿道

尿道为一肌性管道，从膀胱三角尖端开始，穿过泌尿生殖膈，终止于阴道前庭的尿

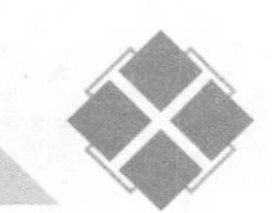

道外口，长为4～5cm，直径约0.6cm。尿道内括约肌为不随意肌，尿道外括约肌为随意肌，由于女性尿道短而直，又接近阴道，易引起泌尿系统感染。

（二）膀胱

膀胱为一囊状肌性器官，位于耻骨联合之后、子宫之前。其大小、形状可因其充盈状态及邻近器官的情况而变化，空虚时，子宫靠在它的上面。前腹壁下部腹膜覆盖膀胱顶，向后移行达子宫前壁，两者之间形成膀胱子宫陷凹。膀胱壁由浆膜、肌层及黏膜三层构成，充盈的膀胱可影响子宫和阴道，所以妇科检查及手术前应排空膀胱。

（三）输尿管

输尿管为一对肌性圆索状长管，起自肾盂，开口于膀胱，长约30cm。粗细不均。女性输尿管自肾盂起始后在腹膜后沿腰大肌下行（腰段），在骶髂关节处跨越髂外动脉起点的前方进入骨盆腔（盆段），并继续下行，达阔韧带基底部向前内方行，在宫颈部外侧约2cm处，在子宫动脉下方与之交叉，再经阴道侧穹窿顶端绕向前内方，穿越主韧带前方的输尿管隧道，进入膀胱底，在膀胱肌壁内斜行（壁内段）开口于膀胱三角底的外侧角。在施行子宫切除结扎时，应避免损伤输尿管。

（四）直肠

直肠位于盆腔后部，上接乙状结肠，下接肛管，全长15～20cm，前为子宫及阴道，后为骶骨。直肠上1/3段为腹膜间位器，腹膜覆盖直肠前面及两侧面；中1/3段为腹膜外器官，仅前面被腹膜覆盖；直肠下1/3段位于腹膜外。直肠中段腹膜折向前上方，覆于宫颈及子宫后壁，形成直肠子宫陷凹。肛管长2～3cm，在其周围有肛门内外括约肌及肛提肌，而肛门外括约肌为骨盆底浅层肌的一部分。妇科手术及分娩时应注意避免损伤肛管、直肠。

（五）阑尾

阑尾位于右髂窝内，长7～9cm，其位置、长短、粗细变化较大，有的下端可达右侧输卵管、卵巢位，因此，妇女患阑尾炎时有可能累及子宫附件，应注意鉴别诊断。妊娠期阑尾位置随妊娠月份增加而逐渐向上外方移位。因此，妇女阑尾炎可累及子宫附件。

四、骨盆

女性骨盆是躯干和下肢之间的骨性连接，既是支持躯干和保护盆腔脏器的重要器官，又是胎儿阴道娩出时必经的骨性产道，其大小、形状直接影响分娩。通常女性骨盆较男性骨盆宽有利于胎儿娩出。

（一）骨盆的组成

1. 骨盆的骨骼　骨盆由骶骨、尾骨及左右两块髋骨组成，髋骨由髂骨、坐骨及耻骨融合而成；骶骨由5～6块骶椎融合而成，内面凹形，外面凸形，上缘向前方突出，形成骶岬，骶岬为骨盆内测量对角径的重要径线，尾骨由4～5块尾椎合成。骨盆的关节包括耻骨联合、骶髂关节和骶尾关节。在骨盆的前方两耻如图1–7（1）所示。

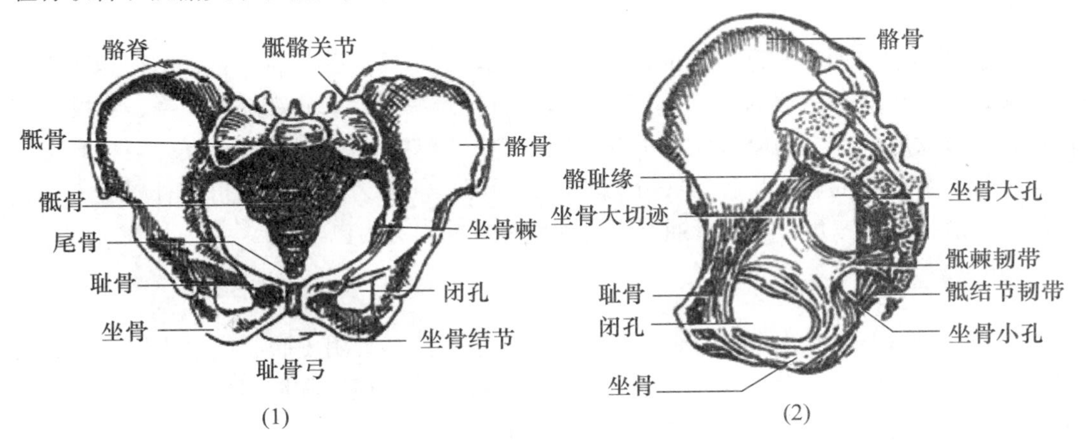

图 1–7　骨盆

2. 关节　骨之间由纤维软骨连接，称耻骨联合，骶骨和髂骨之间构成骶髂关节，在骨盆后方。骶尾关节为骶骨与尾骨的联合处，有一定活动度。

3. 骨盆的韧带　骨盆的关节和耻骨联合周围均有韧带附着，其中有两对重要的韧带，一对是骶骨、尾骨与坐骨结节之间的骶结节韧带；一对是骶骨、尾骨与坐骨棘之间的骶棘韧带。骶棘韧带宽度即坐骨切迹宽度，是判断中骨盆是否狭窄的重要指标。妊娠期受激素变化影响，韧带较松弛，各关节的活动度略有增加，有利于分娩时胎儿通过骨产道[图1–7（2）]。

（二）骨盆的分界

以耻骨联合上缘、髂耻缘及骶岬上缘的连线为界，将骨盆分为假骨盆和真骨盆两部分。假骨盆又称大骨盆，位于骨盆分界线之上，为腹腔的一部分，其前为腹壁下部，两侧为髂骨翼，其后为第5腰椎。假骨盆与产道无直接联系，但假骨盆某些径线的长短关系到真骨盆的大小，测量假骨盆的这些径线可作为了解真骨盆的参考。真骨盆又称小骨盆，位于骨盆分界线之下，是胎儿娩出的骨产道。真骨盆有上、下两口，即骨盆入口与骨盆出口。两口之间为骨盆腔。骨盆腔的后壁是骶骨与尾骨。两侧为坐骨、坐骨棘、骶棘韧带，前壁为耻骨联合、闭孔及坐骨支。坐骨棘位于真骨盆中部，肛诊或阴道诊可触及，是分娩过程中衡量胎先露部下降程度的重要标志。耻骨两降支的前部相连构成耻骨弓，正常角度为90°～100°，骨盆腔呈前浅后深的形态，其中轴为骨盆轴，分娩时胎儿循此轴娩出。

（三）骨盆的标记

1. 骶岬　第一骶椎向前突出形成，是骨盆内测量对角径的重要据点。

2. 坐骨棘　位于真骨盆的中部，是坐骨后缘突出的部分，是判断产程进展的重要部位。

3. 耻骨弓　耻骨两降支的前部相连构成耻骨弓，女性骨盆耻骨弓角度为>90°。

五、骨盆底

骨盆底由多层肌肉和筋膜组成，封闭骨盆出口，承托盆腔脏器。若其结构和功能发生异常，可影响盆腔脏器的位置与功能，甚至引起分娩障碍；分娩处理不当，也可损伤骨盆底。骨盆底的前方为耻骨联合下缘，后方为尾骨尖，两侧为耻骨降支、坐骨升支，两侧坐骨结节前缘的连线将骨盆底分为前、后两部。前部为尿生殖三角，有尿道、阴道开口。后部为肛门三角，有肛管通过。骨盆底由外向内分为以下三层。

（一）浅层

浅层，即浅层筋膜与肌肉（图1–8）。在外生殖器、会阴皮肤及皮下组织下面是会阴浅筋膜，其深面有球海绵体肌、坐骨海绵体肌、会阴浅横肌和肛门外括约肌，此层肌肉的肌腱汇合与阴道外口与肛门之间形成中心腱。

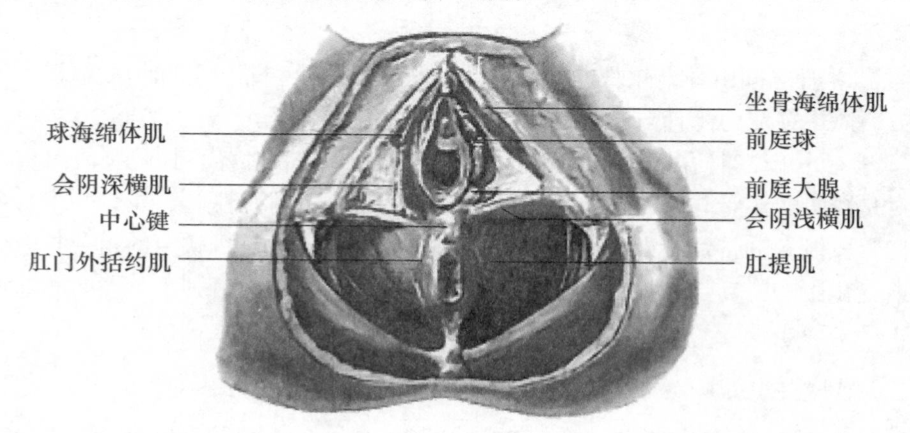

图 1–8　骨盆底浅肌层

1. 球海绵体肌　位于阴道两侧，覆盖前庭球及前庭大腺，向后与肛门外括约肌互相交织。此肌收缩时能紧缩阴道，又称阴道括约肌。

2. 坐骨海绵体肌　从坐骨结节内侧沿坐骨升支内侧与耻骨降支向上，最终集合于阴蒂海绵体。

3. 会阴浅横肌　自两侧坐骨结节内侧面中线会合于中心腱。

4. 肛门外括约肌　为围绕肛门的环形肌束，前端会合于中心腱，后端与肛尾韧带相连。

（二）中层

中层，即泌尿生殖膈。由上下两层坚韧筋膜及一层薄肌肉组成，覆盖于由耻骨弓与两坐骨结节所形成的骨盆出口前部三角形平面上，又称三角韧带（图1–9）。其中有尿道与阴道穿过。在两层筋膜间有一对由两侧坐骨结节至中心腱的会阴深横肌及位于尿道周围的尿道括约肌。如此层损伤，易造成尿失禁及尿道膨出。

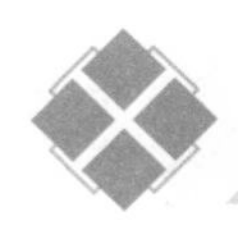

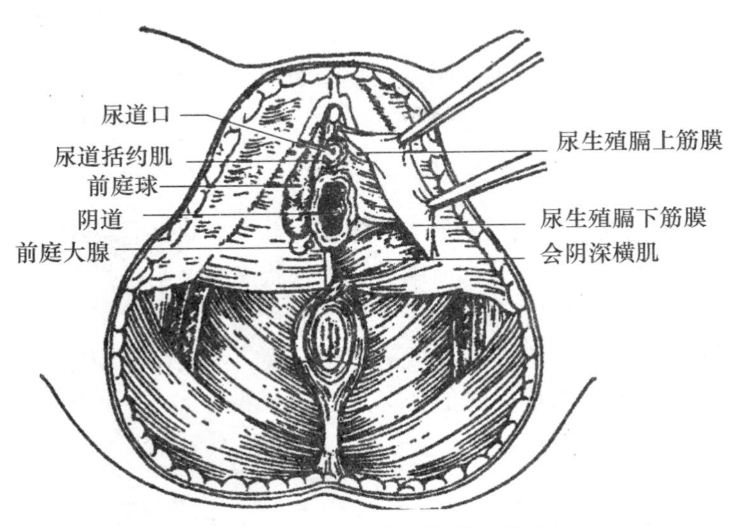

图 1-9　骨盆底中层筋膜及肌肉

（三）内层

内层，即盆膈，为骨盆底最内层的坚韧层，由肛提肌及其内、外面各覆一层筋膜组成，由前向后有尿道、阴道及直肠穿过。

肛提肌是位于骨盆底的成对扁肌，向下、向内合成漏斗形。每侧肛提肌从前内向后外由三部分组成（图1-10）。

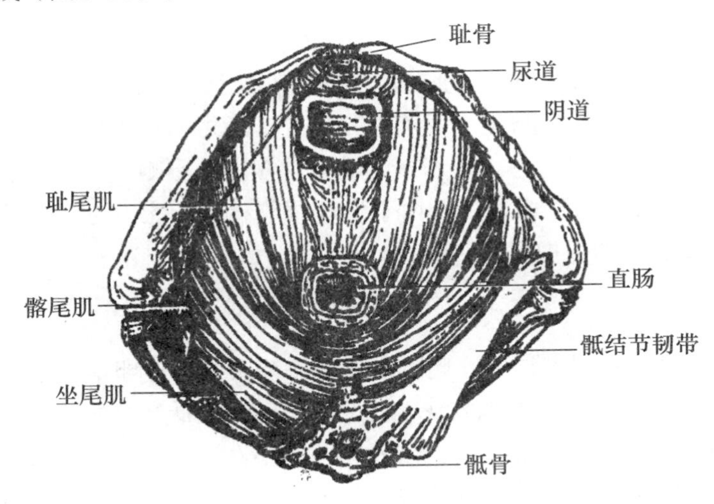

图 1-10　骨盆底深层肌肉

1. 耻尾肌　耻尾肌为肛提肌的主要部分，位于最内侧，肌纤维从耻骨降支内面沿阴道、直肠向后，终止于尾骨。其中有小部分肌纤维终止于阴道和直肠周围，此层组织受损伤可导致膀胱、直肠膨出。

2. 髂尾肌　髂尾肌为居中部分，从腱弓（即闭孔内肌表面筋膜的增厚部分）后部开始，向中间及向后走行，与耻尾肌会合，再经肛门两侧至尾骨。

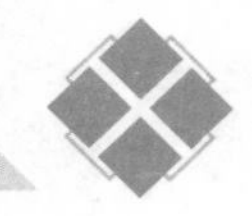

3. 坐尾肌　坐尾肌为靠外后方的肌束，自两侧坐骨棘至尾骨与骶骨。肛提肌有加强盆底托力的作用。又因部分肌纤维在阴道及直肠周围密切交织，还有加强肛门与阴道括约肌的力量的作用。

六、会阴

广义的会阴是指封闭骨盆出口的所有软组织，前为耻骨联合下缘，后为尾骨尖，两侧为耻骨降支、坐骨支、坐骨结节和骶结节韧带。狭义的会阴是指阴道口与肛门之间的软组织，厚3～4cm，由外向内逐渐变窄呈楔形，表面为皮肤及皮下脂肪，内层为会阴中心腱，又称会阴体。妊娠期会阴组织变软有利于分娩，但也可对胎先露娩出形成障碍，若产力强，往往发生裂伤。分娩时保护会阴，可防止裂伤。

第二节　女性生殖系统生理

一、女性一生各阶段的生理特点

女性的性功能，随年龄的增长，分为新生儿期、儿童期、青春期、生育期、围绝经期及老年期等不同阶段，每个阶段都有它的生理特点。它是一个不断发展的过程，没有截然的年龄界限，可因遗传、营养、环境和气候等影响而出现差异。

（一）新生儿期

出生四周内的婴儿为新生儿。此阶段女婴的卵巢处于幼稚状态，尚无激素分泌，但却表现为外阴较丰满，乳房稍隆起，可有少量乳汁，还可出现少量阴道流血和白带，这主要是由于出生前受胎盘及母体性腺所产生的女性激素的影响，出生后血中女性激素水平迅速下降所致，一般在1周内消失。由于生理调节和适应能力还不够成熟，因此，发病率和病死率较高，应加强护理。

（二）儿童期

儿童期是指从出生4周～12岁。此阶段体格持续发育，但卵巢和生殖系统仍处于较幼稚状态，由于阴道上皮薄，细胞内缺乏糖原，阴道酸度低，抗病能力弱，容易发生阴道炎。约从10岁起，卵巢内的卵泡有一定发育并分泌性激素，女性特征开始出现，乳房开始发育，但仍达不到成熟程度。此阶段应加强营养，注意防病，培养良好的道德品质和生活习惯，防止精神、情绪和行为等方面的问题出现。

（三）青春期

根据不同时期的生理特点，又将青春期分为：①青春早期，即从第二性征开始出现至月经初潮为止，一般年龄为9～12岁，以体格生长为主；②青春中期，指出现月经初潮，主要以性器官和第二性征发育为主，又称性征发育期，一般年龄为13～16岁；③青

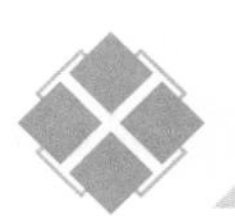

春晚期，指自出现周期性月经至生殖功能基本发育成熟，身高停止增长的阶段，大约为17～20岁。

青春期的生理变化表现在以下几方面。

（1）体态及第二性征发育：表现为身高迅速增长，显现女性特有的体态，如乳房逐渐丰满隆起，出现腋毛和阴毛，音调变高，骨盆增宽，胸、肩、臀皮下脂肪增多。

（2）内外生殖器进一步发育：外生殖器从幼女型变为成人型，阴阜隆起，大小阴唇变大并有色素沉着，阴道黏膜出现皱襞，并受性激素影响呈周期性变化；子宫长度迅速增长，到青春中期，子宫内膜出现增殖脱落的周期性变化，宫颈黏液分泌量增多，也呈周期性变化，卵巢迅速增大，卵巢皮质内出现不同发育阶段的卵泡，表面凹凸不平，并随卵泡周期性发育、成熟、排卵和形成黄体，不断分泌雌孕激素及少量雄激素。

（3）月经初潮（第一次月经）：是青春期发育的一个重要标志。初潮的年龄个体差异较大，遗传、营养、体重及运动等均可影响初潮年龄。由于卵巢功能尚未完全成熟，所以初潮后的月经周期多数无一定的规律，常为无排卵型月经，功能失调性子宫出血较为常见。

（4）内分泌变化：在中枢神经系统的协调下，各种内分泌腺均分泌激素，调节着各组织器官的生长发育和生理功能，其中下丘脑-垂体-卵巢轴是青春期内分泌变化的主体，也是上述生理变化的主要原因。表现为促性腺激素释放激素（GnRH）释放增加，这是青春发育启动的关键；促性腺激素包括卵泡刺激素（FSH）和黄体生成素（LH）开始进行性升高，脉冲式分泌频率逐渐增加，幅度增高。青春早期，雌激素水平虽达到一定高度，但尚不足以引起黄体生成素的高峰，所以月经周期尚不规律且多为无排卵型；到了青春晚期，雌激素的正负反馈机制已经建立，出现排卵，孕激素开始出现周期性变化，下丘脑-垂体-卵巢轴的功能协调，由于雌激素对下丘脑-垂体的周期性正负反馈，GnRH分泌的周期性变化和月经中期FSH及LH高峰的出现而诱发排卵，性腺功能逐渐成熟，出现规律性月经。其他如肾上腺皮质激素、生长激素、甲状腺素、催乳素、胰岛素等也出现相应变化。

（四）生育期

生育期又称性成熟期，大约从18岁开始，历时约30年，此阶段中枢神经系统、下丘脑-垂体-卵巢轴的闭式反馈系统已完全成熟，卵巢周期性排卵及分泌性激素，以确保女性内分泌和生殖功能的正常进行。

性腺轴的功能调节是通过神经调节和激素反馈调节来实现的。下丘脑的神经活动需在大脑皮层的控制下进行。身体内在环境的改变和外来刺激（如情绪变化），使脑细胞分泌肾上腺素和胆碱能物质，这些物质作为神经递质而影响下丘脑神经细胞的分泌活动，从而影响排卵和月经周期。卵巢分泌的雌孕激素又通过正负反馈机制影响下丘脑和垂体促性腺激素及促性腺释放激素的分泌与释放。例如，在月经周期的调节中，继前一次卵巢黄体萎缩后，雌孕激素的分泌量下降，解除了对下丘脑和垂体的抑制，下丘脑分泌GnRH使垂体FSH分泌增加，卵泡逐渐发育成熟，在少量LH的协同作用下，卵泡分泌

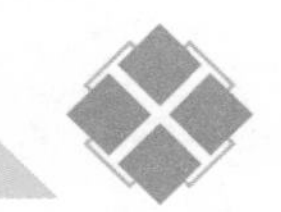

雌激素；随着雌激素的增加，负反馈作用增加，FSH水平下降。当卵泡成熟时，雌激素出现高峰，触发GnRH大量释放，LH出现陡峭的高峰，同时释放较多的FSH，使成熟的卵泡发生排卵；由于排卵后的黄体分泌大量的雌孕激素，对下丘脑和垂体产生负反馈作用，使FSH和LH分泌减少，黄体开始萎缩，雌孕激素随之下降，子宫内膜得不到性激素的支持，发生坏死脱落而月经来潮。随着卵巢的周期性变化，女性生殖器官也发生一系列周期性变化，其中以子宫内膜变化最为显著，表现为子宫内膜增生期和分泌期的交替变化及规律性的月经周期，阴道黏膜、宫颈黏液和输卵管也随着卵巢的排卵周期出现受雌孕激素影响的特征性改变。此期在妇女一生中所占的比例最大，妇女将面临婚姻、家庭、生育和工作事业等诸多问题，家庭负担和社会压力较大，应注意预防保健。

（五）围绝经期

围绝经期指妇女绝经前后的一段时期（曾称为更年期），是卵巢功能逐渐衰退，生殖器官开始萎缩衰退的变更时期。一般始于40岁左右，历时10余年，即从出现卵巢功能衰退的征兆开始，一直持续到最后一次月经后1年。

围绝经期分为三个阶段：①绝经过渡期：指绝经前的一段时期，也就是从临床特征、内分泌学及生物学开始出现绝经趋势的迹象一直到最后一次月经。②绝经：是指女性生命中的最后一次月经，表明卵巢内卵泡自然耗竭，或剩余的卵泡对垂体促性腺激素已丧失反应。该阶段只能回顾性地确定。我国绝经的平均年龄为49.5岁。③绝经后期：指绝经后的1年，是卵巢进一步萎缩，内分泌功能逐渐消退，生殖器官开始萎缩的时期。广义地讲，绝经后期是自人生中最后1次月经以后一直到生命终止这一整个时期，既包括了围绝经期的最后一次月经后1年，又包含了绝经1年后的整个生命过程，即老年期。

（六）老年期

老年期是妇女机体逐渐老化，卵巢功能衰退，生殖器官进一步萎缩的时期。一般从60岁左右开始。该时期妇女内分泌变化特点：促性腺激素维持在较高水平，卵巢不再分泌性激素，循环血中的少量雌激素（雌酮）主要来自于肾上腺雄激素前身物质在性器官外的转化。

生殖系统变化特点：阴毛脱落，阴道口缩小，大小阴唇萎缩，阴道皱襞及上皮内糖原含量减少，生殖道抵抗力下降，子宫及宫颈萎缩，盆底组织松弛。

临床特点：性欲下降，泌尿生殖系统反复感染、排尿困难、尿失禁、子宫脱垂，膀胱膨出、直肠膨出、皮肤干燥、皮肤弹性丢失、面部皱纹增多变深、颈部和手脊等部位青筋暴跳、乳房干瘪等。随后将出现不同程度的老年性疾病，如绝经后骨质疏松症，心血管疾病和早老性痴呆症，即阿尔茨海默病，表现为记忆丧失，失语失认，性格行为异常和情绪改变。这些改变和病症的预防重点应该是绝经期综合征的及早治疗，因为绝经期综合征的发生是老年疾病将要发生的信号。虽然绝经期综合征可以在人体慢慢适应后不治而愈，但老年性疾病却不因绝经期综合征的好转而停止发生，因此，绝经期综合征的及

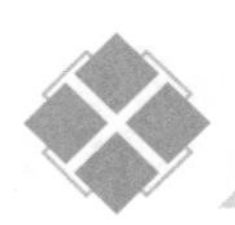

早治疗将大大降低老年性疾病的发生率，而且这种保健和治疗可以贯穿整个绝经后期。

二、月经及月经期的临床表现

（一）月经的定义

月经是指伴随卵巢周期性排卵，卵巢分泌雌、孕激素的周期性变化所引起的子宫内膜周期性脱落及出血。规律月经的建立是生殖系统功能成熟的主要标志。

一般情况下，女性一次月经的出血量在30mL至80mL之间。女性在怀孕期间并不会有月经。哺乳期间会有月经，更年期之后月经就会停止。

（二）月经初潮

第一次月经来潮称月经初潮，为青春期的重要标志。月经初潮通常发生于乳房发育2.5年后。月经来潮提示卵巢产生的雌激素足以使子宫内膜增殖，在雌激素达到一定水平且有明显波动时，引起子宫内膜脱落出现月经。此时由于中枢系统对雌激素的正反馈机制尚未成熟，有时卵泡发育成熟但不能排卵，所以月经周期常不规律。经5～7年建立规律的周期性排卵后，月经才逐渐正常。近年，月经初潮年龄有提前趋势。

（三）月经血的特征

月经血的主要特点是不凝固，但在正常情况下偶尔也有些小凝块，主要是由于纤维蛋白的溶解。开始剥落的子宫内膜中含有极多的活化物质混入经血内，使经血中的纤溶酶原激活转变为纤溶酶，纤维蛋白在纤溶酶的作用下裂解为流动的分解产物。同时内膜组织含有其他活性酶，能破坏许多凝血因子，也妨碍血液凝固，以至月经血变成液体状态排出，只有出血多的情况下才会出现大的凝血块。纤维蛋白溶酶和前列腺素通过对组织及纤维的液化作用及其子宫收缩作用促进子宫的排空。

（四）正常月经的临床表现

1. 月经周期　女性及部分雌性哺乳动物在生育期内会固定出现月经，此循环周期称为月经周期。正常月经具有周期性，间隔为21～35日，平均28日；出血的第1日为月经周期的开始，两次月经第1日的间隔时间称一个月经周期。

2. 月经持续时间及出血量　每次月经持续时间称经期，为2～7日；经量为一次月经的总失血量，月经开始之初的12小时一般月经量少，第2～3日出血量最多，第3日后经量迅速减少。正常月经量为30～50mL，超过80mL为月经过多。尽管正常月经的周期间隔、经期及经量均因人而异，但对有规律排卵的妇女（个体）而言，其月经类型相对稳定。

3.月经期的症状　月经期一般无特殊症状。有些妇女可有下腹及腰骶部下坠感，个别可有膀胱刺激症状、轻度神经系统不稳定症状（如头痛、失眠、精神忧郁、易于激动）、胃肠功能紊乱以及鼻黏膜出血等。少数妇女可有头痛或轻度神经系统不稳定症状。

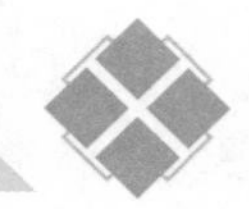

三、卵巢功能及周期性变化

卵巢的功能

（一）卵巢的功能

卵巢为女子的性腺，它的主要功能有：①产生卵子并排卵的生殖功能；②产生性激素的内分泌功能。

妇女的生殖功能早在胎儿期就奠定了基础，全部的卵母细胞都是在胎儿期增殖生成，以后不断进行卵泡闭锁而丧失的。胎儿约在妊娠20周左右，卵泡数最多，为600万～700万个，以后不再有新卵泡形成。新生儿期有70万～200万个卵泡，青春期约有40万个，37.5岁约剩2.5万个。妇女在生育期内排卵数为400～500个。

（二）卵巢生殖功能的周期性变化

从青春期开始到绝经前，卵巢在形态和功能上发生周期性变化称卵巢周期，其主要变化如下。卵泡的周期性变化如下所述。

（1）卵泡的发育和成熟：新生儿两侧卵巢有70万～200万个原始卵泡，青春期约有4万个，至40～50岁时仅剩几百个。在胎儿及儿童期可偶见少量卵泡生长，但都不能发育成熟。从青春期至绝经期30～40年的生育时期，卵巢在垂体周期性分泌的促性腺激素的影响下，每隔28天左右有1个卵泡发育成熟并排出1个卵细胞，左右卵巢交替排卵。一生中排卵400余个，其余卵泡均于不同年龄先后退化为闭锁卵泡。

卵泡由卵母细胞和卵泡细胞组成。卵泡发育是个连续的生长过程，其结构会发生一系列变化，一般可分为原始卵泡、初级卵泡、次级卵泡和成熟卵泡四个阶段（图1–11）。初级卵泡和次级卵泡又合称为生长卵泡。

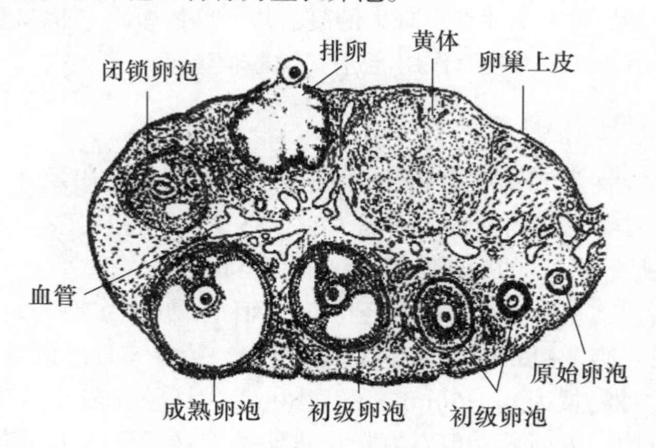

图 1–11　哺乳动物卵巢结构模式图

①原始卵泡。原始卵泡位于皮质浅部，体积小，数量多。卵泡中央有一个初级卵母细胞，周围为单层扁平的卵泡细胞（又称颗粒细胞）。初级卵母细胞呈圆形，较大，直径约40μm，核大而圆，染色质细疏，着色浅，核仁大而明显，胞质嗜酸性。电镜下观察，胞质内除含有一般细胞器外，核周处有层状排列的滑面内质网（称环层板），并

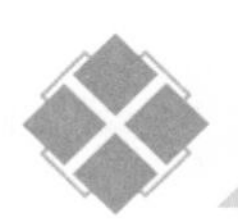

可见内质网与核膜相连，这可能与核和胞质间物质传递有关。初级卵母细胞是在胚胎时期由卵原细胞分裂分化液组成的，随即进入第一次成熟分裂，并长期停滞于分裂前期（12～50年不等），直至排卵前才完成第一次成熟分裂。卵泡细胞较小，扁平形，细胞与外周结缔组织之间有薄层基膜。卵泡细胞具有支持和营养卵母细胞的作用，卵泡细胞与卵母细胞之间有许多缝隙连接。

②初级卵泡。初级卵泡由原始卵泡发育形成。此时期的初级卵母细胞体积增大，卵泡细胞由单层扁平变为立方形或柱状，随之细胞增殖成多层（5～6层）。在排列紧密的卵泡细胞间开始出现考尔–爱克斯诺小体，其数量随卵泡的生长而增多。小体为圆形囊泡，腔面是一层基膜，周围紧密排列的卵泡细胞，腔内含有卵泡细胞分泌的物质，参与卵泡液的形成。卵巢颗粒细胞肿瘤与考尔–爱克斯诺小体的分化有关，在初级卵泡早期，卵母细胞和卵泡细胞之间出现一层含糖蛋白的嗜酸性膜，称为透明带，它是卵泡细胞和初级卵母细胞共同分泌形成的。电镜下可见初级卵母细胞的微绒毛和卵泡细胞的突起伸入透明带，卵泡细胞的长突起可穿越透明带与卵母细胞膜接触。在卵泡细胞与卵母细胞之间或卵泡细胞之间有许多缝隙连接。这些结构有利于卵泡细胞将营养物质输送给卵母细胞以及细胞间离子、激素和小分子物质的交换，沟通信息，协调功能。此外，在受精过程中，透明带对精子与卵细胞间的相互识别和特异性结合具有重要意义。随着初级卵泡的体积增大，卵泡渐向卵巢皮质深部移动。卵泡周的结缔组织梭形细胞逐渐密集形成卵泡膜，它与卵泡细胞之间隔以基膜。

③次级卵泡。初级卵泡继续生长成为次级卵泡，卵泡体积更大，卵泡细胞增至6～12层，细胞间出现一些不规则的腔隙，并逐渐合并成一个半月形的腔，称为卵泡腔，腔内充满卵泡液。卵泡液由卵泡细胞分泌和卵泡膜血管渗出液组成，卵泡液除含有一般营养成分外，还有卵泡分泌的类固醇激素和多种生物活性物质，对卵泡的发育成熟有重要影响。随着卵泡液的增多及卵泡腔的扩大，卵母细胞居于卵泡的一侧，并与其周围的颗粒细胞一起突向卵泡腔，形成卵丘。此时初级卵母细胞直径可达125～150μm。紧贴透明带的一层柱状卵泡细胞呈放射状排列，称为放射冠。分布在卵泡腔周边的卵泡细胞较小，构成卵泡壁，称为颗粒层。在卵泡生长过程中，卵泡膜分化为内、外两层。内膜层含有较多的多边形或梭形的膜细胞及丰富的毛细血管，膜细胞具有分泌类固醇激素的结构特征。外膜层主要由结缔组织构成，胶原纤维较多，并含有平滑肌纤维。具有卵泡腔的次级卵泡和成熟卵泡又称为囊状卵泡。

④成熟卵泡。成熟卵泡是卵泡发育的最后阶段。卵泡体积很大，直径可达20mm，并向卵巢表面突出。成熟卵泡的卵泡腔很大，颗粒层很薄，颗粒细胞也不再增殖。此时的初级卵母细胞又恢复成熟分裂，在排卵前36～48小时完成第一次成熟分裂，产生1个次级卵母细胞和1个很小的第一极体。第一极体位于次级卵母细胞和透明带之间的卵周间隙内。次级卵母细胞随即进入第二次成熟分裂，停止于分裂中期。人的每个月经周期，可有若干个原始卵泡生长发育，通常只有1个卵泡发育成熟并排卵。

一个成熟卵泡，其主要结构如下（图1–12）。

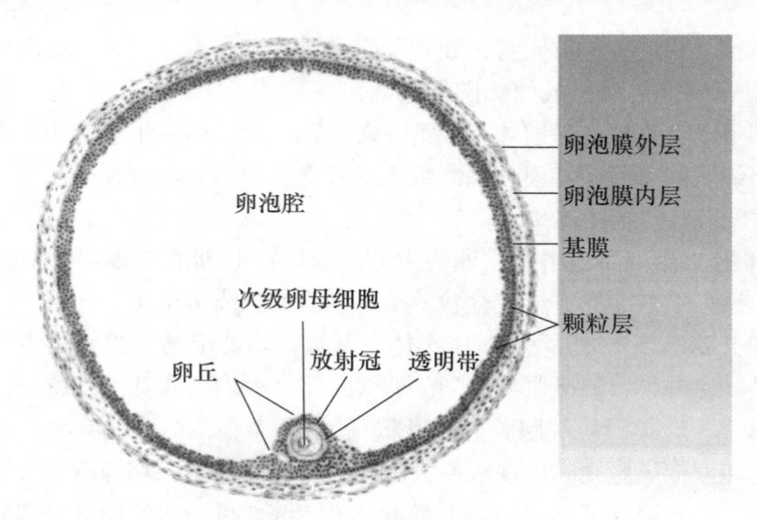

图 1-12　成熟卵泡模式图

卵泡外膜：为一层致密组织，与卵巢间质无明显的界限。

卵泡内膜：本层血管丰富，细胞呈多边形，较颗粒细胞大。这种细胞由卵泡间质细胞衍化而来。

颗粒细胞层：本层内无血管，其营养来自外围的卵泡内膜。细胞呈立方形，在颗粒细胞层与卵泡内膜层间有一基底膜。

卵泡腔：腔内充满了清澈的卵泡液，内含较高浓度的性激素和一些蛋白溶解酶、淀粉酶、胶原蛋白溶解酶等。

卵丘：突出于卵泡腔内的颗粒细胞团，初级卵母细胞埋入其中。

放射冠：直接围绕卵细胞的一层颗粒细胞，由于呈放射状排列，因此得名。在放射冠与卵细胞之间有一层很薄的透明膜叫作透明带。

传统认为，人的原始卵泡发育至成熟排卵是在1个月经周期的增生期内完成（10～15天）。近些年对某些动物和人卵泡生长发育的研究揭示，卵泡生长速度较慢，1个原始卵泡发育至成熟排卵，并非在1个月经周期内完成，而是跨几个周期才能完成。在1个周期内，卵巢虽然有若干不同发育状况的卵泡，但其中只有1个卵泡发育至一定大小时，才可在垂体促性腺激素的作用下，于月经周期增生期内迅速生长成熟并排卵。Gougen观察手术切除的人卵巢，研究卵泡生长至排卵所需的时间，观察卵泡膜内层细胞的分化，并结合颗粒细胞数量的增长，将有膜细胞的卵泡生长分为8个等级，且以体外培养颗粒细胞分裂周期的时间为参数，计算卵泡生长每个等级所需的时间。

分级情况如下（图1-13）：初级卵泡进入第1级是在黄体期开始时，约经25天在第2个月经周期的卵泡期转入第2级，此时卵泡腔出现；约经20天黄体期末转入第3级，此时期的颗粒细胞分裂增殖较明显；又经15天，于第3个月经周期，转入第4级；再经10天，在黄体期末转入第5级；此后相继转入第6、7、8级，其间各相隔5天，此阶段的健康卵泡数很少。健康的7级和8级卵泡仅见于第4个月经周期的卵泡期中期和晚期。

从初级卵泡后期至成熟排卵约需85天。从小囊状卵泡发育至排卵约需2个月。

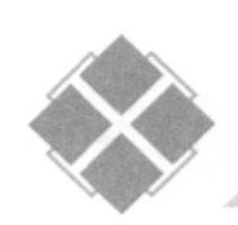

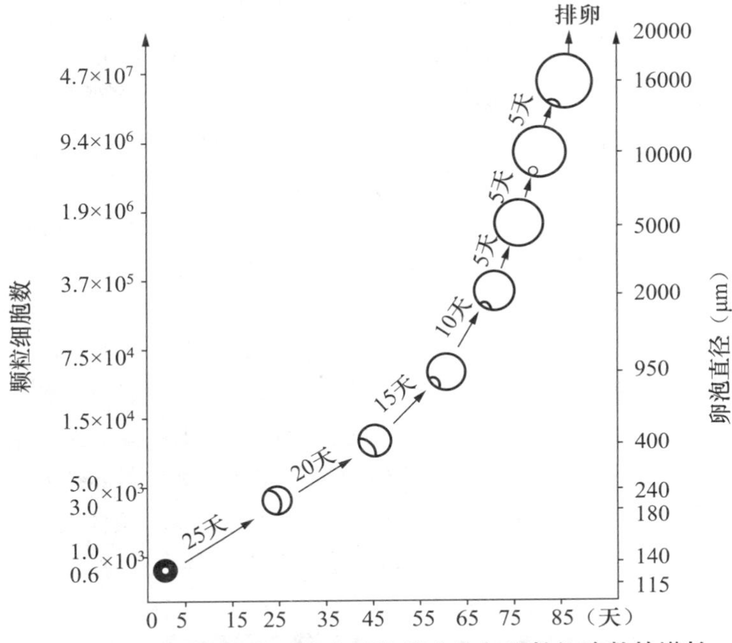

图 1–13　人卵泡生长过程中卵泡膜分化与颗粒细胞数的增长

（2）排卵：随着卵泡的成熟，卵泡逐渐移向卵巢表面向外突出。在LH高峰的作用下，发生卵泡膜和卵巢包膜的溶解与破裂，卵泡液流出，次级卵母细胞及其周围的颗粒细胞慢慢被挤出，称为排卵。排卵时间约在月经周期的第14天。排卵可在两侧卵巢轮流发生。

在排卵前，垂体释放LH量骤增，使卵泡发生一系列变化。卵泡液增多，突向卵巢表面的卵泡壁、白膜和表面上皮均变薄，局部缺血，形成圆形透明的卵泡小斑（图1–14）。排卵时，卵丘与卵泡壁分离，小斑处的结缔组织被胶原酶和透明质酸酶解聚，LH促进颗粒细胞合成的前列腺素使卵泡膜外层的平滑肌收缩，导致小斑破裂。卵母细胞及其外周的透明带和放射冠细胞随卵泡液从卵巢排出，经腹膜腔进入输卵管。卵排出后若在24小时内不受精，次级卵母细胞即退化；若与精子相遇受精，次级卵母细胞即完成第二次成熟分裂，形成1个成熟的卵细胞和1个第二极体。卵母细胞经过两次成熟分裂，卵细胞的染色体减半，从二倍体细胞（46，XX）变为单倍体细胞（23，X）。

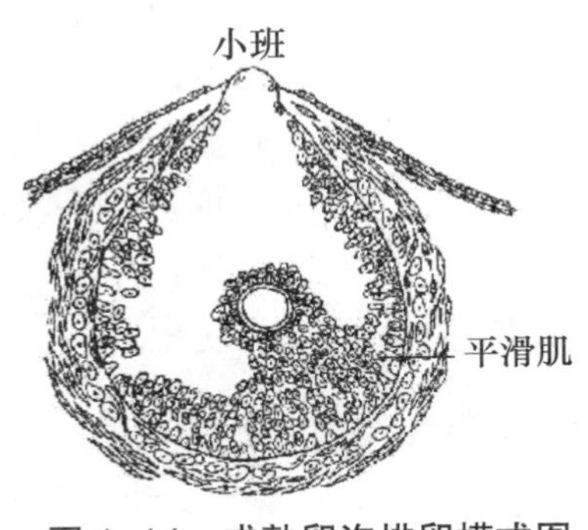

图 1–14　成熟卵泡排卵模式图

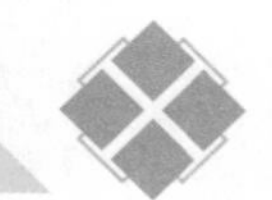

关于排卵的机理目前尚未完全清楚，但有以下说法。

A. 酶溶解说法。在排卵前卵泡液中含有多种蛋白溶解酶，水解酶等，认为是这些酶溶解了卵泡膜和卵巢包膜使卵泡破裂。

B. 前列腺素说法。认为在促性激素的作用下，特别是在LH的作用下，卵泡能合成和分泌大量的PGF2α，从而作用于卵泡周围肌样细胞收缩使卵泡破裂。

（3）黄体形成：排卵后，卵泡壁塌陷，血液注入腔内形成血块而成血体。在LH的作用下，卵泡壁的细胞体积增大，分化为一个体积很大并富含血管的内分泌细胞团，新鲜时呈黄色，称为黄体。颗粒细胞分化为粒黄体细胞（图1–15），膜细胞分化为膜黄体细胞。颗粒黄体细胞较大，呈多角形，染色较浅，数量多；膜黄体细胞较小，呈圆形或多角形，染色较深，数量少，分布于黄体的周边部。这两种细胞具有分泌类固醇激素细胞的结构特征，细胞内有丰富的滑面内质网和管状嵴的线粒体，还有脂滴和黄色脂色素。黄体的主要功能是分泌孕激素和一些雌激素，前者由颗粒黄体细胞分泌，后者主要由两种细胞协同分泌。排卵后7～8天（相当于周期22天左右），黄体发育达到高峰，称为成熟黄体，能分泌大量雌孕激素。成熟黄体，差异较大，其直径一般为1～2cm，外观呈黄色。

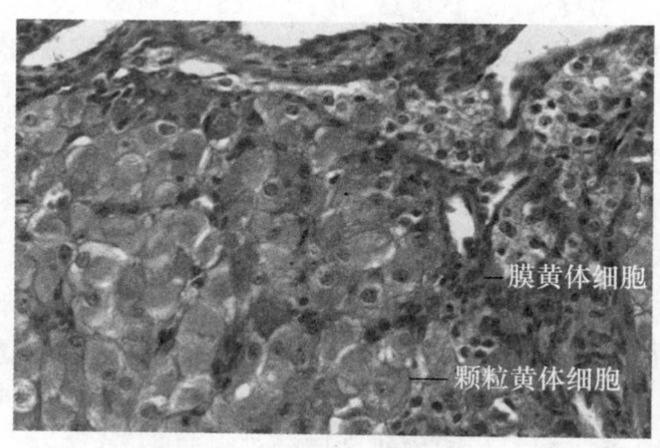

图 1–15　卵巢黄体

黄体的发育因卵细胞是否受精而差别较大。卵细胞若未受精，黄体仅维持2周，称为月经黄体。黄体细胞迅速变小和退化，渐被结缔组织取代，称为白体。卵细胞若受精，黄体在胎盘分泌的人绒毛膜促性腺激素（hCG）的作用下继续发育增大，直径可达4～5cm，称为妊娠黄体。妊娠黄体可保持6个月，以后也退化为白体。妊娠黄体的粒黄体细胞还分泌松弛素，它可使妊娠子宫平滑肌松弛，以维持妊娠。

（4）黄体萎缩：排出的卵子如未受精，在排卵后9～10天开始萎缩。一般黄体寿命为12～16天，平均14天。黄体退化后，月经来潮时卵巢内又有新的卵泡发育，开始新的周期。黄体大约经8～10周才能完全退化、纤维化，外观呈白色称为白体。在性成熟期除妊娠、哺乳外，卵巢经常不断重复上述周期的变化。

（三）卵巢内分泌功能的周期性变化

除上述卵泡周期性变化外，卵巢内分泌功能也是呈周期性变化的。卵巢合成和分泌

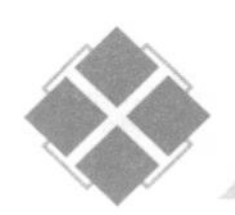

的性激素均为甾体激素，主要有雌激素、孕激素和少量的雄激素。此外，卵巢还能分泌一些多肽激素和生长因子，如抑制素、激活素、卵泡抑素、胰岛素样生长因子等。

1. 甾体激素的基本化学结构　甾体激素属于类固醇激素，类固醇激素是一类脂溶性激素，它们在结构上都是环戊烷多氢菲衍生物。性激素均由3个六元环和1个五元环所组成的环戊烷多氢菲核构成。按碳原子的数目不同进行划分。

孕激素：是21个碳原子孕烷的衍生物。

雄激素：是19个碳原子雄烷的衍生物。

雌激素：是18个碳原子雌烷的衍生物。

2. 甾体激素的体内合成与降解

（1）甾体激素的体内合成：合成原料为胆固醇，所有甾体激素的前体物质都是孕烯醇酮。由孕烯醇酮合成雄烯二酮有Δ^4和Δ^5两条途径（图1-16）。卵巢在排卵前以Δ^5途径合成雌激素，排卵后以Δ^4和Δ^5两种途径合成雌激素。孕酮主要通过Δ^4途径合成。

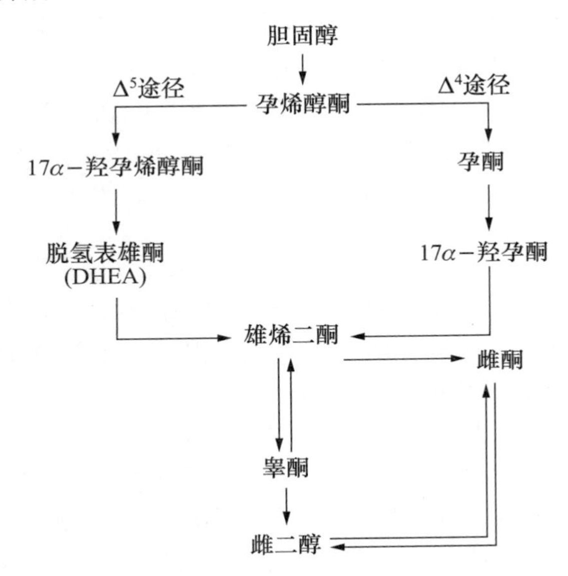

图 1-16　性激素的生物合成途径

（2）甾体激素的降解：甾体激素的降解主要在肝脏进行。

体内雌激素有3种：雌二醇（E_2）、雌酮（E_1）和雌三醇（E_3），其中E_2的活性最强（17β-E_2活性高，而17α-E_2无活性），E_3是E_2和E_1的不可逆的代谢产物。E_1的活性为E_2的1/10，E_3为E_2的1%。卵泡期E_1/E_2=1，围排卵期和黄体期E_1/E_2约为1：2。雌二醇可与雌酮相互转化，以后进一步形成雌三醇。在肝内，雌三醇及其他降解产物与葡萄糖醛酸盐结合，形成水溶性物质，3/4从肾脏排泄，1/4进行肠肝循环，但其中大部分又被重吸收，经门静脉回肝脏形成肠肝循环，仅一小部分从粪便排出。

孕激素无其特异的结合球蛋白，而与肾上腺皮质激素的结合球蛋白结合运行于循环内。孕酮主要在肝脏降解，孕二醇是主要降解产物，根据其还原程度的不同主要有四类，即孕烷二酮、孕烷醇酮、孕二醇及其他化合物，并与葡萄糖醛酸盐相结合从

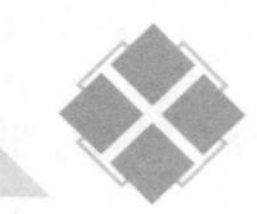

小便排出。

睾酮仅少量代谢为双氢睾酮葡糖苷酸，主要代谢成雄酮，其与葡糖苷酸结合由尿液排泄。而DHEA、DHEA-S均代谢为雄酮，由尿液排出。因代谢物为17-酮类固醇，所以尿中17-酮类固醇的量主要代表DHEA-S的量，反映肾上腺来源的雄激素的情况。

3. 雌激素的周期性变化　在正常月经周期中，雌激素的排放会出现两个高峰。在周期的第一周，卵泡开始发育时，雌激素的分泌量逐渐增加，于排卵前形成第一个排卵高峰（峰值为918～1835pmol/ L，相当于200～500pg/mL），排卵后分泌量稍减少，在排卵后7～8天黄体成熟时出现第二个黄体期高峰，第二个高峰较平坦，峰的平均值低于第一高峰（峰值约为459pmol/ L、相当于125pg/mL）。黄体萎缩时激素水平急剧下降，在月经前期达最低水平。

4. 孕激素的周期性变化　在正常月经周期中，孕激素的排放仅有一个高峰，在排卵前孕激素主要来自肾上腺皮质。其量较平稳，平均在1mg/24h以下，排卵后孕激素的分泌量开始增加，在排卵后7～8天，黄体成熟时，分泌量达到高峰（>16nmol/L，相当于5ng/mL）以后逐步下降，在月经来潮前达最低水平。

5. 雄激素的周期性变化　女性的雄激素主要为睾酮和雄烯二酮，大部分来自肾上腺，小部分来自卵巢。来自卵巢的雄激素由卵泡膜和卵巢间质合成。排卵前在LH峰作用下，卵巢合成雄激素增多，可促进非优势卵泡闭锁并提高性欲。

（四）卵巢的多肽激素及生长因子

1. 卵巢的多肽激素　目前研究确认，卵巢的多肽激素是卵巢分泌功能的重要内容，在卵巢功能调控中起重要作用，可通过内分泌方式影响下丘脑-垂体-卵巢轴的功能，也可通过旁/自分泌的方式发挥卵巢内的调节作用。

（1）抑制素：抑制素是由α和β亚单位所构成的二聚体。β亚单位有两种，即βA和βB，与α亚单位分别构成抑制素A和抑制素B。两者有相似的生理特性。抑制素主要由颗粒细胞所分泌，其主要的生理作用是对FSH呈负反馈抑制，从而调节生育过程。

（2）激活素：激活素是由抑制素的β亚单位的二聚体（βA/βB或βB/βB或βA/βA）构成的，可促进垂体促性腺激素的分泌，或加强FSH诱导颗粒细胞的LH受体作用。

（3）卵泡抑制素：卵泡抑制素是单链多肽（315个氨基酸），由颗粒细胞分泌，其生理作用是抑制FSH分泌，而不影响LH的分泌。借此可对卵泡的发育产生影响并参与排卵。

（4）松弛素：松弛素最早在黄体细胞的胞浆颗粒中发现。蜕膜、内膜组织和胎盘组织均有存在。松弛素随妊娠月份增加而增多，可松弛骨盆韧带，特别是耻骨联合韧带，减弱子宫收缩的能力，雌、孕激素可加强其作用。

（5）苗勒氏抑制物（MIS）：MIS来源于颗粒细胞，与抑制素有同源性，可能与性腺发育有关。

2. 卵巢的生长因子

（1）类胰岛素样生长因子（IGF-S）系统：在卵巢内有完整的胰岛素样生长因子

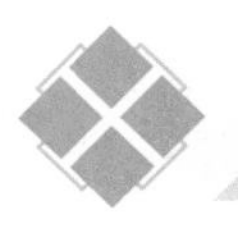

系统，包括类胰岛素样生长因子–I，类胰岛素样生长因子–II，I型和II型类胰岛素样生长因子受体及不同的类胰岛素样生长因子结合蛋白基因表达。

类胰岛素样生长因子系统的主要作用：

a. 加强促性腺激素在促进卵泡发育中的作用；

b. 整合颗粒细胞和卵泡膜细胞在卵泡发育中的协同作用；

c. 影响主导卵泡的选择，而类胰岛素样生长因子结合蛋白可能与卵泡的闭锁有关。

（2）上皮生长因子：上皮生长因子是由53个氨基酸组成的单链肽。来源于颗粒细胞，细胞表面有大量的上皮生长因子受体，FSH可使上皮生长因子受体数目增加。主要生理功能有调节颗粒细胞的增殖和分化，参与卵泡的发生与成熟。

3. 成纤维生长因子　可诱导细胞黄素化及营养黄体细胞，可刺激黄体细胞，颗粒细胞，血管内皮的增生，能抑制FSH的分泌，调节LH受体及卵泡的闭锁

4. 转化生长因子β_1　转化生长因子β_1是一个同源二聚体，两个相同的多肽各有112个氨基酸。颗粒细胞和卵泡膜细胞是转移生长因子产生也是发挥作用的地方。主要可加强由FSH诱导的雌激素的分泌过程，并强化颗粒细胞中的芳香化酶活性，还可加强抑制素对雌激素分泌的抑制作用。

四、子宫内膜及生殖器其他部位的周期性变化

（一）子宫内膜的周期性变化

子宫内膜即黏膜，由上皮和固有膜组成，子宫内膜分为浅表功能膜和深部基底层。子宫内膜在子宫中的位置如图1–17所示，子宫内膜增生是指子宫内膜在炎症、内分泌紊乱，或某些药物的刺激下引起子宫内膜过度生长的一种疾病。子宫内膜的作用：子宫内膜分泌液可使阴道壁温润，为受精卵植入做好准备，胚胎可植入在子宫内膜中，继续发育，胎儿期受母体雌激素刺激，子宫内膜有一定的发育。

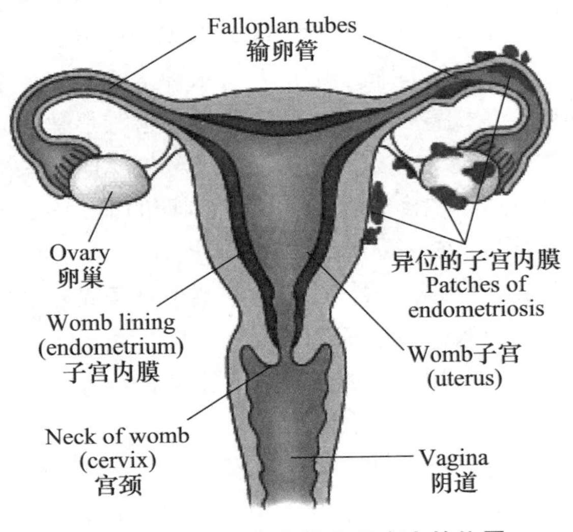

图 1–17　子宫内膜在子宫中的位置

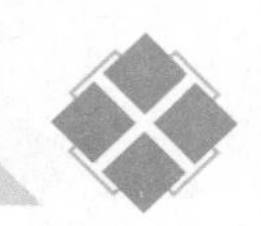

随着卵巢周期性变化，子宫内膜也产生相应的周期变化。其变化可分为增生期、分泌期、月经前期、月经期（图1–18）。在卵巢周期中，当卵巢内有卵泡发育及成熟时，在卵巢激素的作用下，子宫内膜出现增生现象即增生期内膜；排卵后，在卵巢黄体分泌孕激素和雌激素的作用下，使增生的子宫内膜有分泌现象即分泌期内膜；卵巢黄体退化后，由于雌激素及孕激素量的减少，子宫内膜失去了支持出现坏死和剥落现象，表现为月经来潮，此时称月经期内膜。

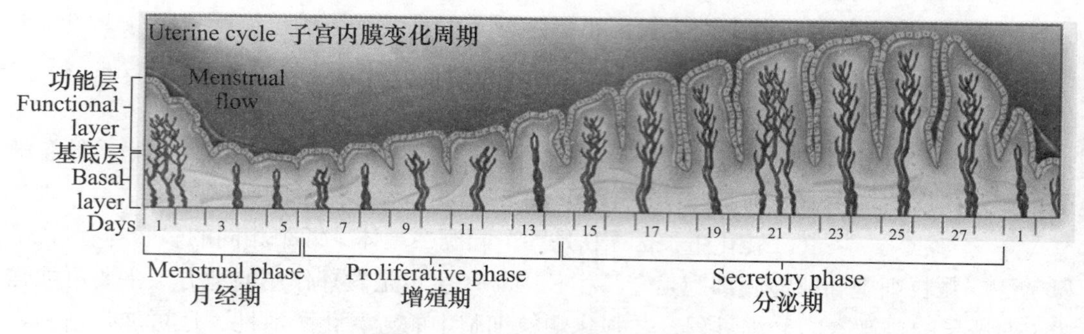

图 1–18　子宫内膜变化周期

1. 增生期　当卵巢内有卵泡发育及成熟时，在卵泡分泌雌激素的作用下，子宫内膜出现增生现象，称为增生期。根据组织增生的特点，可分为增生早期和增生晚期。在月经周期第5～9天时为增生早期，10～14天为增生晚期。经期后，在雌激素作用下，上皮细胞开始从内膜腺体的断端增生，向上覆盖子宫黏膜的表面，在月经周期第5～9天时，子宫内膜很薄，腺体散在、稀疏、腺管狭窄而直，腺腔面平整。在月经周期第10～14天，内膜增厚成波纹状，腺体及间质明显增生，腺体增多、变宽，并渐屈曲。血管也增生，渐呈螺旋状。间质则增生致密。此期相当于卵泡发育成熟阶段，即月经周期的第5～14天。

2. 分泌期　分泌期为月经周期的第15～23天，相当于排卵后黄体成熟阶段。黄体分泌的孕激素和雌激素，将使增生期内膜继续增厚，腺体进一步扩大、屈曲，出现分泌现象。血管也迅速增长，更加屈曲。间质变疏松并有水肿。此时内膜厚且松软，含有丰富营养物质，有利于受精卵着床发育。排卵后，在黄体分泌雌孕激素的作用下，使增生的子宫内膜有分泌现象称为分泌期。可分为分泌早期和分泌晚期。在排卵后1～5天，即月经周期第15～19天为分泌早期，在排卵后6～10天即周期的第20～24天为分泌晚期。

分泌晚期子宫内膜的厚度为5～6mm，可分为三层。

基底层：靠近子宫肌层的一层，腺体静止，在整个月经周期中无明显变化，月经期间不脱落，月经后的新内膜即从这一层开始再生。

海绵层：是内膜中较厚的一层，主要由腺体血管组成，间质较少，切面呈海绵状。

致密层：是内膜的表层，腺体较少，细而直。

海绵层与致密层两者都会经周期性变化而脱落，所以又合称功能层。

3. 月经前期　月经前期相当于黄体退化期，在排卵后11～14天即月经周期的第25～28天。因雌孕激素分泌量减少，子宫内膜失去女性激素的支持，表现为一种衰竭现

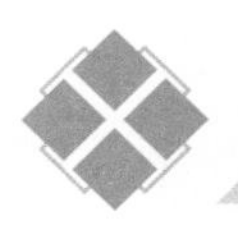

象。上皮变性，间质水肿消失，白细胞（WBC）浸润，内膜变薄，组织变得致密，螺旋动脉压缩，使血流缓慢。在月经前4～24小时，内膜螺旋动脉出现局部痉挛性收缩，使痉挛远端的内膜缺血、坏死。

4.月经期　月经期为月经周期的第1～4天。在内膜功能层（在基底层以上的部分，厚为5～6mm），形成的散在小血肿，将使坏死的内膜剥脱，随血液排出，称为月经。内膜的基底层随即开始增生，形成新的内膜。所以月经期实际上是一个周期的结束，也是下一周期的开始。

在子宫内膜的周期性变化过程中如若感染、雌激素过度刺激会导致子宫内膜增生。另外子宫内膜增生相关的因素主要包括经期同房，不洁性交或多伙伴性交、无排卵、多囊卵巢综合征、外源性雌激素的应用等。此外，研究还表明高学历、肥胖、糖尿病和激素替代疗法存在子宫内膜增生症高危因素的流行病学特征，尤其是激素替代疗法大大增加了子宫内膜增生的发病危险。

（二）阴道细胞周期性变化

在月经周期中，随着雌孕激素的周期性变化，阴道细胞也发生相应周期性变化。这种变化在阴道上段表现得更明显。这种周期性变化，主要表现在卵泡生长成熟期，因受雌激素影响，阴道上皮增生角化，上皮层增厚；而在排卵后以孕激素影响为主，阴道上皮大量脱落，脱落的细胞多为中层或角化前细胞。

（三）子宫颈及其宫颈黏液周期性变化

宫颈外口及宫颈腺所分泌的黏液量及其理化性质都受到雌孕激素周期性的影响而发生明显的周期性改变。

在卵泡发育阶段，雌激素水平不断增高，宫颈外口和宫颈黏液在雌激素的影响下，宫颈外口松弛，宫颈黏液量逐渐增加并变得稀薄、透明，伸展性不断增加，这些变化，在排卵期达到高峰。黏液干燥后，可见羊齿植物状结晶，这种结晶在月经周期的第6～7天开始出现，由不典型变成较典型，到排卵期可见典型结晶。

排卵后，由于孕激素影响，宫颈外口逐渐闭合，黏液分泌量减少，变黏而混浊，伸展性差，易断裂，涂片检查，结晶模糊至月经周期第22天左右完全消失，取而代之的是排列成行的椭圆状物。

【案例评析】

王某，13岁，女，学生，一天前不明原因出现阴道出血，不知发生了什么，要求其妈妈带去医院咨询。

解析　该女孩13岁，无诱因出现阴道出血，诊断为月经来潮，进入青春期，由于其对月经及女性生殖器官知识了解不多产生疑问，表明该女性对生殖器官及月经的相关知识缺乏。

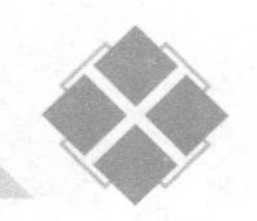

思考与训练

一、名词解释

1. 外生殖器
2. 骨盆腔
3. 产轴

二、选择题

（一）A1 型题

1. 月经周期是 32 天，排卵应在月经周期的（　　）。
   A. 第 12 天
   B. 第 14 天
   C. 第 16 天
   D. 第 18 天
   E. 第 20 天
2. 下列关于女性生殖系统解剖的描述，正确的是（　　）。
   A. 阴道前庭位于两侧大阴唇之间
   B. 阴蒂损伤后易形成血肿
   C. 前庭大腺又称巴多林腺
   D. 大阴唇富含神经末梢，不敏感
   E. 外阴的范围包括阴阜、阴唇、阴道前庭和卵巢附件
3. 月经后的子宫内膜由（　　）修复。
   A. 致密层
   B. 海绵层
   C. 基底层
   D. 功能层
   E. 肌层
4. 黄体发育高峰，大约在排卵后（　　）。
   A. 7 ～ 8 天
   B. 9 ～ 10 天
   C. 11 ～ 12 天
   D. 13 ～ 14 天
   E. 15 ～ 16 天
5. 子宫最狭窄的部分是指（　　）。
   A. 解剖学内口
   B. 组织学内口

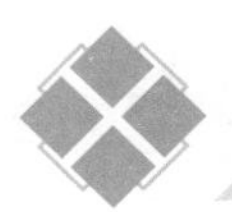

C. 子宫峡部
D. 子宫颈部
E. 子宫颈外口

6. 有关外阴的描述不正确的是（　　）。
A. 大阴唇局部受伤易形成血肿
B. 尿道开口于阴蒂与阴道口之间
C. 阴蒂富含神经末梢极为敏感
D. 前庭大腺位于小阴唇上侧
E. 两侧小阴唇之间的区域为阴道前庭

7. 妇女一生中卵巢生殖内分泌功能最旺盛的时期是（　　）。
A. 新生儿期
B. 幼儿期
C. 青春期
D. 性成熟期
E. 更年期

8. 了解子宫内膜周期变化的方法有（　　）。
A. 测基础体温
B. 测性激素
C. 刮取子宫内膜活检
D. 宫颈黏液检查
E. B 超检查

9. 子宫得以维持正常位置主要依靠（　　）。
A. 4 对韧带、盆底肌肉和筋膜的支托
B. 4 对韧带对子宫的维持
C. 阔韧带
D. 子宫骶骨韧带和主韧带
E. 直肠和膀胱的支持

10. 下列有关女性各阶段的生理特点的描述，正确的是（　　）。
A. 月经初潮标志生殖器官发育成熟
B. 青春期是卵巢生殖内分泌功能最旺盛的时期
C. 儿童期卵巢有少量卵泡发育，并排卵
D. 绝经过渡期一般历时 1 ～ 2 年
E. 绝经过渡期的突出表现为卵巢功能逐渐衰退

（二）A2 型题

1. 新生儿，女性，日龄 5 天。食欲及精神较好，母亲在给其换尿布时发现其会阴部有血性分泌物。护士向其母亲解释该现象属于（　　）。
A. 肉眼血尿

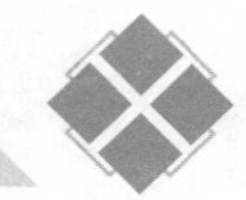

B. 肛门出血

C. 生理现象

D. 外阴出血

E. 肛周出血

2. 患者，女性，上体育课时骑跨式摔下，伤及外阴部位。出现外阴血肿最易发生的部位是（ ）。

A. 处女膜

B. 阴阜部

C. 尿道口

D. 阴蒂部

E. 大阴唇

3. 某妇女，月经规律，周期为28天，经期5天，现月经干净2天，目前处于（ ）。

A. 增生早期

B. 增生期

C. 分泌早期

D. 分泌期

E. 月经前期

4. 患者，女性，38岁，子宫内膜检查：腺体缩小，内膜水肿消失，螺旋小动脉痉挛性收缩，有坏死、内膜下血肿。护士根据检查结果判断该女性处于月经的（ ）。

A. 增生期

B. 分泌早期

C. 月经前期

D. 分泌期晚期

E. 月经期

三、简答题

1. 简述骨盆轴及其特点。
2. 描述月经的临床表现。

四、案例分析

王某，27岁，已婚，未孕，主诉月经有时30天一次，有时27天一次，经期6～7天，量不多，有时腹部疼痛，有时月经中期白带上有血丝，持续1～2天，咨询：

1. 月经是否正常？
2. 对怀孕有无影响？
3. 怎样提高怀孕率？

第二章
妊娠生理

学习目标

1. 了解卵子从受精到受精卵的输送、发育、着床的过程。
2. 熟悉妊娠期母体的生殖系统、乳房、循环血液系统、泌尿系统的变化特点。
3. 了解胎儿的生长发育及其生理特点。

预习案例

某孕妇，30岁，怀孕后自觉乳房和乳头增大，偶有肿胀不适感或胀痛。向医师询问：这是妊娠期的正常生理反应吗？还是妊娠出现了异常？

思考

1. 正常的妊娠生理变化有哪些？
2. 妊娠期母体有哪些变化和不同孕龄胎儿的发育特点有哪些？

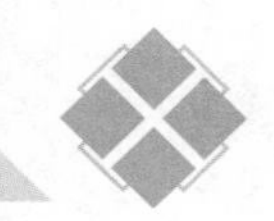

在妊娠过程中，除了母体正常的妊娠生理外，还伴随着许多胎儿附属物，如胎盘、羊水等，它们都有着各自的特点和功能。本章将介绍女性正常的生理妊娠过程、胎儿的发育过程和特点以及妊娠期母体的生理和心理变化。熟知这些内容能够帮助医护人员判断妊娠期母体和胎儿的状态，从而提供相应的护理。

第一节　受精及受精卵发育、输送与着床

一、受精的定义

卵子从卵巢排出进入输卵管内，停留在输卵管壶腹部与峡部连接处等待受精。成熟精子和卵子相结合的过程称为受精。受精后的卵子称为孕卵或受精卵，受精卵的产生标志着新生命的诞生。

孕早期受精卵是怎么形成的

二、受精卵的形成

精液进入阴道内，精子离开精液经宫颈管进入宫腔，与子宫内膜接触后，子宫内膜白细胞产生α、β淀粉酶，解除了精子顶体酶上的“去获能因子”，使精子具有受精能力，称为精子获能。获能主要是在宫腔和输卵管内进行的。

卵子从卵巢排出后进入腹腔，经输卵管伞端的“拾卵”作用，进入输卵管壶腹部与峡部连接处等待受精。受精发生在排卵后12小时内，整个受精过程约需24小时。精子头部顶体外膜与精细胞膜顶端破裂，释放出顶体酶，溶解卵子外围的放射冠和透明带，称为顶体反应。借助酶的作用，精子穿过放射冠和透明带。只有发生顶体反应的精子才能与次级卵母细胞融合，精子头部与卵子表面接触时，卵子细胞质内的皮质颗粒释放溶酶体酶，引起透明带结构改变，精子受体分子变性，阻止其他精子进入透明带，称为透明带反应。透明带反应保证人类单卵子受精。

已获能的精子穿过次级卵母细胞透明带为受精过程的开始，穿过透明带的精子外膜与卵子胞膜接触并融合，精子进入卵子内。随后卵子迅即完成第二次成熟分裂形成卵原核，卵原核与精原核融合，完成受精过程，形成受精卵。

三、受精卵的发育与输送

受精卵的分裂称卵裂，形成多个子细胞，称为分裂球。约在受精后第3日，分裂成由16个细胞组成的实心细胞团，称为桑葚胚或早期囊胚。受精卵开始进行有丝分裂的同时，借助输卵管的蠕动和纤毛摆动，逐渐向子宫腔方向移动。约在受精后第4日，早期囊胚进入宫腔，在子宫腔内继续分裂发育成晚期囊胚。

四、着床

胚泡逐渐埋入子宫内膜的过程称为植入，又称着床。着床约于受精后第5～6天开

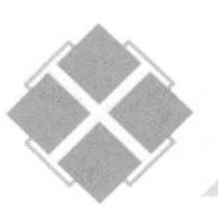

始，第11～12天完成。受精卵着床需经过定位、黏附和穿透3个过程。着床时，内细胞群侧的滋养层先与子宫内膜接触，并分泌蛋白酶消化与其接触的内膜组织，胚泡则沿着被消化组织的缺口逐渐埋入内膜功能层。在着床过程中，与内膜接触的滋养层细胞迅速增殖，滋养层增厚，并分化为内、外两层。外层细胞间的细胞界线消失，称合体滋养层；内层由单层立方细胞组成，称细胞滋养层。后者的细胞通过细胞分裂使细胞数目不断增多，并补充合体滋养层。胚泡全部植入子宫内膜后，缺口修复，着床完成。这时整个滋养层均分化为两层，合体滋养层内出现腔隙，其内含有母体血液。

受精卵着床必须具备的条件有：①透明带消失；②胚泡细胞滋养细胞分化出合体滋养细胞；③胚泡和子宫内膜同步发育且功能协调；④孕妇体内有足够数量的孕酮。子宫有一个极短的敏感期允许受精卵着床。

着床时的子宫内膜处于分泌期，着床后血液供应更丰富，腺体分泌更旺盛，基质细胞变肥大，富含糖原和脂滴，内膜进一步增厚。子宫内膜的这些变化称蜕膜反应，此时的子宫内膜称为蜕膜。

按蜕膜与囊胚的部位关系，将蜕膜分为三部分（图2–1）。

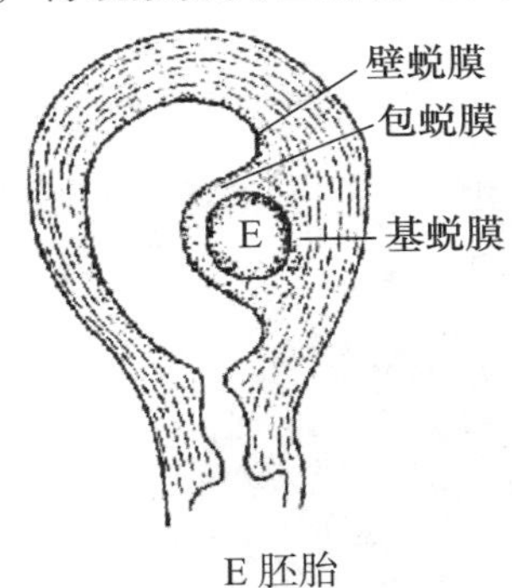

E 胚胎

图 2–1　胚胎与子宫蜕膜的关系

（1）底蜕膜：与囊胚及滋养层接触的子宫肌层之间的蜕膜，将来发育成为胎盘的母体部分。

（2）包蜕膜：覆盖在囊胚表面的蜕膜，随囊胚发育逐渐突向子宫腔，由于这部分蜕膜高度伸展，缺乏营养而逐渐退化，约在妊娠14～16周因羊膜腔明显增大，使包蜕膜和真蜕膜相贴近，子宫腔消失，包蜕膜与真蜕膜逐渐融合，于分娩时这两层已无法分开。

（3）真蜕膜：也称壁蜕膜，指底蜕膜与包蜕膜以外覆盖子宫腔的蜕膜。

受孕是一个复杂的生理过程，必须具备以下条件。

1）卵巢排出正常的卵子。

2）精液正常并含有正常的精子。

3）卵子和精子能够在输卵管内相遇并结合成为受精卵。

4）受精卵顺利地被输送进入子宫腔。

5）子宫内膜已充分准备，适合受精卵着床。

第二节　胎儿附属物的形成与功能

胎儿附属物是指胎儿以外的组织，包括胎盘、胎膜、脐带和羊水（图2–2）。

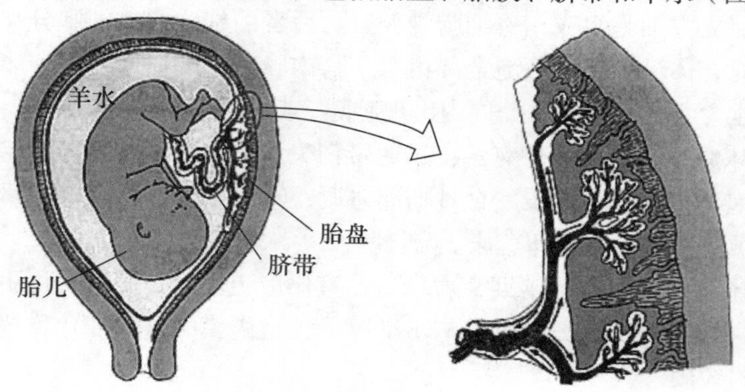

图 2–2　胎儿附属物

一、胎盘

胎盘由羊膜、叶状绒毛膜（也称丛密绒毛膜）和底蜕膜构成（图2–3）。

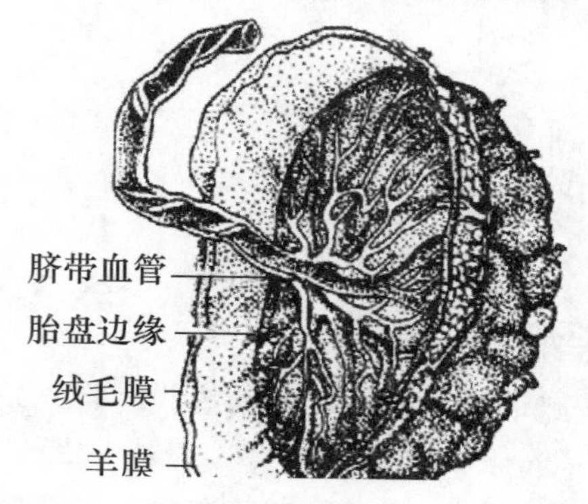

图 2–3　胎盘组成

胎盘

（一）胎盘的形成

（1）羊膜构成胎盘的胎儿部分，是胎盘的最内层。羊膜光滑，无血管、神经及淋巴，具有一定的弹性。

（2）叶状绒毛膜构成胎盘的胎儿部分，是胎盘的主要部分。胚胎发育至13～21日时，胎盘的主要结构——绒毛逐渐形成。约在受精后第3周，当绒毛内血管形成时，胎儿胎盘循环正式建立。

与底蜕膜相接触的绒毛，因营养丰富、发育良好，称为叶状绒毛膜。绒毛末端悬浮于充满母血的绒毛间隙中的称为游离绒毛，长入底蜕膜中的称为固定绒毛。蜕膜板长出的胎盘隔，将胎儿叶不完全地分隔为母体叶，每个母体叶包含数个胎儿

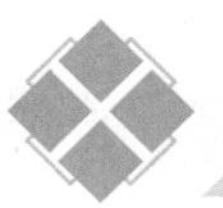

叶，每个母体叶都有其独自的螺旋动脉供应血液。

孕妇子宫螺旋动脉（也称子宫胎盘动脉）穿过蜕膜板进入母体叶，母儿间的物质交换均在胎儿小叶的绒毛处进行，说明胎儿血液是经脐动脉直至绒毛毛细血管，经与绒毛间隙中的母血进行物质交换的，两者并不直接相通。绒毛组织结构：妊娠足月胎盘的绒毛滋养层主要由合体滋养细胞组成，细胞滋养细胞仅散在可见，滋养层的内层为基底膜，有胎盘屏障作用。

（3）底蜕膜构成胎盘的母体部分。底蜕膜表面覆盖一层来自固定绒毛的滋养层细胞与底蜕膜共同形成绒毛间隙的底，称为蜕膜板，从此蜕膜板向绒毛膜方向伸出一些蜕膜间隔，将胎盘母体面分成肉眼可见的20个左右的母体叶。

（二）胎盘功能

胎盘内进行物质交换的部位，主要在血管合体膜（VSM）。血管合体膜是由合体滋养细胞、合体滋养细胞基底膜、绒毛间质、毛细血管基底膜和毛细血管内皮细胞5层组成的薄膜。胎盘功能包括气体交换、营养物质供应、排除胎儿代谢产物、防御功能以及合成功能等。

1. 气体交换

维持胎儿生命最重要的物质是氧气。在母体与胎儿之间，氧气及二氧化碳以简单扩散方式进行交换，可替代胎儿呼吸系统的功能。二氧化碳通过血管合体膜的速度比氧气快20倍左右，所以二氧化碳容易自胎儿通过绒毛间隙直接向母体迅速扩散。

2. 营养物质供应

可替代胎儿消化系统的功能。①葡萄糖是胎儿热能的主要来源，以易化扩散方式通过胎盘。②氨基酸浓度胎血高于母血，以主动运输方式通过胎盘。电解质及维生素多数以主动运输方式通过胎盘。③胎盘中含有多种酶，如氧化酶、还原酶、水解酶等，可将复杂化合物分解为简单物质，也能将简单物质合成后供给胎儿。

3. 排除胎儿代谢产物

胎儿代谢产物如尿素、尿酸、肌酐、肌酸等，经胎盘送入母血，由母体排出体外，所以可替代胎儿泌尿系统的功能。

4. 防御功能

胎盘的屏障作用极有限，各种病毒（如风疹病毒、巨细胞病毒等）、分子量小对胎儿有害的药物，均可通过胎盘影响胎儿，导致胎儿畸形甚至死亡。细菌、弓形虫、衣原体、螺旋体可在胎盘部位形成病灶，破坏绒毛结构进入胎体，感染胎儿。母血中免疫抗体IgG能通过胎盘，使胎儿得到抗体，对胎儿起保护作用。

5. 合成功能

胎盘具有活跃的合成物质的能力，主要合成激素（蛋白激素和甾体激素）和酶。蛋白激素有绒毛膜促性腺激素、胎盘生乳素、妊娠特异性β_1糖蛋白、绒毛膜促甲状腺激素等，甾体激素有雌激素、孕激素等。合成的酶有缩宫素酶、耐热性碱性磷酸酶等。

（1）绒毛膜促性腺激素（hCG）：由合体滋养细胞产生，是一种糖蛋白激素。至妊娠8～10周血清浓度达最高峰，持续1～2周后迅速下降，持续至分娩，产后2周内消

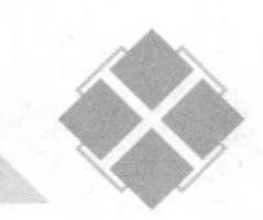

失。hCG在受精后10日左右即可用放射免疫测定法（RIA）自母体血清中测出，成为诊断早孕早敏感的方法之一。hCG已知的主要功能有：①hCG作用于月经黄体，产生生化反应延长黄体寿命，成为妊娠黄体，增加甾体激素的分泌以维持妊娠。②hCG-β亚基有促卵泡成熟活性、促甲状腺活性及促睾丸间质细胞活性。③因hCG有与LH相似的生物活性，与绝经期促性腺激素（HMG）合用可诱发排卵。

（2）胎盘生乳素（HPL）：由合体滋养细胞产生。于妊娠5～6周用放射免疫测定法在母血中测出，并维持至分娩。HPL的主要功能有：①与胰岛素、肾上腺皮质激素协同作用于乳腺腺泡，促进腺泡发育，为产后泌乳做好准备；②促胰岛素生成，使母血胰岛素值增高，增加蛋白质合成；③通过脂解作用提高游离脂肪酸、甘油浓度，以游离脂肪酸作为能源，抑制对葡萄糖的摄取，使多余葡萄糖运送给胎儿，成为胎儿的主要能源，也成为蛋白合成的能源。因此，HPL是通过母体促进胎儿发育的重要“代谢调节因子”。

（3）雌激素：主要来自胎盘及卵巢。妊娠早期，主要由黄体产生雌二醇和雌酮。妊娠10周后，胎盘接替卵巢产生更多的雌激素，至妊娠末期，雌三醇值为非孕妇女的1 000倍，雌二醇及雌酮为非孕妇女的100倍。雌激素由胎儿、胎盘共同产生，所以称为胎儿胎盘单位。雌三醇前身物质可由母体和胎儿肾上腺及肝产生，雌三醇前身物质，是胎盘合成雌三醇的主要来源。

（4）孕激素：妊娠早期，孕激素由妊娠黄体产生，自妊娠8～10周合体滋养细胞是产生孕激素的主要来源。随妊娠进展，母血中孕酮值逐渐增高，并与雌激素共同参与妊娠母体各系统的生理变化。

二、胎膜

胎膜由绒毛膜和羊膜组成。胎膜的外层为平滑绒毛膜，胎膜的内层为羊膜。胎膜含有甾体激素代谢所需要的多种酶活性，因而和甾体激素代谢有关。胎膜对分娩发动可能有一定作用。

三、脐带

脐带一端连于胎儿腹壁脐轮，另一端附着于胎盘的胎儿面。妊娠足月胎儿的脐带长为30～70cm，平均约50cm，直径为1.0～2.5cm，脐带断面中央有一条脐静脉、两条脐动脉。血管周围有胚胎结缔组织，称为华通胶，有保护脐血管的作用。胎儿通过脐带血循环与母体进行营养和代谢物质的交换。

四、羊水

（一）羊水的来源及吸收

羊水的功能

妊娠早期的羊水，主要是母体血清经胎膜进入羊膜腔的透析液。妊娠中期以后，胎儿尿液成为羊水的重要来源。妊娠11～14周时，胎儿肾脏即有排泄功能。妊娠14周时，胎儿通过

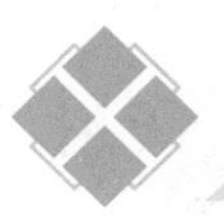

吞咽羊水使羊水量趋于平衡。

（二）母体、胎儿、羊水三者间的液体平衡

母儿间的液体交换主要是通过胎盘，每小时约3 600mL。母体与羊水之间的交换主要是通过胎膜。羊水与胎儿之间的交换主要是通过胎儿消化管、呼吸道、泌尿道以及角化前皮肤等。

（三）羊水量、性状及成分

1. 羊水量：妊娠38周时约1 000mL，此后羊水量逐渐减少。妊娠足月时羊水量约800mL。

2. 羊水性状及成分：妊娠早期羊水为无色透明液体，妊娠足月羊水则略显混浊，不透明，可见羊水内悬小片状物，包括胎脂、胎儿脱落上皮细胞、毳毛、毛发、少量白细胞、清蛋白、尿酸盐等。羊水中含有大量激素（包括雌二醇、孕酮、前列腺素、胎盘生乳素、绒毛膜促性腺激素等）。羊水中的酶含量较母体血清中明显增加。

（四）羊水的功能

1. 保护胎儿：羊水使胎儿能自由活动，防止胎体畸形及胎肢粘连；保持子宫腔内温度恒定；适量羊水可避免子宫肌壁或胎儿对脐带的直接压迫所致的胎儿窘迫；有利于胎儿体液平衡，如胎儿体内水分过多可以胎尿方式排至羊水中；临产宫缩时，尤其在第一产程初期，羊水可使宫缩压力均匀分布，避免胎儿局部受压。

2. 保护母体：羊水可减轻胎动所致的不适感；临产后，前羊水囊扩张子宫颈口及阴道；破膜后羊水冲洗阴道减少感染。

第三节　胎儿发育及其特点

一、胚胎、胎儿发育的特征

以4周为一个孕龄单位描述胎儿发育的特征。在受精后第6周（即妊娠8周）称为胚胎，是其主要器官分化发育时期。从受精后第7周（即妊娠第9周）起称为胎儿，是其各器官进一步发育成熟时期。胎儿的发育（图2–4）特征大致如下。

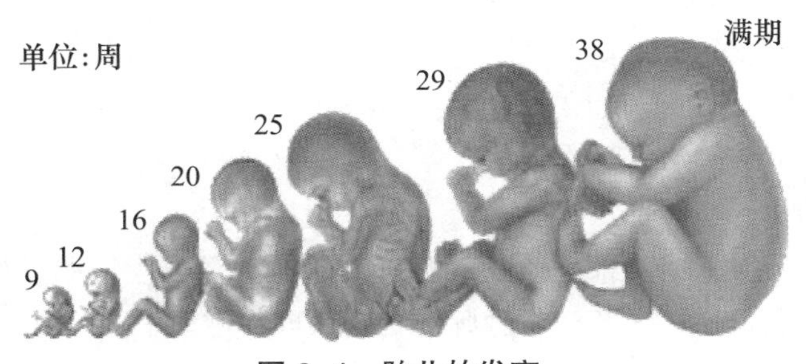

图 2–4　胎儿的发育

4周末：可辨认出胚盘和体蒂。

8周末：胚胎初具人形，头较大，约占整个胎体的1/2。四肢已具雏形，并能辨认出眼、耳、口、鼻。B型超声下可见早期心脏形成并有搏动。

12周末：胎儿体重约20g，身长约9cm。外生殖器已发生，部分可辨出性别。肠管已有蠕动。

16周末：胎儿体重约110g，身长约16cm。头皮已长出头发，呼吸肌已开始运动，从外生殖器可确认胎儿性别。除胎儿血红蛋白外，开始形成成人血红蛋白。部分经产妇自觉有胎动。

20周末：胎儿体重约320g，身长约25cm。全身有毳毛，皮肤暗红，已有吞咽和排尿功能。从孕妇腹部可听到胎心音。

24周末：胎儿体重约630g，身长约30cm。各脏器均已发育，皮下脂肪开始沉积，皮肤呈皱缩状。

28周末：胎儿体重约1000g，身长约35cm。皮下脂肪沉积不多，皮肤粉红色，有时可有胎脂。各器官系统的发育已近成熟，可以有呼吸运动，但肺泡Ⅱ型细胞产生的表面活性物质较少。胎儿若在此期娩出，可以存活，但病死率很高，多数由于特发性呼吸窘迫综合征所致。

32周末：胎儿体重约1 700g，身长约40cm。皮肤深红，面部毳毛已脱落，生活力尚可。出生后注意护理，可以存活。

36周末：胎儿体重约2 500g，身长约45cm。皮下脂肪较多，面部皱褶消失，指（趾）甲已达指（趾）端。出生后能啼哭和吸吮，生活力良好。此时出生多能存活。

40周末：胎儿体重约3 400g，身长约50cm。发育成熟，胎头双顶径值大于9.0cm。皮肤粉红色，皮下脂肪多，头发粗，长度大于2cm。外观体型丰满，除肩、背部有时尚存毳毛外，其余部位的毳毛均已脱落。指（趾）甲超过指（趾）端。男性胎儿睾丸下降于阴囊中，女性胎儿大小阴唇发育良好。出生后哭声响亮，吸吮能力强，肌肉张力增强，四肢活动频繁，出生后能很好存活。

临床常用身长、体重来判断胎儿月份。

妊娠前20周：身长（cm）=妊娠月数的平方

体重（g）=妊娠月数的平方×2

妊娠后20周：身长（cm）=妊娠月数×5

体重（g）=妊娠月数的立方×3

二、胎儿的生理特点

（一）循环系统

1. 解剖学特点（图2–5）

（1）脐静脉一条，接受来自胎盘的含氧高的血液。出生后胎盘循环停止，脐静脉闭锁成肝圆韧带，脐静脉的末支——静脉导管闭锁成静脉韧带。

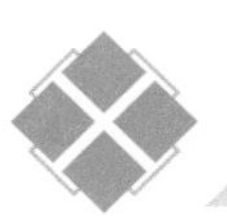

（2）脐动脉两条，来自胎儿的血液经脐动脉进入胎盘与母血进行物质交换，出生后脐动脉与相连的闭锁腹下动脉形成腹下韧带。

（3）动脉导管位于肺动脉及主动脉弓之间，出生后动脉导管闭锁成动脉韧带。

（4）卵圆孔位于左、右心房之间，右心房的血液经卵圆孔直接进入左心房。出生后由于肺循环建立，胎盘循环停止，卵圆孔于生后数分钟即开始关闭，多于出生后6～8周完全闭锁，极少终身未闭锁者，也少有临床症状。

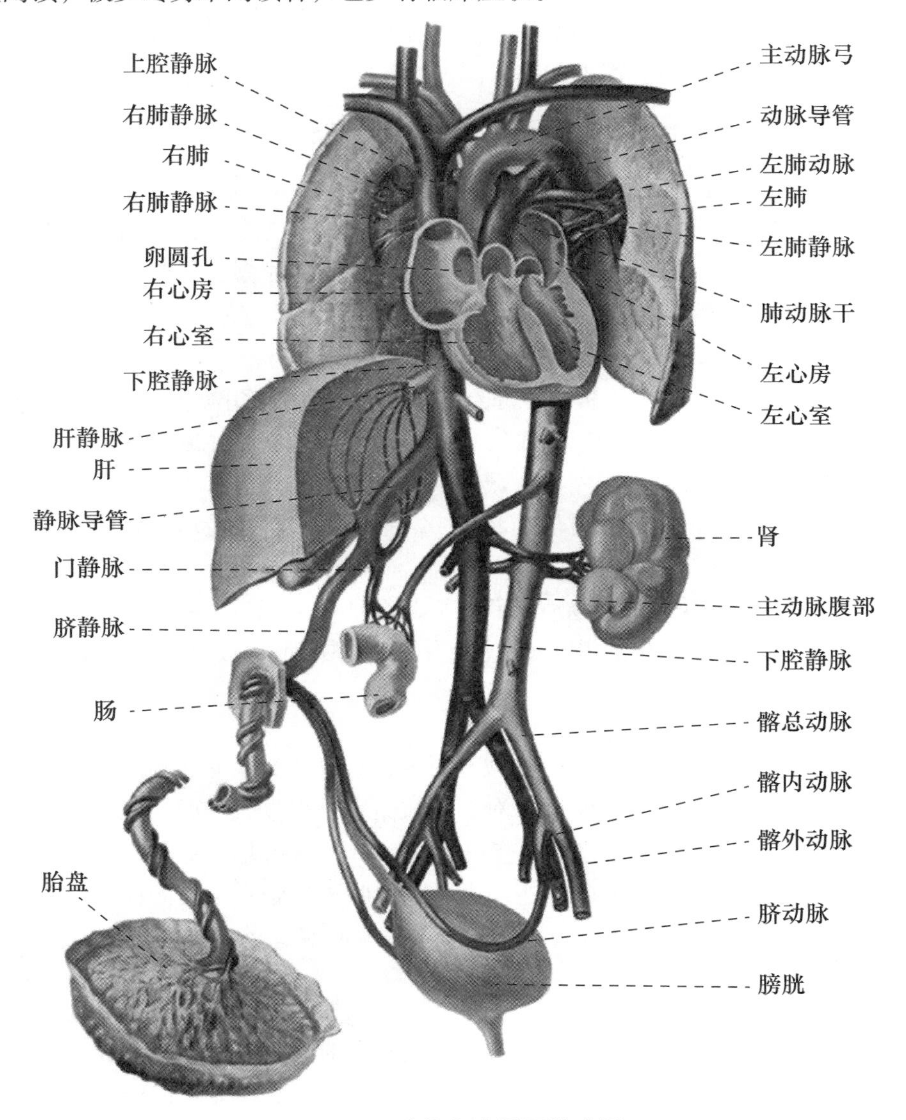

图 2–5 胎儿血液循环模式图

2. 血循环特点

来自胎盘含氧量高的血液经脐静脉沿胎儿腹前壁进入体内分为3支。一支直接入肝，一支与门静脉汇合入肝，此两支的血液经肝静脉注入下腔静脉；另一支为静脉导管直接入下腔静脉。

血液汇合入右心室，随后进入肺动脉。由于胎儿肺尚未执行呼吸功能，肺循环阻力较大，肺动脉大部分血液经动脉导管流入主动脉，仅约1/3的血液入肺后再经肺静脉流回到左心房。左心房含氧丰富的血液进入左心室，继而注入升主动脉，分送到头、颈、上肢及心脏本身，主要先保证脑发育的需要。当血液流经降主动脉时，由于加入了从动脉导管来的含氧量少的血液，所以躯干、下肢获得的是含氧量中等的血液。降主动脉的血液除小部分到腹腔器官、盆腔和下肢外，大部分血液经腹下动脉由脐动脉送至胎盘，与母体血液进行气体和物质交换。可见胎儿体内无纯动脉血，而是动静脉混合血，只是流经各部位的血液血含氧量有程度上的差异。

（二）血液

（1）红细胞生成。约于受精后3周末胎儿血循环建立，其红细胞主要来自卵黄囊。于妊娠10周，红细胞的主要生成器官是肝，继而骨髓、脾逐渐有造血功能。至足月妊娠时骨髓产生90%红细胞。于妊娠32周时产生大量红细胞生成素，使孕32周以后的早产儿和足月儿的红细胞数均增多，约为6.0×10^{12}/L。因为胎儿红细胞的生命仅为成人的2/3，所以需不断生成红细胞。

（2）血红蛋白生成。血红蛋白在原红细胞、幼红细胞和网织红细胞内合成，包括原始血红蛋白、胎儿血红蛋白和成人血红蛋白。随妊娠进展，血红蛋白不但数量增多，而且逐渐由原始型向成人型过渡。在妊娠前半期，均为胎儿血红蛋白，至妊娠最后4～6周，成人血红蛋白增多，至分娩时仅约25%红细胞含胎儿血红蛋白。含胎儿血红蛋白的红细胞，对氧有较高的亲和力。

（3）白细胞生成。妊娠8周以后，胎儿血液循环中出现粒细胞。妊娠12周，胸腺、脾产生淋巴细胞，成为体内抗体的主要来源。足月妊娠时白细胞计数约为（15～20）$\times10^{9}$/L。

（三）呼吸系统

胎儿呼吸系统是由母儿血液在胎盘绒毛间隙进行气体交换完成的。出生前胎儿必须具有发育完好的呼吸道（包括气管至肺泡）、肺循环、呼吸肌，而且能在中枢神经系统支配下协调活动才能生存。B型超声检查可见妊娠11周的胎儿已有胸壁运动，妊娠16周时已出现能使羊水进入呼吸道的呼吸运动，具有使肺泡扩张和生长的作用，若出现胎儿窘迫时，正常呼吸运动可暂时停止，或出现大喘息样呼吸运动。

（四）消化系统

妊娠11周时小肠已有蠕动，胃肠功能在妊娠16周时已基本建立，胎儿吞咽羊水、吸收水分并排出尿液以控制羊水量。尽管胎儿蛋白水解能力尚未发育成熟，但其胃肠却已能吸收葡萄糖、氨基酸及其他可溶性营养物质，但其吸收脂肪功能较差，因其不能将脂肪乳液化。

胎儿肝功能不健全，肝内缺乏许多酶，因此不能结合因红细胞破坏产生的大量游离胆红素。胆红素主要经胎盘由母体肝代谢后排出体外。仅有小部分在肝内结合，经胆道排入小肠氧化成胆绿素，其降解产物使胎粪呈黑绿色。此外，胎肝也参与妊娠期雌激素

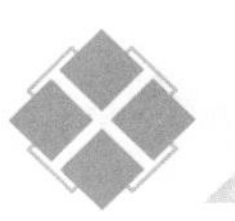

的代谢。

（五）泌尿系统

妊娠11～14周胎儿肾已有排尿功能，14周胎儿膀胱内已有尿液。妊娠中期后，胎儿尿液是羊水的主要来源。

（六）内分泌系统

于妊娠第6周胎儿甲状腺开始发育，约在妊娠第12周已能合成甲状腺素。胎儿肾上腺发育良好，其重量与胎儿体重之比远超过成人，且胎儿肾上腺皮质约占肾上腺的85%以上，能产生大量甾体激素，与胎儿肝、胎盘、母体共同完成雌三醇的合成及排泄。因此，测定孕妇血或尿液雌三醇值，已成为了解胎盘功能常用的方法。

（七）生殖系统及性腺分化发育

男女胎之比约为106：100。

胎儿的性别由性染色体决定，胎儿性腺的发育对性别表型也起到辅助作用。性染色体XX或XY在受精卵形成时已确定，胚胎6周内胎儿的性别尚不能区分。此后在“Y”染色体的作用下，原始生殖细胞逐渐分化为睾丸。男性胎儿睾丸发育较早，妊娠第9周开始分化，逐渐发育至妊娠14～18周形成细精管。当有了睾丸时，刺激间质细胞分泌睾酮，促使中肾管发育，支持细胞产生副中肾管抑制物质，使副中肾管发育受到抑制而退化。睾丸于临产前降至阴囊内，右侧睾丸高于左侧且下降较迟。

外阴部5α-还原酶使睾酮衍化为二氢睾酮，外生殖器向男性分化发育。若胚胎细胞不含Y染色体，原始生殖细胞分化为卵巢，女性胎儿卵巢发育稍晚，于妊娠11～12周卵巢开始分化。因缺乏副中肾管抑制物质而致副中肾管系统发育，形成阴道、子宫、输卵管。外阴部缺乏5α-还原酶，外生殖器向女性分化发育。

三、中医对胎儿发育特征的认识

中医最早在《内经》中即有关于胎儿发育情况的记载。《灵枢·经脉》云：“人始生，先成精，精成而脑髓生，骨为干，脉为营，筋为刚，肉为墙，皮肤坚而毛发长。”此后有许多论述胎儿发育情况的记载，如唐·孙思邈《备急千金要方·妇人方上》中载有北齐徐之才“逐月养胎方”，其中的描述较切合实际：“妊娠一月始胚，二月始膏，三月始胞，四月形体成，五月胎动，六月筋骨立，七月毛发生，八月脏腑具，九月谷气入胃，十月诸神备，日满即产矣。”说明古人对胎儿的发育、成熟已有详细的观察。

【案例评析】

某妇女，36岁，停经32天。近日发觉胃部略胀，经常有乏力感。此外，阴道分泌物增多。到医院向医生咨询。

解析　该女性36岁，已停经32天，并伴有胃部胀感，初步诊断为早孕。同时应对其

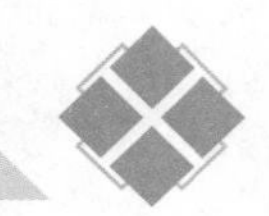

进行进一步的检查确诊，并向其宣传妊娠的相关知识。

思考与训练

一、名词解释

1. 着床
2. 羊水
3. 仰卧位低血压综合征

二、选择题

（一）A1 型题

1. 关于胎儿发育过程正确的是（　　）。
   A. 妊娠 8 周末，从外观可分辨男女
   B. 妊娠 20 周末，胎儿体重约为 500g
   C. 妊娠 24 周末，胎儿体重约为 1 000g
   D. 妊娠 32 周末，胎儿体重约为 2 000g
   E. 妊娠 36 周末，胎儿体重约为 2 500g
2. 关于妊娠期乳腺的生理变化，下列说法正确的是（　　）。
   A. 胎盘分泌雌激素刺激腺泡发育
   B. 胎盘分泌孕激素刺激腺管发育
   C. 乳腺发育只需泌乳素的作用
   D. 妊娠期直至胎儿娩出前，挤压乳房不应有乳汁溢出
   E. 妊娠晚期无乳汁分泌与母体雌、孕激素水平高有关
3. 关于孕妇体内代谢改变，下列说法正确的是（　　）。
   A. 蛋白质代谢呈负氮平衡状态
   B. 基础代谢率于妊娠晚期增高 15% ～ 20%
   C. 血中胰岛素值偏低
   D. 血脂降低
   E. 妊娠全过程体重平均约增加
4. 正常妊娠期间肾功能应有的变化（较非孕时）包括（　　）。
   A. 肾血流量增加，肾小球滤过率增加
   B. 肾血流量增加，肾小球滤过率不变
   C. 肾血流量不变，肾小球滤过率增加
   D. 肾血流量不变，肾小球滤过率略降低
   E. 肾血流量减少，肾小球滤过率增加

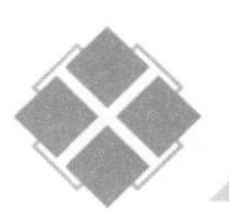

5. 下列选项不是受精卵着床的必备条件的是（　　）。
A. 透明带消失
B. 合体滋养细胞形成
C. 子宫内膜蜕膜变
D. 囊胚和子宫内膜的发育必须同步
E. 有足量的孕酮支持
6. 下列不是妊娠期子宫变化的是（　　）。
A. 妊娠之初，子宫增大以前后径最明显
B. 早期妊娠，子宫峡部变软最显著
C. 妊娠后期，子宫大多有不同程度右旋
D. 妊娠中期引起子宫肌壁逐渐增厚直至足月
E. 足月妊娠时子宫下段可伸长至 7 ～ 10cm
7. 妊娠期母体内分泌系统的变化正确的是（　　）。
A. 腺垂体不增大
B. 腺垂体分泌促黑素细胞激素减少
C. 甲状腺功能低下
D. 皮质醇轻度减少
E. 垂体催乳激素分泌增多
8. 关于受精卵的说法，错误的是（　　）。
A. 依靠输卵管蠕动和输卵管上皮纤毛推动被送入宫腔
B. 在输卵管运送期间分裂成为桑葚胚
C. 经桑葚胚发育为早期胚泡
D. 最外层是滋养层
E. 受精卵着床在子宫内膜海绵层
9. 关于胎儿脐带血管氧含量的说法，错误的是（　　）。
A. 脐静脉含氧量较高
B. 胎儿下腔静脉血为混合血
C. 脐动脉含氧量最高
D. 胎儿主动脉氧含量较少
E. 胎儿肺静脉氧含量较少
10. 产生绒毛膜促性腺激素的是（　　）。
A. 蜕膜
B. 羊膜
C. 合体滋养细胞
D. 细胞滋养细胞
E. 以上均不是

（二）A2 型题

1. 某孕妇产前检查时，宫高为剑突下 2 横指，则该孕妇的妊娠周数大约为（　　）。

A. 满 24 周

B. 满 28 周

C. 满 32 周

D. 满 36 周

E. 满 40 周

2. 孕妇，27 岁。末次月经 2007 年 3 月 14 日，该孕妇的预产期是（　　）。

A. 2007 年 11 月 21 日

B. 2007 年 12 月 21 日

C. 2007 年 10 月 21 日

D. 2007 年 11 月 28 日

E. 2007 年 12 月 28 日

3. 27 岁妇女，平时月经周期规律，现停经 48 天，近几天晨起恶心、厌油，有尿频症状，诊断为（　　）。

A. 病毒性肝炎

B. 肾盂肾炎

C. 早期妊娠

D. 妊娠剧吐

E. 继发性肝炎

三、简答题

1. 胎盘有哪些功能？

2. 试述胎儿循环系统的解剖学特点。

第三章
妊娠诊断

学习目标

1. 掌握早期、中期及晚期妊娠的诊断方法并了解其原理。
2. 熟悉胎产式、胎先露和胎方位的定义及判定。

预习案例

某孕妇，28 岁，突然有一天感觉到子宫内胎儿跳动，欣喜异常。

思考

1. 胎动正常代表什么？
2. 胎动是妊娠什么时期的生理现象？

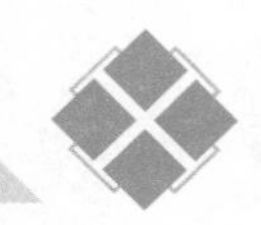

临床将妊娠全过程分为三个时期：早期妊娠，即妊娠12周末以前；中期妊娠，即妊娠第13～27周末；晚期妊娠，即妊娠第28周及其以后。不同的妊娠时期有不同的临床表现与诊断方法。此外，临床上胎姿势、胎产式、胎先露、胎方位描述胎儿在子宫内具体的姿势和位置，分娩期胎先露、胎方位的类型有利于判断胎儿能否具备阴道分娩条件。掌握本章节妊娠诊断的基本知识有利于做出正确的妊娠判断。

第一节　早期妊娠诊断

妊娠头三个月（即0～12周）称早期妊娠，又称早孕。此阶段正是受精卵向胚胎、胎儿剧烈分化的重要时期，也可以说是胎儿“分化组装成形”的时期。妊娠早期会有妊娠反应，感觉头晕乏力、倦怠嗜睡，并且食欲减退。有些人还可能有食欲异常、挑食、喜酸味和厌油腻等反应。

一、症状

（一）停经

生育年龄妇女，平时月经周期规则，一旦月经过期10日或以上，应疑为妊娠。停经是已婚妇女可能妊娠最早与最重要的症状。哺乳期妇女虽未恢复月经，仍可能再次妊娠。

（二）早孕反应

约半数妇女于妊娠早期（停经6周左右）出现头晕、乏力、嗜睡、流涎、食欲不振、喜食酸物或厌恶油腻、恶心、晨起呕吐等症状，称为早孕反应。恶心、晨起呕吐可能与体内hCG增多、胃酸分泌减少以及胃排空时间延长有关，多于妊娠12周左右自行消失。

早孕反应

（三）尿频

于妊娠早期出现尿频，是增大的前倾子宫在盆腔内压迫膀胱所致。当子宫逐渐增大超出盆腔后（约在妊娠12周以后），尿频症状自然消失。

（四）乳房变化

体内增多的雌激素促进乳腺腺管发育及脂肪沉积，孕激素促进乳腺腺泡发育。催乳激素、生长激素、胰岛素、皮质醇和表皮生长因子协同作用，使腺体干细胞分化为腺泡细胞和肌上皮细胞。查体可见乳房逐渐增大，孕妇自觉乳房轻度胀痛及乳头疼痛。哺乳期妇女一旦受孕，乳汁常明显减少。检查见乳头及乳晕着色加深，由于皮脂腺增生，乳晕周围出现深褐色结节——蒙氏结节。

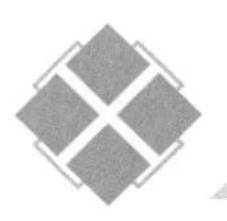

（五）皮肤色素沉着

部分女性会出现面颊部及额头部出现深褐色结节，称为妊娠斑，典型者呈蝴蝶状。

（六）生殖器官的变化

于妊娠6～8周可见阴道壁及宫颈充血，呈紫蓝色。双合诊检查发现宫颈变软，子宫峡部极软，感觉宫颈与宫体似不相连，称为黑加征。随妊娠进展，子宫体增大变软，于妊娠5～6周子宫体呈球形，妊娠8周时子宫体约为非孕子宫体的2倍，妊娠12周时约为非孕子宫体的3倍。当子宫底超出骨盆腔时，可在耻骨联合上方触及。

二、辅助检查

（一）超声检查

1. *B型超声显像法*　B型超声显像法是检查早期妊娠快速准确的方法（图3-1）。在增大的子宫轮廓中，见到来自羊膜囊的圆形光环（妊娠环），妊娠环内为液性暗区（羊水）。最早在妊娠5周时见到妊娠环。若在妊娠环内见到有节律的胎心搏动和胎动，可确诊为早期妊娠、活胎。

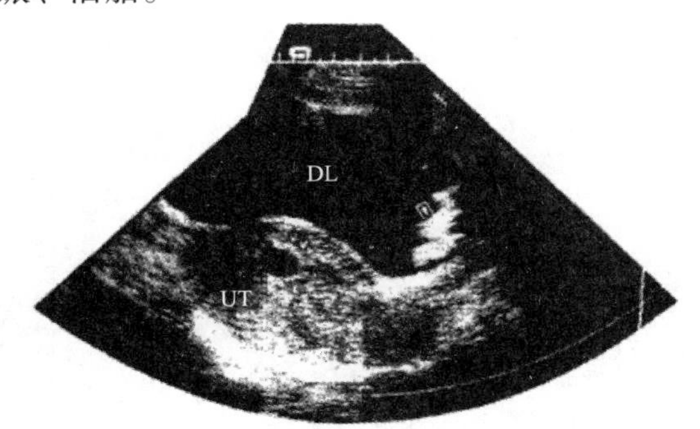

图 3-1　B 型超声显像

2. *超声多普勒法*　在增大的子宫区内，用超声多普勒仪能听到有节律、单一高调的胎心音，胎心率多在150～160次/分，可确诊为早期妊娠且为活胎，最早出现在妊娠7周时。此外，还可听到脐带血流音。

（二）妊娠试验

孕妇尿液含有hCG，用免疫学方法（临床多用试纸法）检测，若为阳性，在白色显示区上下呈现两条红色线，表明受检者尿液中含hCG，可协助诊断早期妊娠。

（三）黄体酮试验

利用孕激素在体内突然撤退能引起子宫出血的原理，对月经过期可疑早孕妇女，每日肌注黄体酮注射液20mg，连用3日，停药后2～7日内出现阴道流血，提示体内有一定量雌激素，注射孕激素后子宫内膜由增生期转为分泌期，停药后孕激素水平下降致使子宫内膜剥脱，可以排除妊娠。若停药后超过7日仍未出现阴道流血，则早期妊娠的可能性很大。

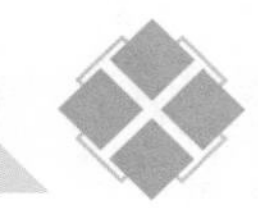

（四）宫颈黏液检查

宫颈黏液量少质稠，涂片干燥后光镜下见到排列成行的椭圆体，不见羊齿植物叶状结晶，则早期妊娠的可能性大。

（五）基础体温（BBT）测定

双相型体温的妇女，高温相持续18日不见下降，早期妊娠的可能性大。高温相持续3周以上，早孕的可能性更大。基础体温曲线能反映黄体功能，但不能反映胚胎情况。

根据症状和体征怀疑早孕者，应尽快做妊娠试验以明确妊娠。停经6～7周应B型超声检查以明确宫内妊娠，排除异位妊娠，了解胚胎发育情况，确定孕周，同时鉴别和排除子宫肌瘤、卵巢囊肿等病理情况。

三、注意事项

孕妇一旦确诊，除生活上注意，避免公共场所活动外，同时也得从心理上做好准备。其次避免影响胚胎分化和胎儿发育的各种危险因素。如放射线、烟、酒、滥用药物、各种有毒物质（如苯、铅、汞、砷等）、病毒感染，特别是风疹感染，该病在妊娠早期的畸形儿发生率可高达55%～60%。

第二节　中、晚期妊娠诊断

一、病史与症状

有早期妊娠的经过，并逐渐感到腹部增大和自觉胎动。

中晚期妊娠诊断

二、检查与体征

（一）子宫增大

根据手测宫底高度及尺测耻上子宫底长度（表3–1），可以判断妊娠周数。

表 3–1　不同妊娠周数的宫底高度及子宫长度

妊娠周数	手测宫底高度	尺测耻上子宫底长度（cm）
满 12 周	耻骨联合上 2 ～ 3 横指	
满 16 周	脐耻之间	
满 20 周	脐下 1 横指	18（15.3 ～ 21.4）
满 24 周	脐上 1 横指	24（22.0 ～ 25.1）
满 28 周	脐上 3 横指	26（22.4 ～ 29.0）
满 32 周	脐与剑突之间	29（25.3 ～ 32.0）
满 36 周	剑突下 2 横指	32（29.8 ～ 34.5）
满 40 周	脐与剑突之间或略高	33（30.0 ～ 35.3）

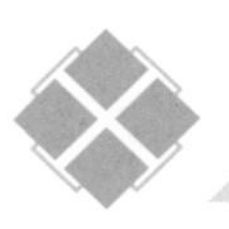

（二）胎动

胎儿在子宫内的活动称为胎动。孕妇于妊娠18～20周开始自觉胎动，正常明显胎动1小时不少于3～5次，12小时明显胎动次数为30～40次以上。但由于胎儿个体差异大，有的胎儿12小时可动100次左右，只要胎动有规律，有节奏，变化不大，即证明胎儿发育是正常的。胎动正常，表示胎盘功能良好，输送给胎儿的氧气充足，胎儿在子宫内生长发育健全。

胎动

（三）胎儿心音

在孕妇腹部向胎儿发射一固定频率的超声波，由于胎儿的心脏在跳动，由多普勒原理，回波信号的频率也会相应地做出变化，通过对此信号进行处理，可以听到胎儿心脏跳动的声音，以及计算出心跳速率。妊娠18～20周用听诊器经孕妇腹壁能听到胎儿心音，每分钟120～160次。妊娠24周以前，胎儿心音多在脐下正中或稍偏左、右听到。于妊娠24周以后，胎儿心音多在胎背所在侧听得最清楚。子宫杂音为血液流过扩大的子宫血管出现的吹风样低音响。腹主动脉音为咚咚样强音响，两种杂音均与孕妇脉搏数相一致。胎动音为强弱不一的无节律音响。脐带杂音为与胎心率一致的吹风样低音响。

（四）胎体

于妊娠24周以后，触诊时已能区分胎头、胎背、胎臀和胎儿肢体。胎头圆而硬，有浮球感；胎背宽而平坦；胎臀宽而软，形状略不规则；胎儿肢体小且有不规则活动。

三、辅助检查

（一）超声检查

B型超声显像法不仅能显示胎儿数目、胎产式、胎先露、胎方位、有无胎心搏动以及胎盘位置，还能测量胎头双顶径等多条径线，并可观察有无胎儿畸形。超声多普勒法能探出胎心音、胎动音、脐带血流音及胎盘血流音等。中、晚期妊娠的超声检查图像如图3–2所示。

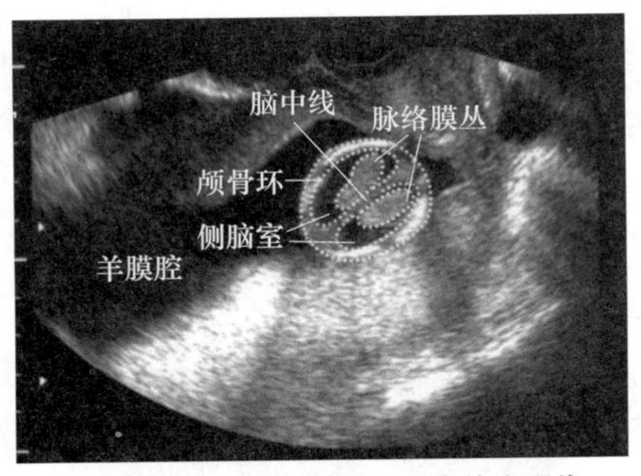

图 3–2　中、晚期妊娠的超声检查图像

（二）胎儿心电图

于妊娠12周以后即能显示较规律的心电图形。国内常用间接法检测。

第三节　胎姿势、胎产式、胎先露和胎方位

妊娠28～32周后胎儿在子宫内的姿势和位置相对恒定。临床上分别用胎姿势、胎产式、胎先露、胎方位描述胎儿在子宫内具体的姿势和位置。最常见的胎先露为枕先露，胎方位为枕左前位。分娩期胎先露、胎方位的类型有利于判断胎儿能否具备阴道分娩条件。

胎产式、胎先露、胎方位

一、胎姿势

胎儿在子宫内的姿势，称为胎姿势。胎儿在子宫内的姿势为胎头俯屈，颏部贴近胸壁，脊柱略前弯，四肢屈曲交叉于胸腹前，其体积及体表面积均明显缩小，整个胎体成为头端小，臀端大的椭圆形，以适应妊娠晚期椭圆形宫腔的形状。

二、胎产式

胎体纵轴与母体纵轴的关系称胎产式，如图3-3所示。两纵轴平行者称为纵产式，占妊娠足月分娩总数的99.75%；两纵轴垂直者称为横产式，仅占妊娠足月分娩总数的0.25%。两纵轴交叉呈角度者称为斜产式，属暂时的，在分娩过程中多数转为纵产式，偶尔转成横产式。

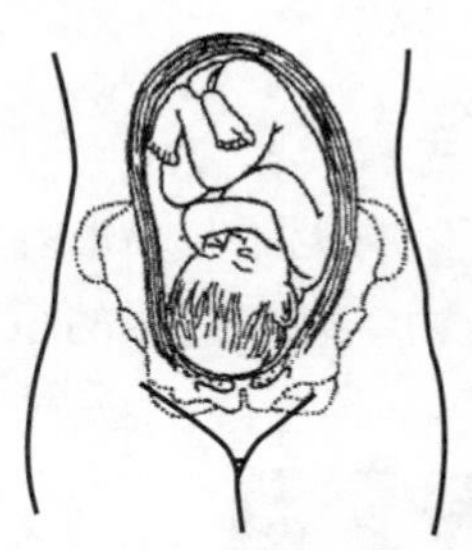

（1）纵产式-头先露

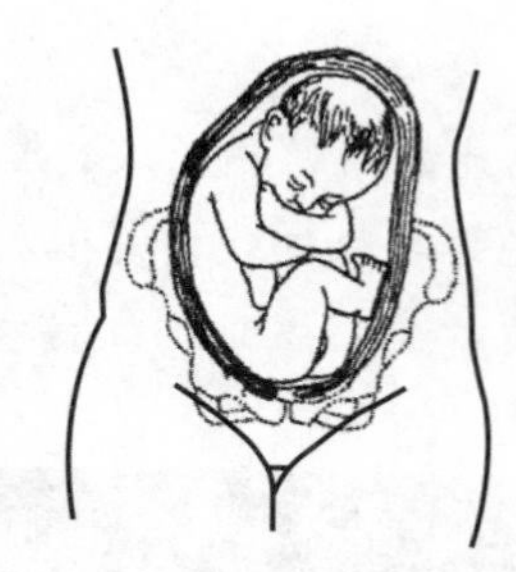

（2）纵产式-臀先露

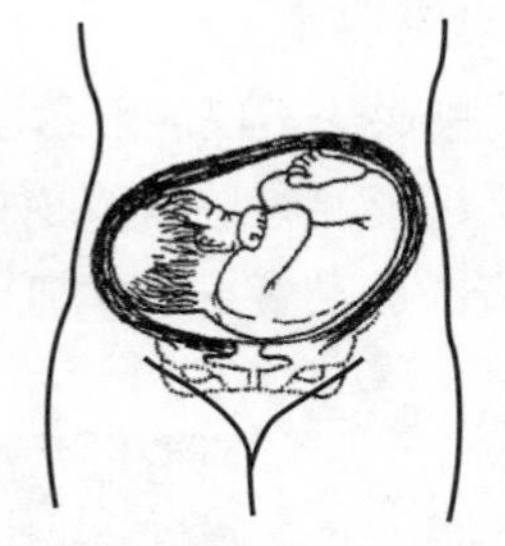

（3）横产式-肩先露

图 3-3　胎产式

三、胎先露

最先进入骨盆入口的胎儿部分称为胎先露。纵产式有头先露（图3-4）和臀先露（图3-5），横产式为肩先露。头先露根据胎头屈伸程度，分为枕先露、前囟先露、额先露及面先露。臀先露分为混合臀先露、单臀先露、单足先露、双足先露。偶见胎儿头先露或臀先露与胎手或胎足同时入盆称为复合先露（图3-6）。

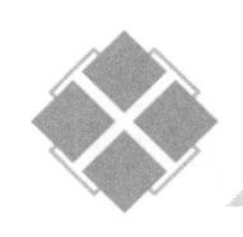

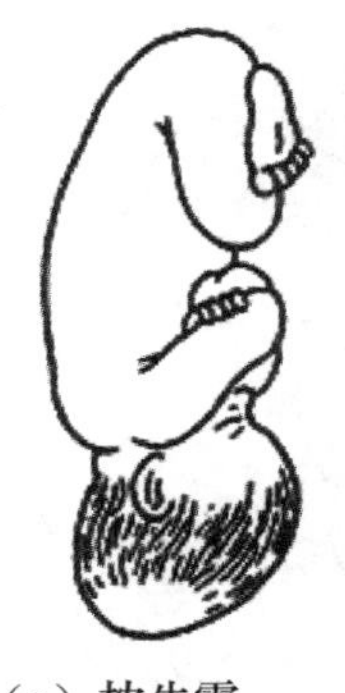
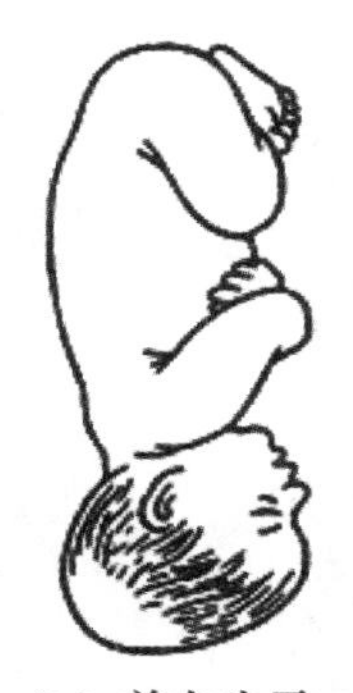
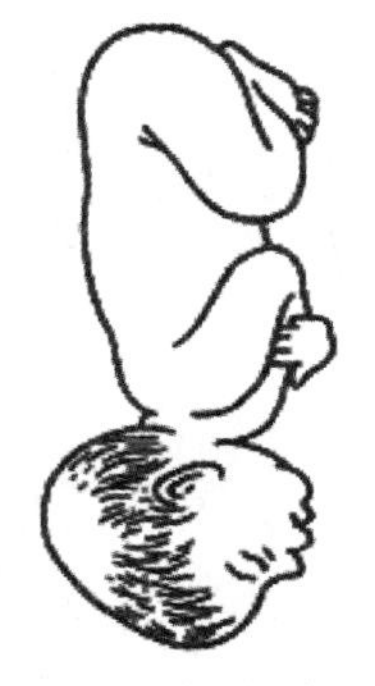
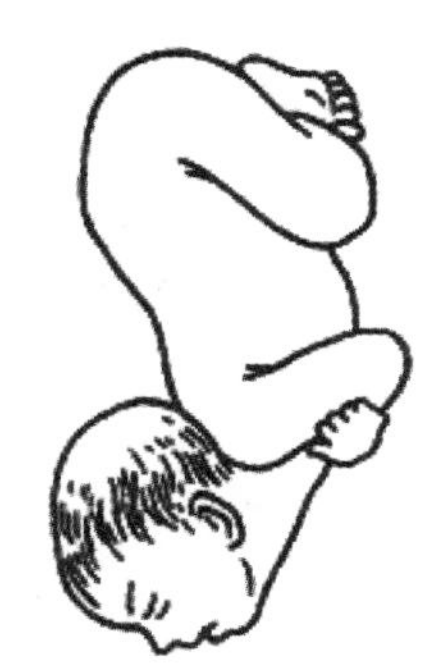

（a）枕先露　（b）前囟先露　（c）额先露　（d）面先露

图 3–4　头先露的种类

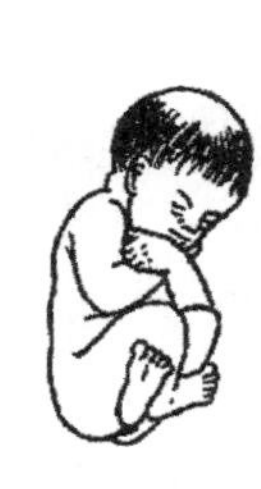
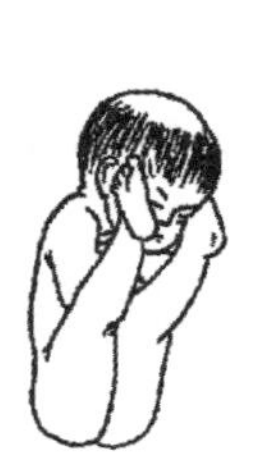
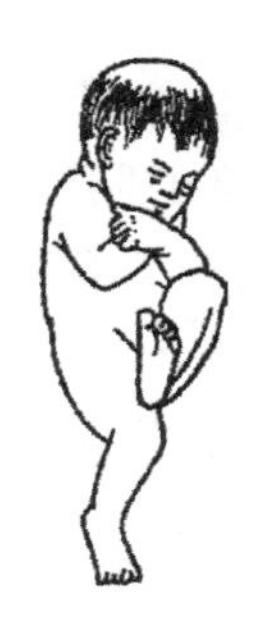
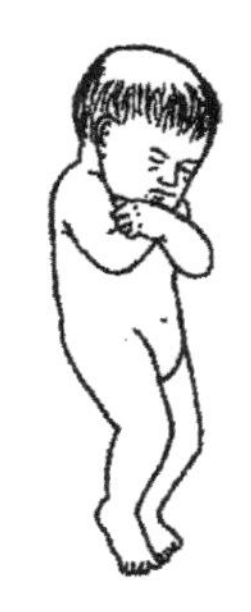

（a）混合臀先露　（b）单臀先露　（c）单足先露　（d）双足先露

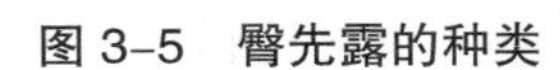
图 3–5　臀先露的种类

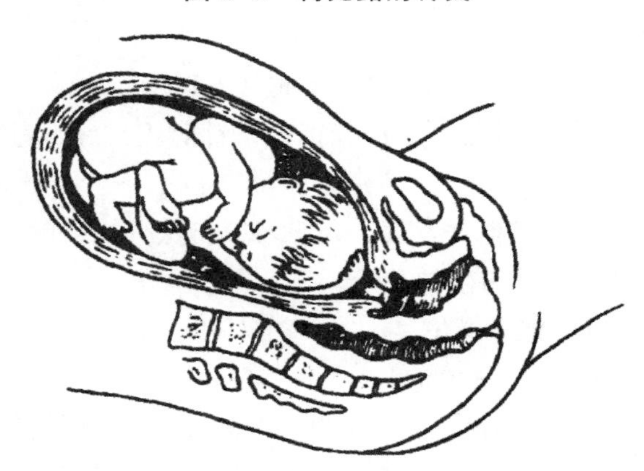

图 3–6　复合先露

四、胎方位

胎儿先露部的指示点与母体骨盆的关系称胎方位，简称胎位。枕先露以枕骨、面先露以颏骨、臀先露以骶骨、肩先露以肩胛骨为指示点。根据指示点与母体骨盆入口左、右、前、后、横而有不同胎位。头先露、臀先露各有6种胎方位，肩先露有4种胎方位。如枕先露时，胎头枕骨位于母体骨盆的左前方，应为枕左前位，其余类推（图3–7）。

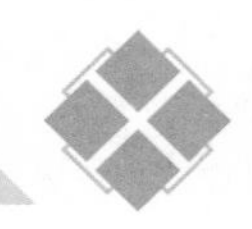

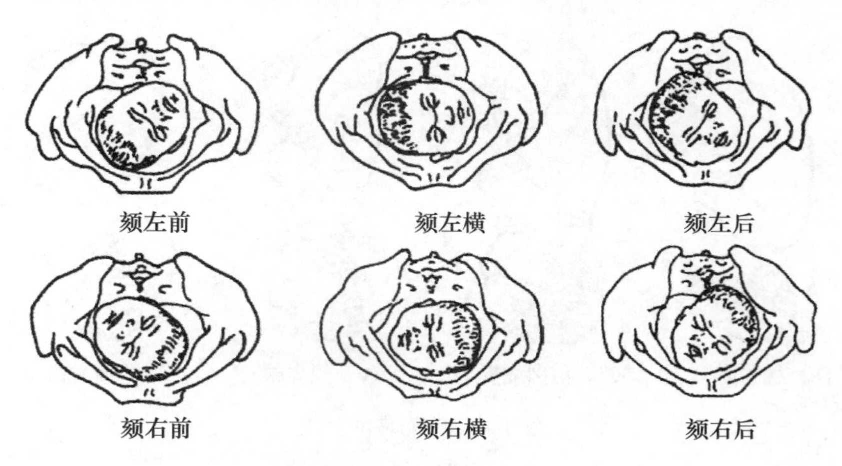

图 3–7　胎方位

接下来将介绍在B超检查中见到的胎方位表示方式。

如枕先露时，胎头枕骨位于母体骨盆的左前方，为枕左前位，就是在B超单上看到的LOA字母。

不同部位有不同的缩写符号，胎儿先露部的指标点英文缩写如下：枕先露以枕骨则缩写为（O），面先露以颏骨则缩写为（M）、臀先露以骶骨则缩写为（S）、肩先露以肩胛骨则缩写为（Sc）。母体的骨盆英文缩写如下：母体骨盆左侧英文缩写为（L），母体骨盆右侧英文缩写为（R）。

B超显示单上规范化需要遵循三方面的原则：①代表骨在骨盆的左（L）或右（R）[代表骨指胎儿进入骨盆入口的部位]；②代表骨的名称：枕骨O、骶骨M、颏骨S、肩胛骨Sc；③代表骨在骨盆之前（A）、后（P）、横（T）。

以下信息是在排除母体有其他剖宫产指征外，针对正常妊娠母体关于各种胎方位是否顺产的可能。

顶先露的6种胎位：若无其他并发症，几乎可以自然分娩可能。

LOA：枕左前位 ROA：枕右前位

LOT：枕左横位 ROT：枕右横位

LOP：枕左后位 ROP：枕右后位

臀先露的6种胎位：占足月分娩总数的3%～4%，在妊娠30周前臀先露多能自行转为头先露。若妊娠30周后仍为臀先露可以矫正，若在分娩期仍然为臀先露，除单臀先露有自然分娩可能，其余胎位基本无自然分娩可能。

LSA：骶左前位 RSA：骶右前位

LST：骶左横位 RST：骶右横位

LSP：骶左后位 RSP：骶右后位

面先露的6种胎位：占足月分娩总数的0.8%～2.7%，面先露均在临产后发生。除颏前位有可能自然分娩者，其余胎位基本无自然分娩可能；若颏横位可转成颏前位，也有自然分娩可能。

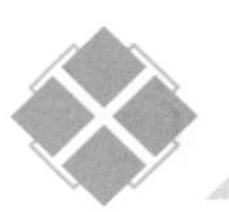

LMA：颏左前位 RMA：颏右前位

LMT：颏左横位 RMT：颏右横位

LMP：颏左后位 RMP：颏右后位

肩先露的4种胎位：占足月分娩总数的0.25%，足月胎儿不可能经阴道自然娩出，若不及时处理，容易造成子宫破裂，威胁母儿生命。

LScA：肩左前位 RScA：颏右前位

LScP：肩左后位 RScP：颏右后位

胎产式、胎先露和胎方位的种类及关系（图3–8）。

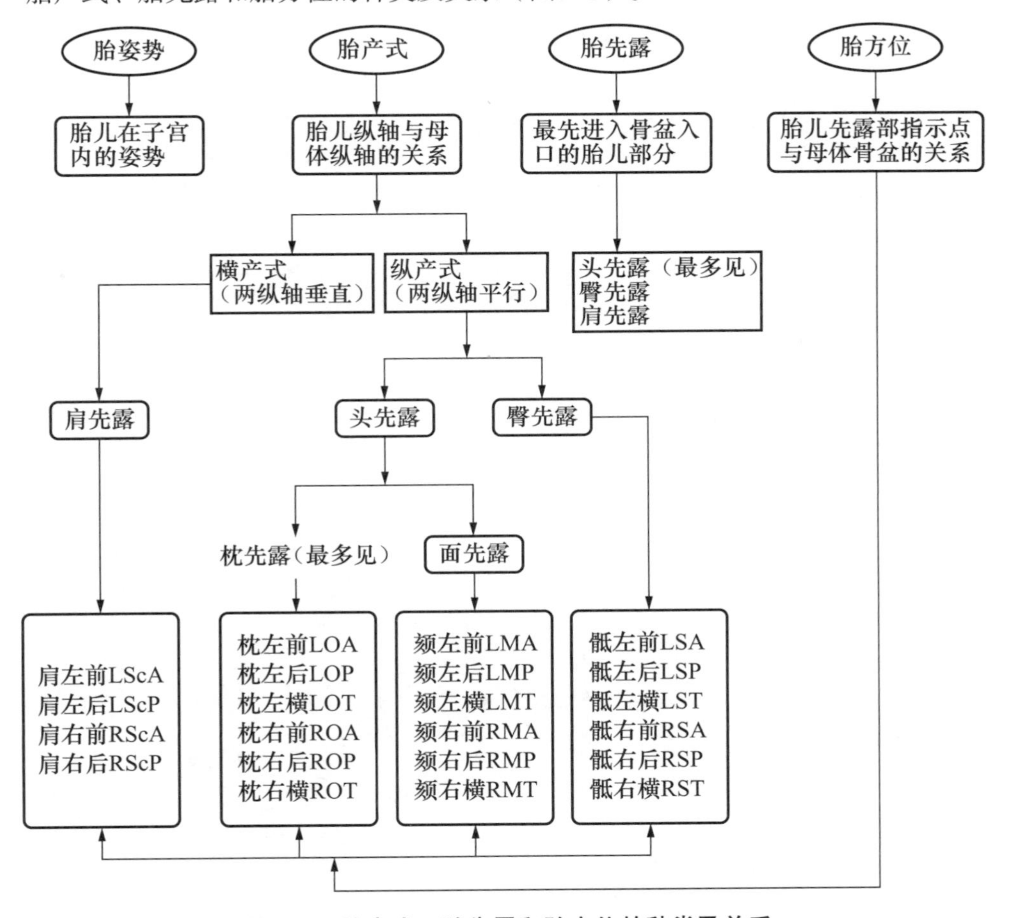

图 3–8 胎产式、胎先露和胎方位的种类及关系

【案例评析】

小云，女，已婚，25 岁，既往月经规律，现停经 50 天，无明显早孕反应。在家人陪同下，来医院就诊。

解析 该患者是已婚育龄期女性，既往月经规律，有停经史50天。根据其症状，首

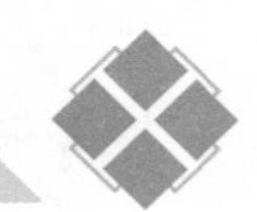

先考虑的诊断是早孕，可查尿妊娠实验（+）、妇科B超见宫内孕囊或胚芽确诊。

思考与训练

一、名词解释

1. 胎先露
2. 胎动
3. 胎产式

二、选择题

（一）A1 型题

1. 以下可以确定妊娠的临床表现是（　　）。
   A. 停经
   B. 子宫颈变软
   C. 晨吐
   D. 黑加征
   E. 胎心音
2. 妊娠 24 周末，宫底高度位于（　　）。
   A. 脐上 1 横指
   B. 脐下 1 横指
   C. 剑突与脐之间
   D. 脐上 2 横指
   E. 剑突下 3 横指
3. 左枕前位时，胎儿的枕骨在母体骨盆的（　　）。
   A. 左前方
   B. 右前方
   C. 左侧
   D. 右侧
   E. 左后方
4. 下列不属于早孕反应的症状是（　　）。
   A. 停经
   B. 腹泻
   C. 尿频
   D. 乳房胀痛
   E. 头晕、恶心、食欲不振

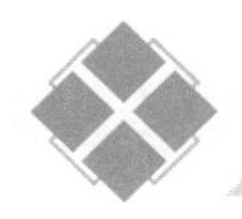

5. 下列关于胎先露的指示点，错误的是（　　）。

A. 枕先露 枕骨

B. 面先露 颏骨

C. 臀先露 臀部

D. 肩先露 肩胛骨

E. 额先露 额骨

6. 初孕妇初次能感觉胎动的时间是（　　）。

A. 14 ～ 16 周

B. 15 ～ 18 周

C. 18 ～ 20 周

D. 20 ～ 24 周

E. 24 周以上

7. 下列关于胎方位的描述正确的是（　　）。

A. 枕右前位时，胎背在母体的左侧

B. 枕左前位时，胎背在母体的右前方

C. 骶左位时，胎背在母体的右侧

D. 骶后位时，胎背在母体的右后方

E. 肩左前时，胎头在母体的左侧

8. 关于胎产式，下列描述错误的是（　　）。

A. 胎产式是胎儿身体长轴与母亲身体长轴的关系

B. 两者平行称纵产式

C. 两者垂直称横产式

D. 两者交叉呈角度称斜产式

E. 在分娩过程中，横产式可自动转变为纵产式

9. 下列有关早期妊娠的辅助诊断最可靠的是（　　）。

A. 妊娠试验阳性

B. B 超检查可见胎心搏动、胎囊

C. 黄体酮试验阳性

D. 基础体温高温相超过 3 周不下降

E. 双合诊检查子宫增大

10. 妊娠中期不应有（　　）现象。

A. 停经

B. 尿频

C. 乳房增大

D. 阴道宫颈呈紫蓝色

E. 在下腹部扪及宫底

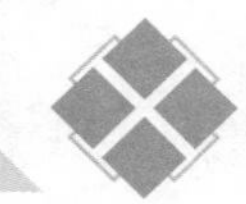

（二）A2 型题

1. 某女，25 岁，已婚，平素月经规律，此次月经过期 15 天，近感食欲不振、恶心，首先考虑的是（　　）。

A. 宫外孕

B. 怀孕

C. 子宫肌瘤

D. 葡萄胎

E. 绝经

2. 一孕妇，黄体，宫底在脐上 3 横指，胎心听诊在脐下左侧听得最清楚，耻骨联合上扪及圆而硬浮球样物，若胎头枕部在骨盆左前，下列诊断正确的是（　　）。

A. 妊娠 24 周末，头先露，胎位 LOA

B. 妊娠 24 周末，臀先露，胎位 LSA

C. 妊娠 28 周末，臀先露，胎位 RSA

D. 妊娠 28 周末，头先露，胎位 ROA

E. 妊娠 28 周末，头先露，胎位 LOA

3. 一已婚女性，26 岁，月经周期 30 天，停经 34 天时测尿妊娠试验为阴性，随后肌注黄体酮 5 天，停药后未出现撤退性出血，现已停经 50 天，基础体温高温相持续 4 周，下列诊断最有可能的是（　　）。

A. 月经不调

B. 早孕

C. 卵巢性闭经

D. 垂体性闭经

E. 高泌乳素血症

三、简答题

1. 臀先露因入盆的先露部分不同又分为几种类型？

2. 妊娠全过程共 40 周，分为几个时期？

四、论述题

1. 中、晚期妊娠有哪些临床表现？

2. 胎儿心音需与哪些音响相鉴别？

第四章
正常分娩产妇及新生儿护理

学习目标

1. 掌握决定分娩的因素。
2. 能够描述枕先露分娩机制。
3. 掌握正常分娩的临床经过及其处理。

预习案例

某产妇 29 岁，孕 39 周，头位，胎膜未破，宫口开全，S+2，胎心 120 次 / 分，宫缩 4 ～ 5 分钟一次，持续 30 秒，强度稍差，骨盆正常，胎儿估计 3 200g，应该对其进行怎样的处理？

思考

1. 分娩过程中 3 个产程的临床经过有何不同？
2. 3 个产程分别该怎样处理？

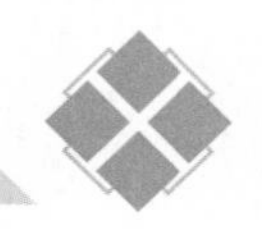

决定分娩的因素有产力、产道、胎儿及产妇的精神心理因素等，它们共同影响着胎儿的分娩过程。胎儿在通过产道时，为了适应产道的形状和大小会进行一系列连续动作，这决定了胎儿的分娩机制。总产程可以分为3个产程，这3个产程的临场经过及处理又有什么区别？这些问题都是本章要介绍的内容。通过本章的学习，可以建立对分娩过程的认知，进而掌握正常分娩产妇及其新生儿的护理方法。

第一节　分娩动因

分娩发动的原因目前仍不清楚。虽然有关分娩发动的一些学说，如子宫下段形成及宫颈成熟学说、神经介质学说、免疫学说、机械性理论以及内分泌控制学说等，但都不能很好地解释分娩如何发动。随着分子生物学研究技术的发展，目前认为子宫功能性改变和胎儿成熟是分娩发动的必要条件，分娩发动与下列因素有关。

一、内分泌控制理论

（一）孕妇方面

1. 内皮素　内皮素是子宫平滑肌的强诱导剂，子宫平滑肌内有内皮素受体。在妊娠末期，羊膜、胎膜、蜕膜及子宫平滑肌含有大量内皮素（ET），能提高肌细胞内Ca^{2+}，促进前列腺素合成，诱发宫缩。

2. 前列腺素　前列腺素（PGs）对分娩发动起重要作用，PGs能诱发宫缩并能促进宫颈成熟。妊娠期子宫的蜕膜、绒毛膜、羊膜、脐带、血管、胎盘及子宫平滑肌均能合成和释放PGs。胎儿下丘脑—垂体—肾上腺系统也能产生PGs。临产前，蜕膜及羊膜含有大量PGs前身物质—花生四烯酸、PGs合成酶及磷脂酶，促进释放游离花生四烯酸并合成PGs。蜕膜主要合成PGFz，刺激子宫收缩；羊膜主要合成PGEz，促进宫颈成熟。子宫肌细胞内含有丰富的PGs受体，对PGs敏感性增加，PGs能促进肌细胞间隙连接蛋白合成，改变膜的通透性，使细胞内Ca^{2+}增加，引起子宫收缩，对分娩发动起一定作用。子宫平滑肌对前列腺素具有高度敏感性，随着妊娠的进展，羊水及母血中含量增高，子宫壁张力逐渐加大，临产前蜕膜中贮存大量前列腺素前身物质，加之内分泌的变化，均有利于前列腺素的合成。

3. 催产素　妊娠过程中胎先露下降，宫颈受压，通过神经反射刺激丘脑下部，作用脑垂体后叶，使之释放催产素。前列腺素也能通过丘脑下部使垂体后叶释放催产素。催产素释放速度随产程进展而增加，目前认为催产素对维持产程进展有更重要的意义。

催产素

4. 雌激素　人类妊娠处于高雌激素状态，随妊娠进展持续快速增长。研究表明，无脑儿的孕妇尿雌激素为正常孕妇的1/10。近年来认为正常人类

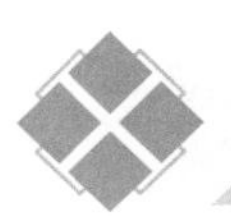

妊娠在足月时，胎盘雌激素的前体90%来源于胎儿，10%来源于其他组织。

妊娠末期，孕妇体内大量雌激素的作用表现如下：①增加间隙连接蛋白和缩宫素受体合成，促进子宫功能转变；②激活蜕膜产生大量细胞因子，刺激蜕膜及羊膜合成与释放前列腺素，继而促进宫缩及宫颈软化成熟；③促进钙离子向细胞内转移，促进子宫收缩。雌激素能使子宫肌肉对催产素的敏感性增强，产生规律性宫缩。

妊娠期雌激素主要由胎儿、胎盘共同产生。随着妊娠的进展，雌激素逐渐增加，孕激素相对减少，当雌、孕激素比值改变达到一定程度后，子宫肌肉对催产素的敏感性进一步增加而发生宫缩。此外，雌激素还能使子宫肌肉合成PGF2α，对分娩发动产生作用。

5. 孕激素　Csapo在1956年首先提出在分娩时多种动物母体血浆内出现孕酮撤退。Burghardt在1984年应用孕激素可抑制绵羊子宫肌内间隙连接蛋白的形成，而给予孕酮拮抗剂（米非司酮）可使细胞间隙连接蛋白增多。Chwalisz在1991年通过动物实验认为孕酮拮抗剂，可以使子宫肌细胞缩宫素受体增加，并提高其对缩宫素的敏感性。切除孕兔的黄体可导致其流产。Challis在1994年认为灵长类动物与人类分娩时无孕酮撤退，孕妇应用孕酮不能阻止分娩发动或防治早产。

孕激素来自胎盘，分娩前未见血中浓度下降，推测可能是蜕膜内孕激素含量的局部降低，雌孕激素比值改变而引起宫缩。

6. 缩宫素　足月孕妇应用缩宫素成功引产已有很长历史，缩宫素参与分娩发动的生理过程的假说现仍有争议，Zingg在1995年支持这种假说时认为：①分娩发动前极短时间内子宫蜕膜中缩宫素受体增加50倍或更多；②缩宫素作用于蜕膜，促使PGs的合成与释放；③缩宫素可促进肌细胞间隙连接蛋白的合成；④在妊娠期，子宫肌层对缩宫素不敏感，而在临产前阶段及分娩阶段，敏感性增强；⑤在妊娠期，母血缩宫素水平不上升，而临产前阶段及分娩阶段缩宫素水平急剧增加，子宫激惹性增强；⑥缩宫素可以促进宫颈成熟及子宫下段形成。

（二）胎儿方面

一些研究提示胎羊可通过脑—垂体—肾上腺相互作用，提供分娩信号。这种信号是促肾上腺皮质激素释放激素，经垂体门脉血管至垂体，刺激垂体分泌促肾上腺皮质激素，肾上腺分泌皮质醇增加。同时胎盘部位细胞色素P-450表达增强，激活芳香化酶，l7r羟化酶及l7，20-裂解酶活性增强，可形成更多的脱氢表雄酮，使孕酮撤退和雌激素合成，打破子宫的稳定状态。

有学者推断人类胎儿成熟后，下丘脑—垂体—肾上腺轴逐渐建立，分泌ACTH刺激肾上腺皮质合成较多的皮质醇。人类分娩前1日孕酮撤退，母体血孕酮水平下降，但其作用被阻断在基因水平，雌激素与孕酮的比值发生了变化，内源性孕酮拮抗剂被激活，孕酮维持子宫稳定状态失衡。人类分娩信号来源于胎儿，90%雌激素合成前体来源于胎儿。

二、神经介质理论

子宫主要受自主神经支配，子宫肌肉层有α、β肾上腺素能受体。兴奋α肾上腺素能

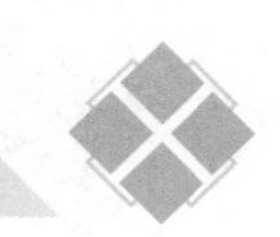

受体可刺激子宫收缩，兴奋β肾上腺素能受体可抑制子宫收缩，去甲肾上腺有兴奋α肾上腺素能受体作用。乙酰胆碱通过增加子宫肌细胞膜对Na^+的通透性加强子宫收缩。这些内源性物质的释放，可能与分娩发动有关。

三、机械性理论

随着妊娠进展，子宫发生相应变化。妊娠早、中期子宫处于静息状态，对机械和化学性刺激不敏感，加之宫颈解剖结构稳定，保证了子宫能够耐受胎儿及其附属物的负荷。妊娠末期子宫腔内压力升高，子宫肌壁和蜕膜受压，刺激肌壁的机械感受器，同时胎儿先露部压迫子宫下段及宫颈内口，发生机械性扩张作用，通关神经传至下丘脑，使神经垂体释放缩宫素引起子宫收缩。临床上羊水过多、双胎妊娠等多易发生早产。采用宫颈扩张及胎膜剥离进行引产，也是依据这个理论。

综上所述，妊娠末期的机械性刺激、内分泌变化、神经介质释放等多因素均能促使子宫下段形成及宫颈逐渐软化成熟，子宫下段及成熟宫颈受宫腔内压力而被动扩张，继发前列腺素及缩宫素释放，子宫肌细胞间隙连接形成和子宫肌细胞内钙离子浓度增加，使子宫由妊娠期的稳定状态转变为分娩时的兴奋状态，子宫肌出现规律收缩，形成分娩发动。

第二节　分娩机制

分娩机制动画

分娩机制是指胎先露部在通过产道时，为适应骨盆各个平面的不同形态被动地进行一系列适应性转动，以最小径线通过产道的全过程。临床上枕先露占95.55%～97.55%，以枕左前位最多见，所以以枕左前位为例说明其分娩机制，包括衔接、下降、俯屈、内旋转、仰伸、复位及外旋转、胎肩及胎儿娩出等动作。分娩机制各动作虽然分别介绍，但实际是连续的动作。

一、衔接

胎头双顶径进入骨盆入口平面，胎头颅骨的最低点接近或达到坐骨棘水平，称为衔接，又称入盆（图4-1）。胎头呈半俯屈状态进入骨盆入口，以枕额径（11.3cm）衔接。由于枕额径大于骨盆入口前后径（11cm），胎头矢状缝坐落在骨盆入口右斜径上，胎头枕骨在骨盆左前方。

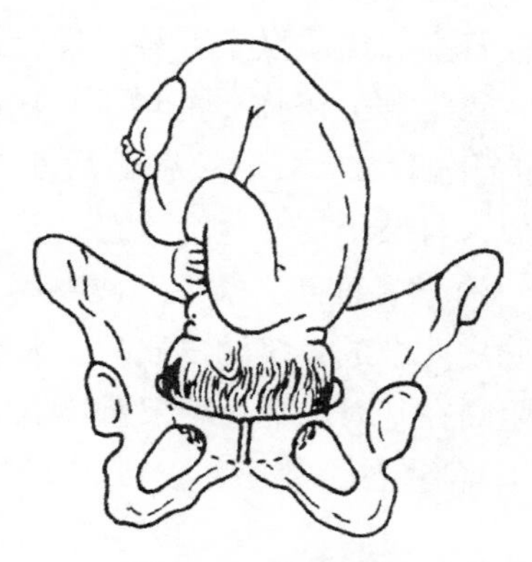
图 4-1　胎头衔接

部分初产妇可在预产期前1～2周内衔接，经产妇多在分娩开始后衔接。若初产妇临产后胎头仍未衔接，应考虑有无头盆不称。

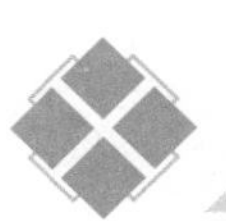

二、下降

胎头沿骨盆轴前进的动作称为下降，是胎儿娩出的首要条件，下降贯穿在整个分娩的始终。下降总是与其他动作同时进行，胎头的下降动作呈间歇性，当子宫收缩时胎头下降，间歇时胎头又稍退回，因此，胎头与骨盆之间的相互挤压也呈间歇性，这样对母婴均有利。促使胎头下降与下列因素有关：①宫缩力是促使胎头下降的主要动力；②宫缩时通过羊水传导的压力，由胎轴压传至胎头；③宫缩时宫底直接压迫胎臀；④宫缩时胎体伸直伸长；⑤腹壁肌收缩使腹压增加。初产妇胎头下降速度因宫口扩张缓慢和软组织阻力大较经产妇慢。临床上观察胎头下降的程度，作为判断产程进展的重要标志。在胎头下降过程中，遇到盆底阻力会产生俯屈、内旋转、仰伸、复位、外旋转、胎肩及胎儿娩出动作。

三、俯屈

当胎头继续下降至骨盆底遇到阻力时，处于半俯屈状态的胎头进一步俯屈（图4–2），使胎儿的颏部更加接近胸部，使胎头衔接时的枕额径（11.3cm）俯屈后改变为枕下前囟径（9.5cm），以适应产道的最小径线，有利于胎头进一步下降。

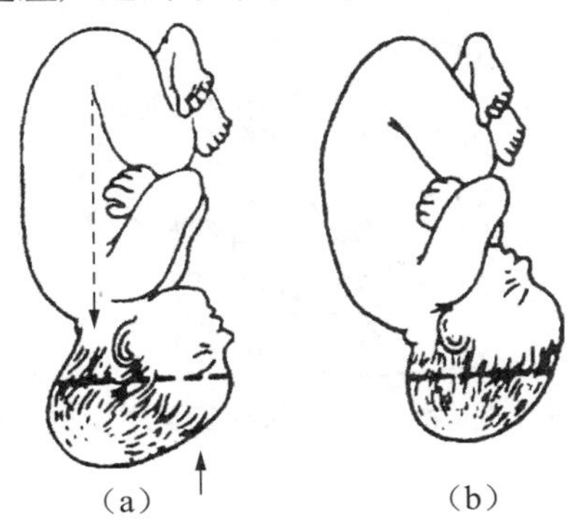

图 4–2　胎头俯屈

四、内旋转

当胎头下降到骨盆底遇到阻力时，胎头为适应骨盆纵轴枕部向前旋转45°。达耻骨联合后面，使其矢状缝与中骨盆及骨盆出口前后径相一致的动作为内旋转。

胎头于第一产程末完成内旋转动作。引起内旋转的原因为骨盆入口横径大于前后径，而中骨盆与骨盆出口前后径比横径大。在胎头下降的过程中进行内旋转使胎头较大的前后径和中骨盆与出口平面的前后径相一致，才有利于胎头下降。枕先露时胎头枕部最低，遇到骨盆底肛提肌阻力，肛提肌收缩将胎儿枕部推向阻力小、部位宽的前方，枕左前位的胎头向前旋转45°。后囟转至耻骨弓下（图4–3）。

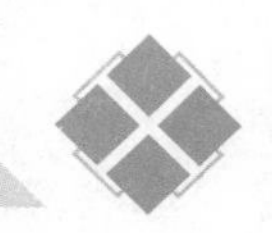

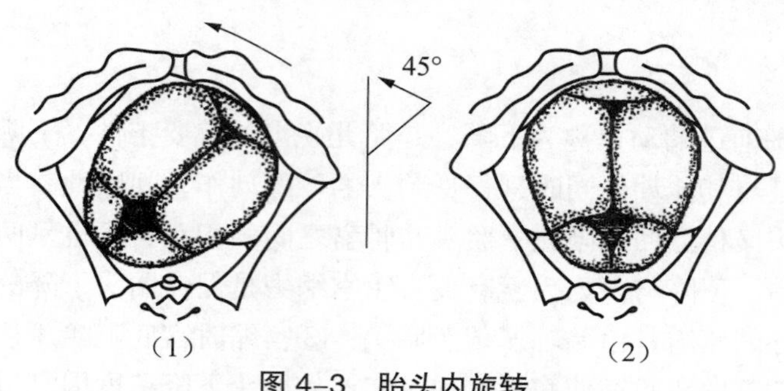

图 4-3　胎头内旋转

五、仰伸

产道前壁位耻骨联合后面，长约5cm，后壁位骶骨前面，长约12cm，当胎头经过内旋转后，俯屈的胎头即达到阴道外口。宫缩、腹压和膈肌收缩迫使胎头下降，而肛提肌收缩又将胎头向前推进，两者的合力使胎头沿骨盆轴下段向下向前的方向转向上。胎头枕骨下部达耻骨联合下缘时，以耻骨弓为支点，使胎头逐渐仰伸。胎头的顶、额、鼻、口、颏相继娩出。当胎头仰伸时，胎儿双肩径进入骨盆入口左斜径上（图4-4）。

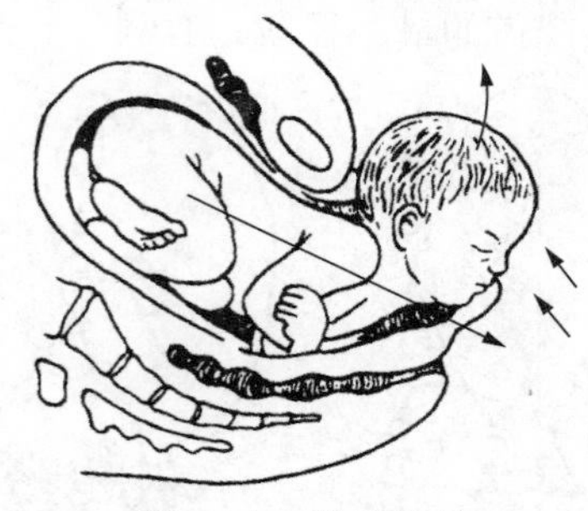

图 4-4　胎头仰伸

六、复位及外旋转

胎头娩出时，胎儿双肩径沿骨盆入口左斜径下降。胎头娩出后，为使胎头与胎肩恢复正常解剖关系，胎头枕部向左旋转45°，称复位。胎肩在盆腔内继续下降，前（右）肩向前向中线旋转45°时，胎儿双肩径转成与骨盆出口前后径相一致的方向，胎头枕部需在外继续向左旋转45°，以保持胎头与胎肩的垂直关系，称外旋转（图4-5）。

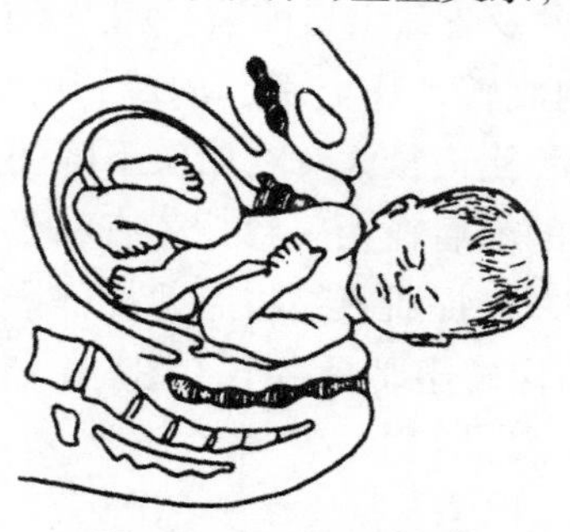

图 4-5　胎头外旋转

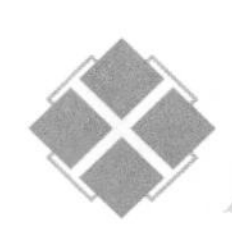

七、胎肩及胎儿娩出

胎头完成外旋转后，胎儿前（右）肩在耻骨弓下先娩出。继之后（左）肩从会阴前缘娩出（图4–6）。胎儿双肩娩出后，胎体及下肢随之顺利娩出，完成分娩全部过程。

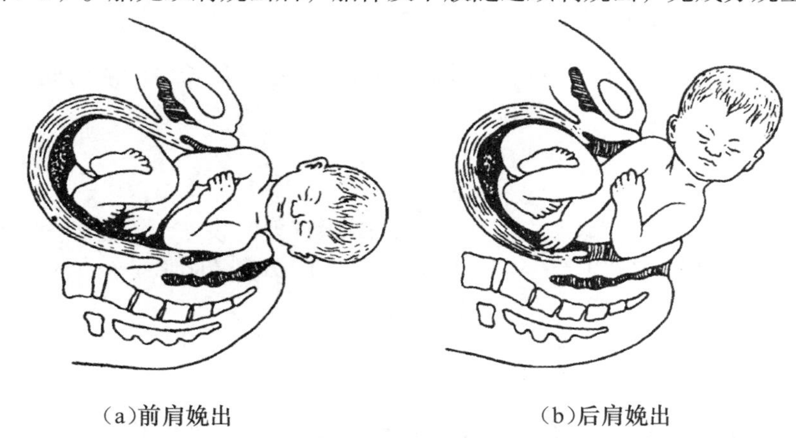

(a)前肩娩出　　(b)后肩娩出

图 4–6　胎肩娩出

第三节　分娩先兆及分娩分期

随着胎儿发育成熟和分娩期逐渐接近，母体的精神状态、全身状况、生殖器官及骨盆部会发生一系列变化，以适应排出胎儿及哺育胎儿的需要。

一、分娩前的先兆症状

分娩的症状有哪些呢

（一）孕妇腹部轻松感

初孕妇在临产前1～2周，由于胎儿先露出头部下降进入骨盆，子宫底部降低，常感上腹部较前舒适，呼吸较轻快，食量增多。但由于先露出头部下降压迫盆腔膀胱、直肠等组织，常感下腹坠胀，小便频、腰酸等。

（二）假阵缩

孕妇在分娩前1～2周，常有不规律的子宫收缩，与临产后的宫缩相比有如下特点：持续时间短、间歇时间长，且不规律，宫缩强度不增加，宫缩只引起轻微胀痛且局限于下腹部，宫颈口不随其扩张，小量镇静剂即能抑制这种“假阵缩”。

（三）见红

在分娩前24～48小时，阴道会流出一些混有血的黏液，即见红。由于子宫下段与子宫颈发生扩张，附近的胎膜与子宫壁发生分离，毛细血管破裂出血，与子宫颈里的黏液

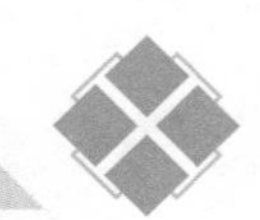

混合而形成带血的黏液性分泌物，此为临产前的一个比较可靠的征象。若阴道出血量较多，超过月经量，不应认为是分娩先兆，而要想到有无妊娠晚期出血性疾病，如前置胎盘、胎盘早剥等疾病。

（四）腹部有规律的阵痛

一般疼痛持续30秒，间隔10分钟。以后疼痛时间逐渐延长，间隔时间缩短，称为规律阵痛。

（五）破水

阴道流出羊水，俗称“破水”。因为子宫强而有力的收缩，子宫腔内的压力逐渐增加，子宫口开大，胎儿头部下降，引起胎膜破裂，从孕妇的阴道流出羊水，这时离胎儿降生已经不远了。

二、分娩分期

从规律性子宫收缩开始到胎儿胎盘娩出为止的全过程称为总产程。总产程在临床上分为3个阶段，即3个产程。

（一）第一产程

第一产程为宫颈扩张期，是指从子宫出现规律性的收缩开始到子宫口完全张开为止的这一时期。一般情况下，第一产程持续时间较长，初产产妇可持续10～12小时，经产产妇由于宫颈较松，宫口扩张较快，一般需要6～8小时。在这个阶段，产妇子宫开始有规律性的宫缩，以及胎位及产力的影响，容易出现宫缩乏力、产程延长，产妇进而出现疲劳、肠道胀气以及排尿困难等症状。

（二）第二产程

第二产程为胎儿的娩出期，是指从子宫口完全打开到胎儿娩出的时期。在第二产程中，由于胎儿随着强而频繁的宫缩下降，腹压增加，使产妇产生排便感，进而迫使胎儿娩出。第二产程持续时间和分娩方式及胎位、产力等因素有关，一般初产产妇需要1～2小时，不应超过2小时，经产产妇可通常数分钟即可完成，但也有持续约1小时者，但不应超过1小时。

（三）第三产程

第三产程为胎盘娩出期，是指从胎儿娩出后，到胎盘胎膜娩出的过程，一般情况下第三产程不会超过30分钟，通常胞衣在婴儿产下后5～15分钟从体内娩出。在第三产程中切不可疏忽大意，由于胎盘仍然在母体子宫内，在没有完全娩出之前，分娩的所有过程还没有结束，应当密切关注胎盘剥离和阴道流血的情况，警惕因胎盘粘连滞留于子宫内而引发产后出血症状发生。

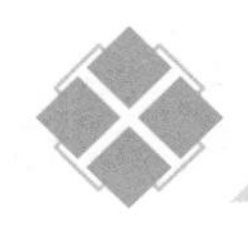

为严密观察产程，检查结果应及时记录，如有异常情况则应尽早处理，目前多采用产程图（图4–7）记录产程进展。产程图的横坐标为临产时间（小时），纵坐标左侧为宫口扩张程度（cm），右侧为先露部下降程度（cm）。将宫口扩张程度及胎先露下降位置绘制成宫口扩张曲线及胎先露下降曲线，可以一目了然地了解产程进展情况。

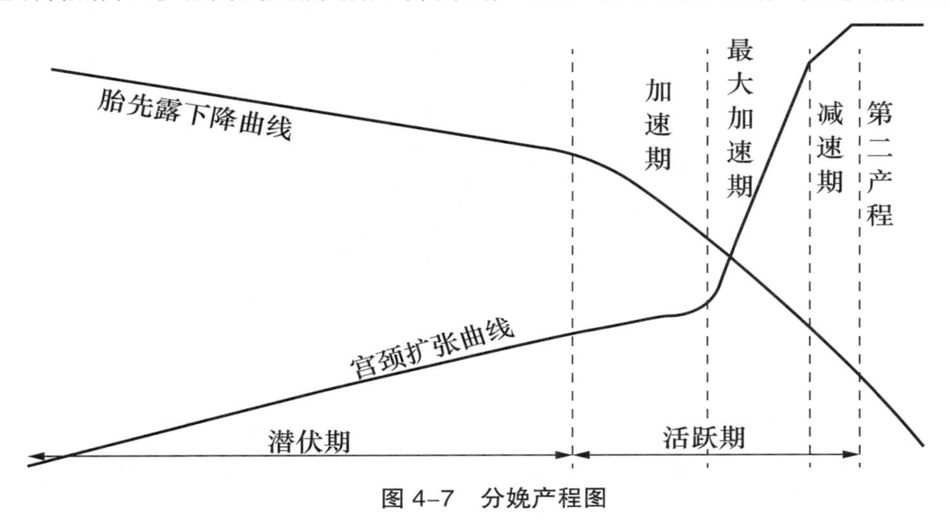

图 4–7　分娩产程图

当胎盘完全娩出后，产妇即进入了产褥期。在经过了艰辛的分娩过程后，子宫仍然处在收缩的阶段，产妇的各项生理机能处于相对较弱的状态，因此在分娩完成后还应当注意子宫收缩情况，这对控制出血量极为重要。

第四节　分娩期临床经过及处理

一、第一产程的临床经过及处理

从临产开始至宫颈口开全，又称宫颈扩张期，初产妇约需12小时，经产妇约需6～8小时。应严密观察产程，及时记录检查结果，发现异常，尽早处理。

（一）临床表现

1. 规律宫缩　产程开始时宫缩持续时间约30秒且强度弱，间歇期5～6分钟。随产程进展，持续时间渐长至50～60秒且强度增加，间歇期2～3分钟。当宫口近开全时，宫缩持续时间达1分钟或更长，间歇期仅1～2分钟。

2. 宫口扩张　当宫缩渐频并增强时，宫颈管逐渐短缩直至消失，宫口逐渐扩张。宫口扩张于潜伏期扩张速度较慢，进入活跃期后加快。当宫口开全时，宫颈边缘消失，子宫下段及阴道形成宽阔筒腔。

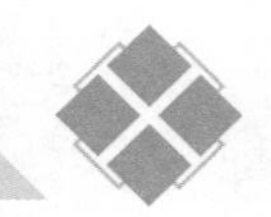

3.胎头下降程度　胎头下降程度是决定能否经阴道分娩的重要观察项目。通过阴道检查，明确胎头颅骨最低点的位置，并能协助判断胎位（图4-8）。

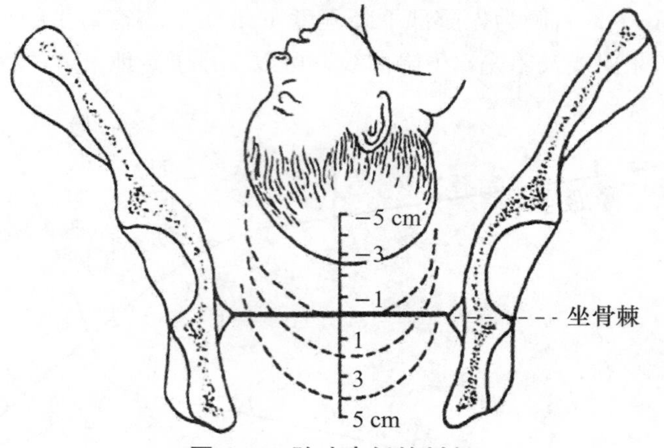

图 4-8　胎头高低的判断

4. 胎膜破裂　胎膜破裂简称破膜，胎儿先露部衔接后，在胎先露部前面的羊水，称前羊水，约100mL，形成前羊水囊称胎胞，有助于扩张宫口。当羊膜腔内压力增加到一定程度时，胎膜自然破裂。

（二）第一产程的观察及处理

1. 子宫收缩　直接触摸法，子宫收缩时宫体隆起变硬，间歇期松弛变软，应定时记录子宫收缩持续时间、强度及间歇的时间。胎儿监护仪，通过压敏感受器描记子宫收缩曲线，并同时观察子宫收缩与胎心变化的关系。监护仪有两种类型，分别是外监护与内监护。其中，外监护在临床最为常用，适用于第一产程任何阶段。

2. 胎心率　临产的产妇常规入院时会做一次胎监，称入室胎监，用于判断入院时胎儿宫内状况。对高危产妇或发现胎心异常者应行持续胎儿电子监护。获取胎心的方法有听诊器听取和胎儿监护仪两种，目前有不少医院正实行持续胎儿电子监护，以便及时发现问题。

3. 宫口扩张及先露下降　潜伏期是指从临产开始到宫口开大3cm，此期间宫口扩展速度较慢，平均每2～3小时扩张1cm，最大时限为16小时，超过16小时为潜伏期延长。宫口扩张3～10cm为活跃期，此期宫口扩张速度明显加快，约需4小时，最大时限为8小时，超过8小时为活跃期延长。在活跃期，若2小时宫口不扩张为活跃期停滞。胎头下降的程度是以胎头颅骨最低点与坐骨棘平面的关系来表示的。胎头颅骨最低点平坐骨棘水平，以“S-0”表示；在坐骨棘平面上1cm时，以“S-1”表示；在坐骨棘平面下1cm时，以“S+1”表示。如此类推，胎头在活跃期平均每小时下降0.86cm。

4. 胎膜破裂　胎膜多在宫口近开全时自然破裂，一旦破膜，要注意羊水性状及颜色，并记录破膜时间。若先露为头，羊水呈黄绿色，要注意胎儿宫内有无缺氧。要立即听胎心，若胎心不好，应立即行阴道检查，注意有无脐带脱垂，并给予紧急处理。破膜超过12小时，要行预防性抗感染治疗。

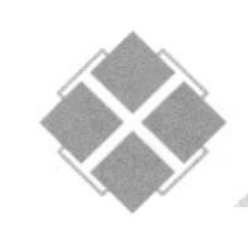

5. 血压　血压在宫缩时升高5～10mmHg，间歇期恢复，应在间歇期测量血压，4～6小时量一次。如有异常，增加测量次数。

6. 饮食　少量多餐，进食高热量易消化的食物。

7. 活动与休息　临产后，鼓励产妇在室内适当活动，有助于产程进展。但初产妇宫口近开全，经产妇宫口开大4cm时，应侧卧休息。如产妇精神过度紧张，应予安慰，指导宫缩时做深呼吸动作，或用双手轻揉下腹部，或用拳头压迫腰骶部。在潜伏期，估计6小时内胎儿不会娩出的，可以肌注哌替啶100mg。如果在活跃期，可静注地西泮10mg，或肌注曲马多100mg。

8. 排尿与排便　临产后，2～4小时排尿一次，以免膀胱充盈影响胎头下降，排尿困难者，要警惕有无头盆不称。初产妇宫口开大小于4cm，经产妇小于2cm，未破膜无并发症者，可考虑温肥皂水灌肠。但目前该方法临床上很少采用。

9. 肛门检查　临产初期隔4小时检查一次，经产妇或宫缩频者间隔时间应缩短。肛查可了解宫颈软硬、厚薄、宫口扩张及胎先露下降情况。

10. 阴检　阴检适合于肛查不清，疑有脐带先露或脱垂，以及产程停滞等需要决定分娩方式时采用，应在严密消毒后进行。阴检能排除软产道的畸形，能摸清胎方位，确定宫口扩张程度。在产程观察过程中，阴道检查获取的信息更准确，能更清晰地了解头盆情况，有逐渐取代肛查的趋势。

二、第二产程的临床经过及处理

从宫口开全到胎儿娩出，又称胎儿娩出期。初产妇约需1～2小时，经产妇通常数分钟即可娩出。

（一）临床表现

宫口开全后，若仍未破膜，常影响胎头下降，应行人工破膜。于宫缩时胎头露出于阴道口，露出部分不断增大，在宫缩间歇期，胎头又缩回阴道内，称为胎头拨露，直至胎头双顶径越过骨盆出口，宫缩间歇时胎头也不再缩回，称为胎头着冠（图4-9），然后娩出胎头。接着出现胎头复位及外旋转后，前肩和后肩相继娩出，胎体很快娩出，后羊水随之涌出。

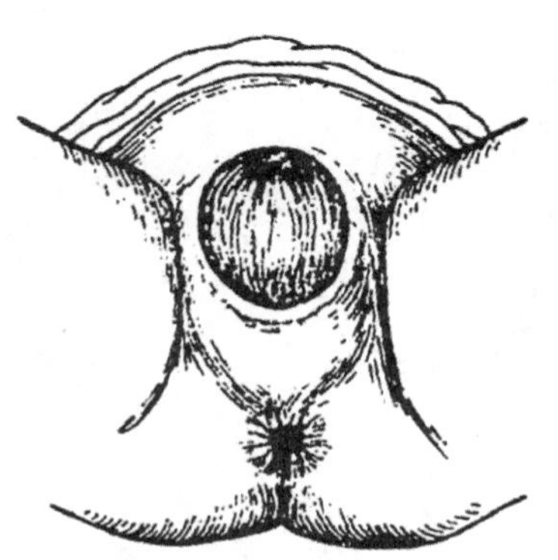

图 4-9　胎头着冠

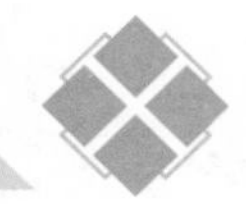

（二）第二产程的观察及处理

（1）密切监测胎心：应勤听胎心，通常应每5～10分钟听一次，必要时用胎儿监护仪观察胎心率及其基线变异。

（2）指导产妇屏气：宫口开全后，指导产妇正确运用腹压。

（3）接产准备：初产妇宫口开全、经产妇宫口扩张4cm且宫缩规律有力时，做好接产准备工作。

（4）接产：

1）会阴撕裂的诱因：会阴炎症水肿、会阴过紧缺乏弹性、耻骨弓过低、胎儿过大、胎儿娩出过速等，均容易造成会阴撕裂。

2）接产要领：协助胎头俯屈，让胎头以最小径线在宫缩间歇时缓慢地通过阴道口，是预防会阴撕裂的关键，还必须正确娩出胎肩，胎肩娩出时也要注意保护好会阴。

3）接产步骤（图4-10）：接产者站在产妇右侧，当胎头拨露使阴唇后联合紧张时，应开始保护会阴。

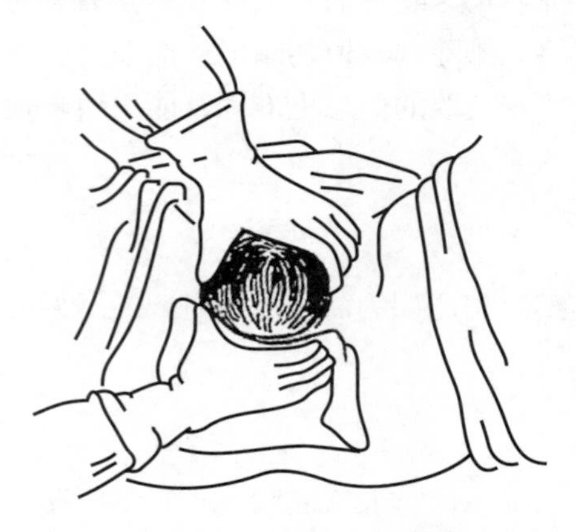

（a）保护会阴，协助胎头俯屈

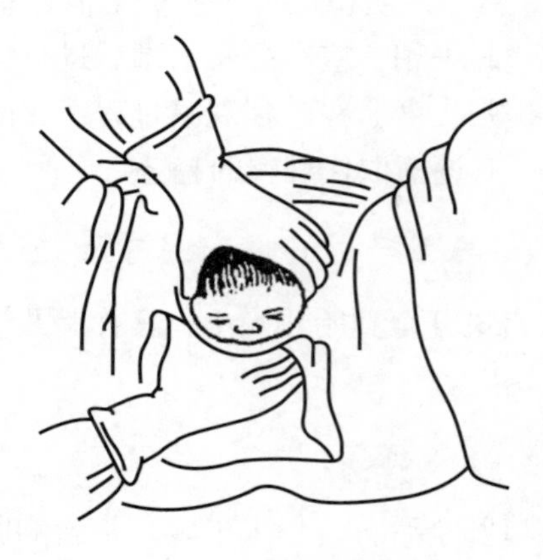

（b）协助胎头仰伸

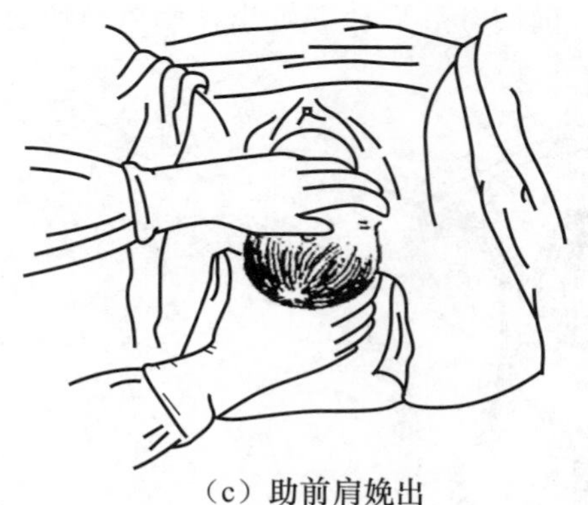

（c）助前肩娩出

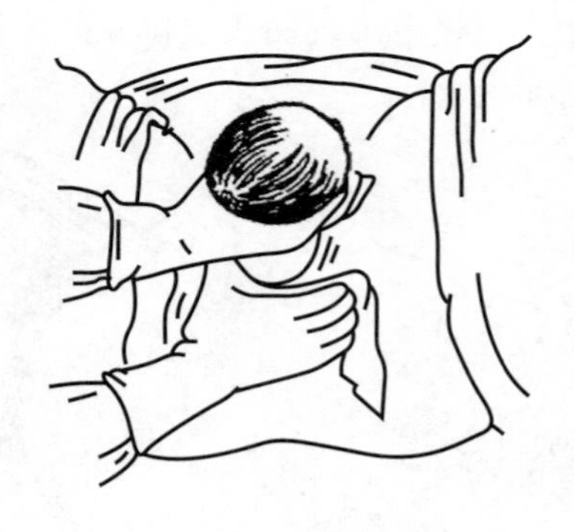

（d）助后肩娩出

图 4-10　接产步骤

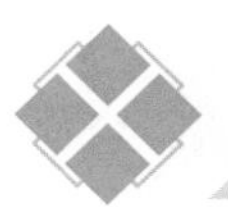

4）会阴切开指征：会阴过紧或胎儿过大，估计分娩时会阴撕裂不可避免者，或母儿有病理情况急需结束分娩者。

5）会阴切开术：包括会阴后—侧切开术及会阴正中切开术。

会阴后—侧切开术一般指会阴左侧后—侧切开术。阴部神经阻滞及局部浸润麻醉生效后，术者于宫缩时以左手示、中两指伸入阴道内，撑起左侧阴道壁，右手用钝头直剪自会阴后联合中线向左侧45°（会阴高度膨隆为60°～70°）剪开会阴，长4～5cm。切开后用纱布压迫止血。胎盘娩出后缝合。

具体操作方法为：胎头拨露时即予消毒外阴，铺好无菌巾、单。局麻或阴部神经阻滞麻醉下，胎头一着冠，趁宫缩间歇，伸两手指入阴道撑起会阴体，置入剪刀一叶，待宫缩一阵高峰后，剪开会阴体达肛门括约肌前1cm许，也可继续向左或右45°再剪0.5～1cm，以免延裂及肛门括约肌，待下一阵宫缩时一手保护会阴，另一手助儿头俯屈，使以最小周径娩出。剪开太早则会阴尚未充分扩张，伤口易延裂，但若未着冠时已出血，表示已自然撕裂，应及时剪开。待胎盘娩出，检查完整，子宫收缩好，出血不多，即可缝合。缝合前清洗伤口，消毒，铺巾，检查有无延裂。用2-0肠线连续缝黏膜，对齐处女膜环，在舟状窝处结扎。抽紧缝线，手指检查切口是否密合、平整。深缝两侧球海绵体肌断端1针，间断缝会阴体。皮下组织较厚者肠线间断缝合，否则可连同皮肤用丝线间断缝合。缝合后清点丝线针数，消毒表皮（图4-11）。

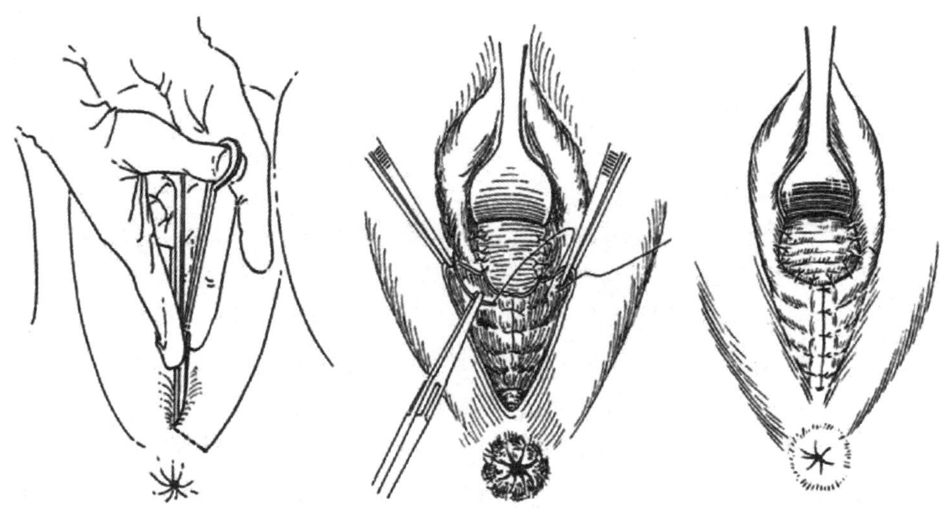

图 4-11 会阴正中切开术

三、第三产程的临床经过及处理

（一）临床表现

1. 胎盘剥离征象

胎盘剥离时子宫的形状如图4-12所示，具体的征象如下。

（1）子宫体变硬呈球形，胎盘剥离后降至子宫下段，下段被扩张，子宫体呈狭长

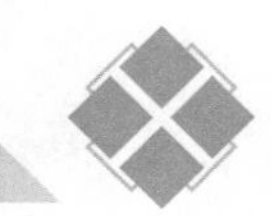

形被推向上，子宫底升高达脐上。

（2）剥离的胎盘降至子宫下段，阴道口外露的一段脐带自行延长。

（3）阴道少量流血。

（4）用手掌尺侧在产妇耻骨联合上方轻压子宫下段时，子宫体上升而外露的脐带不再回缩。

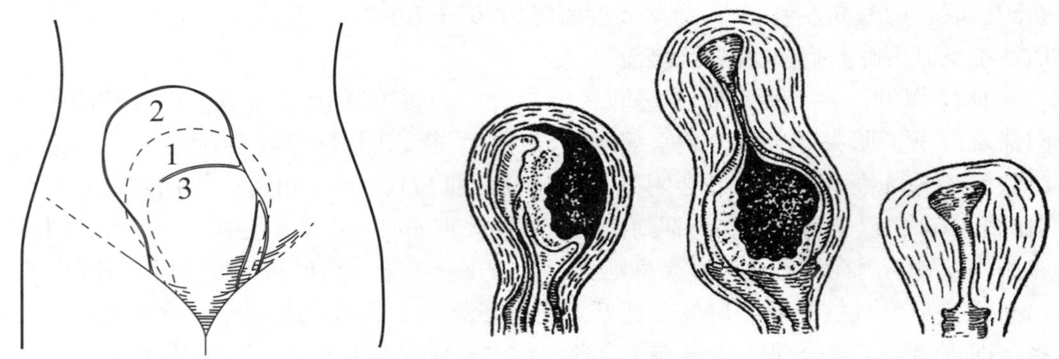

（a）胎盘剥离开始　（b）胎盘降至子宫下段　（c）胎盘娩出后

图 4-12　胎盘剥离时子宫的形状

2. 胎盘剥离及排出方式

胎盘剥离及排出方式有两种，即胎儿面娩出式和母体面娩出式。其中，以胎儿面娩出式较为常见。

（二）第三产程的观察及处理

1. 新生儿处理

（1）清理呼吸道：胎儿娩出后，首先清理呼吸道的黏液和羊水，可用吸球或小儿吸痰管。新生儿大声啼哭，表示呼吸道已通畅。

（2）处理脐带：先用酒精消毒脐带根部周围，用小弯钳距脐根部0.5cm钳夹脐带，再距小弯钳0.5cm处剪断，挤出残余液，用2.5%碘酊消毒脐带断端，不可接触新生儿皮肤，以免灼伤。消毒后，用无菌纱布包好，再用脐带布包扎。

（3）新生儿阿普加（Apgar）评分及其意义（表4-1）：根据新生儿出生后的每分钟心率、呼吸、肌张力、喉反射及皮肤颜色5项体征对新生儿进行评分，满分为10分，属正常新生儿；7分以上只需进行一般处理；4～7分缺氧较严重，需采取清理呼吸道、人工呼吸、吸氧、用药等措施才能恢复；3分以下缺氧严重，需紧急抢救，行喉镜在直视下气管内插管并给氧。应在出生后5分钟、10分钟时再次评分。1分钟评分反映在宫内的情况，而5分钟及以后评分则反映复苏效果，与预后关系密切。

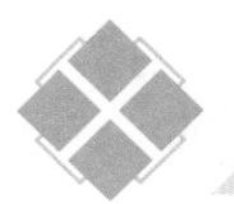

表 4-1　新生儿阿普加（Apgar）评分方法

体征	0分	1分	2分
每分钟心率	0	<100次	≥100次
呼吸	0	浅慢，不规则	佳
肌张力	松弛	四肢稍屈曲	四肢屈曲，活动好
喉反射	无反射	有些动作	咳嗽，恶心
皮肤颜色	全身苍白	躯体红润，四肢青紫	全身粉红

（4）处理新生儿：新生儿出生后要注意保暖，在新生儿的病历上要打上新生儿足印及母亲的手指印，新生儿要系上表明母亲姓名及床号的手腕条。要让母亲辨清新生儿的性别，需帮助新生儿早接触、早吸吮。

2. 协助胎盘娩出　当确认胎盘已完全剥离时，协助娩出胎盘。①当胎盘娩出至阴道口时，为使胎膜完整剥离，接生者应捧住胎盘，向一个方向旋转，并缓慢向外牵拉。②在胎盘未剥离之前，若强行娩出胎盘，如拼命按压子宫或牵拉脐带，可导致胎盘部分剥离而出血，严重者可引起子宫内翻。具体操作如图4-13所示。

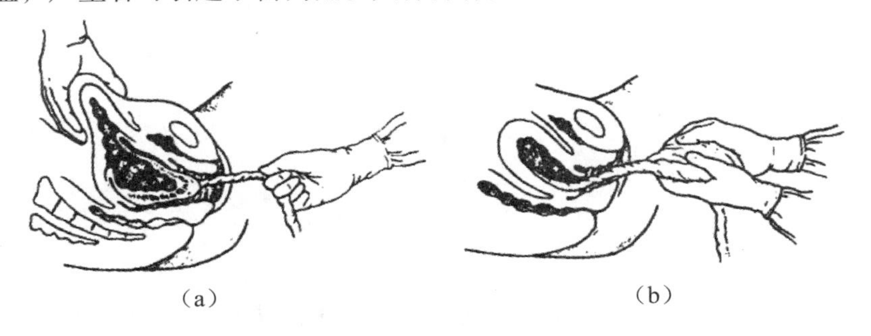

（a）　　（b）

图 4-13　协助胎盘娩出

3. 检查胎盘胎膜　将胎盘铺平，先检查胎盘母体面的胎盘小叶有无缺损。检查胎膜是否完整，再检查胎盘胎儿面边缘有无血管断裂，能及时发现副胎盘。还应检查胎盘、胎膜有无其他异常。

4. 检查软产道　仔细检查会阴、小阴唇内侧、尿道口周围、阴道及宫颈有无裂伤。若有裂伤，应立即缝合。

5. 预防产后出血　正常分娩出血量多数不足300mL。遇既往有产后出血史或易发生宫缩乏力的产妇，可在胎头或胎肩娩出时，将缩宫素10U加入25%葡萄糖液20mL内静注，以加强宫缩，减少出血。若胎儿已娩出30分钟，轻轻按压子宫及静注子宫收缩剂后仍不能使胎盘排出时，再行手取胎盘术。若胎盘娩出后出血多时，可经下腹部直接注入宫体肌壁内或肌注麦角新碱0.2～0.4mg，并将缩宫素20U加于5%葡萄糖液500mL内静脉滴注。

6. 观察产后一般情况　应在分娩室观察产妇2小时，因为产后出血多发生在产后2小时内。如果子宫底上升，宫缩不良，要注意宫腔内积血，应挤压子宫底排出积血，并加强宫缩。如果患者自觉肛门坠胀感，应注意有无阴道壁血肿。鼓励产妇及早排尿，膀胱

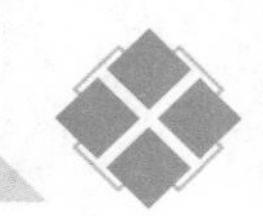

过度充盈也会影响宫缩，要协助产妇首次哺乳，也可加强宫缩。

【案例评析】

王女士，初产妇，因第二产程延长，胎吸分娩，胎儿体重 4 000g，胎儿娩出后阴道持续出血，色鲜红，有凝血块。

解析　该产妇阴道出血原因，最有可能的是软产道裂伤。应仔细检查宫颈、阴道，有裂伤立即缝合。为预防产后出血，应对具有产后出血高危因素产妇做好准备工作；第一产程密切观察，避免产妇过度疲劳；重视第二产程处理，指导产妇适时正确使用腹压；第三产程准确收集出血量，并检查胎盘、胎膜是否完整。

思考与训练

一、名词解释

1. 分娩
2. 分娩机制
3. 衔接

二、选择题

（一）A1 型题

1. 子宫收缩起始于两侧宫角部，迅速向子宫底中线集中，再向子宫下段扩散，并均匀协调地遍及整个子宫。这种特性称为子宫收缩的（　　）。

A. 极性
B. 节律性
C. 对称性
D. 缩复作用
E. 间歇性

2. 第二产程新生儿娩出后，首先的护理措施为（　　）。

A. 保暖
B. Apgar 评分
C. 系手圈
D. 清理呼吸道
E. 体格检查

3. 有关临产后子宫颈的变化的说法，正确的是（　　）。

A. 经产妇的宫颈管先消失，宫颈口后扩张
B. 经产妇的宫颈管后消失，宫颈口先扩张

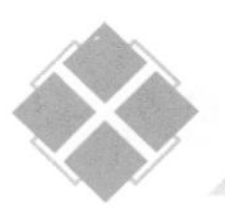

C. 初产妇的宫颈管后消失，宫颈口先扩张

D. 初产妇的宫颈管消失与宫颈口扩张同时进行

E. 经产妇的宫颈管消失与宫颈口扩张同时进行

4. 在第二产程中，宫缩时，可协助胎先露在骨盆腔内完成内旋转及仰伸的力量是（　　）。

A. 子宫收缩力

B. 腹肌收缩力

C. 膈肌收缩力

D. 肛提肌收缩力

E. 盆底肌肉收缩力

5. 在分娩过程中，产妇的精神心理因素不会带来改变的是（　　）。

A. 产程延长

B. 血压升高

C. 胎儿窘迫

D. 呼吸急促

E. 胎位异常

6. 骨盆的出口横径是指（　　）。

A. 髂棘间径

B. 髂嵴间径

C. 坐骨结节间径

D. 坐骨棘间径

E. 骶耻外径

7. 潜伏期是指从临产出现规律宫缩至子宫颈扩张（　　）。

A. 1cm

B. 2cm

C. 3cm

D. 4cm

E. 5cm

8. 产妇送入产房准备接生的指征是（　　）。

A. 初产妇、经产妇有规律收缩时

B. 初产妇宫口开至 3 ～ 4cm，经产妇宫口开大 10cm 且宫缩好

C. 初产妇宫口开至 3 ～ 4cm，经产妇宫口开大 3 ～ 4cm 且宫缩好

D. 初产妇宫口开至 10cm，经产妇宫口开大 10cm 且宫缩好

E. 初产妇宫口开至 10cm，经产妇宫口开大 3 ～ 4cm 且宫缩好

9. 胎头俯屈后通过产道的径线是（　　）。

A. 双顶径

B. 枕额径

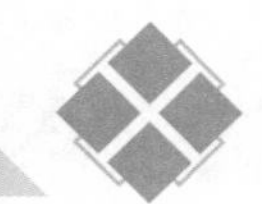

C. 枕下前囟径

D. 枕颏径

E. 枕上前囟径

10. 衔接时胎头的径线是（　　）。

A. 双顶径

B. 枕额径

C. 枕下前囟径

D. 枕颏径

E. 枕上前囟径

（二）A2 型题

1. 一产妇，G1P1，孕 40 周，因羊水Ⅲ度粪染产钳分娩，新生儿出生 1 分钟时心率 90 次 / 分，呼吸 20 次 / 分，不规则，四肢屈肌张力略小，吸痰有喉反射，肤色青紫，正确的 Apgar 评分应是（　　）。

A. 4 分

B. 5 分

C. 6 分

D. 7 分

E. 8 分

2. 产妇王女士，第二胎，孕 40 周，第一胎因前置胎盘行剖宫产术。检查宫口开大 1cm，胎位为枕左前，胎心音 132 次 / 分。制订的护理措施中错误的是（　　）。

A. 清洁外阴

B. 灌肠

C. 鼓励少量多次进食

D. 严密观察产程

E. 勤听胎心音

3. 产妇孙女士，自然分娩，产后 2 小时观察内容不包括（　　）。

A. 血压及脉搏

B. 子宫收缩情况

C. 阴道流血

D. 乳汁分泌情况

E. 膀胱充盈情况

4. 某产妇，26 岁。第一胎足月临产 14 小时，肛查：宫口开全，胎膜已破，胎方位正常，先露头，刚开始胎头拔露，胎心音正常，在处理中首先应考虑（　　）。

A. 陪伴在产妇身旁，指导使用腹压

B. 观察胎头是否已到达阴道

C. 准备产包

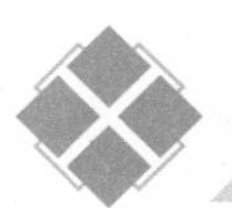

D. 消毒外阴

E. 洗手准备接生

三、简答题

1. 如何处理第三产程，以预防产后出血?

2. 简述产程分期。

四、案例分析

王女士，27 岁，初孕 39 周，腹部阵痛并逐渐增强 5 小时入院待产。产前检查各项记录均无异常，听诊心肺无异常，精神较紧张。产科检查：枕左前位，宫缩持续 50 秒、间歇 3 ～ 4 分钟，宫缩强度中等，胎心 140 次 / 分，宫口开大 3cm，触及前羊水囊，先露为头，S–1。问题：

（1）说出主要的处理方法。

（2）应采取哪些护理措施?

第五章
正常产褥

学习目标

1. 掌握产褥期的临床表现。

2. 熟悉产褥期母体的变化，特别是生殖系统、乳房等的生理变化。

3. 了解产褥期的处理和保健。

预习案例

某产妇，34 岁，顺产一女婴，产后第二天门窗紧闭，护士见状为其病室通风，护士为其通风的目的是什么？

思考

1. 产褥期妇女应该如何护理？
2. 制订女性产褥期护理宣教计划。

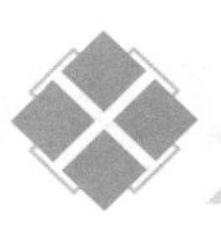

产褥期是指胎儿、胎盘娩出后的产妇身体、生殖器官和心理方面调适复原的一段时间，需6～8周，也就是42～56天，传统的“坐月子”只是产褥期的前30天。在这段时间内，产妇应该以休息为主，尤其是产后15天内应以卧床休息为主，调养好身体，促进全身器官各系统，尤其是生殖器官的尽快恢复。

孕妇为了适应胎儿的发育以及为分娩做准备，生殖器官及全身发生了很大变化，分娩后则通过一系列变化，使生殖器官及全身（除乳房外）又恢复到非孕状态，这种生理变化约需42天才能完成。自胎盘娩出后，产妇便进入了产褥期。在这段时间里，产妇的乳房要泌乳，子宫要复原，身体的各个系统要逐渐恢复正常，如通过排汗、排尿的增加来减少多余的血容量；胃酸增加。胃肠道张力及蠕动恢复，使消化能力恢复正常；不哺乳或部分哺乳的产妇可有月经回潮。总之，产褥期是全身多系统包括体形、腹壁等逐渐复原的时期。

产妇全身器官除乳腺外，从胎盘娩出至恢复或接近正常未孕状态所需的时期称为产褥期，一般为6周。在产褥期，产妇的每一个身体系统特别是生殖系统有较大的生理变化，需要一个适应过程。同时，伴随新生儿的出生，产妇及其家庭经历着心理和社会的适应过程。了解这些适应过程对做好产褥期的保健，保证母婴健康都非常重要。产褥期母婴的健康对其以后的身心健康又具有重要的意义。

第一节　产褥期妇女的生理变化

产妇产后机体各生理功能逐渐自然恢复到非妊娠状态称为生理调适。主要器官的生理变化及过程如下。

产褥期妇女的护理

一、生殖系统

（一）子宫

子宫是产褥期变化最大的器官。妊娠子宫自胎盘娩出后逐渐恢复至未孕状态的过程称子宫复旧。子宫复旧包括子宫体肌纤维的缩复、子宫内膜的修复、子宫颈的复原和血管的变化。

1. 子宫体肌纤维的缩复　胎盘及胎膜娩出后，子宫立即收缩成硬实略扁的球实体，上段厚而下段薄。子宫肌层血管受压狭窄，最后闭锁。同时，子宫峡部收缩使内腔变窄，与宫体合成一处。宫体的缩复过程不是肌细胞数目的减少，而是肌细胞体积的缩小，是肌细胞胞浆蛋白被分解排出，胞浆减少所致。随着肌纤维的不断缩复，子宫体逐渐缩小，产后1周缩小至约妊娠12周大小；产后10日，在腹部扪不到子宫底；产后6周恢复至非妊娠期大小。于妊娠期子宫潴留的大部分水分和电解质随之消失，子宫重量也逐渐减少，分娩后子宫重约1 000g，产后1周时约500g，产后2周时约300g，产后6周时则约50g。

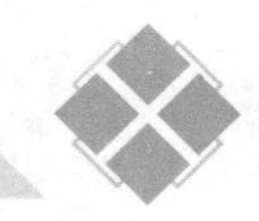

2. 子宫内膜的修复　分娩后，遗留的蜕膜厚薄不一，特别在胎盘附着部高低不平。遗留的蜕膜分为两层，外层细胞发生退行性变，坏死、脱落随恶露自阴道排出，深层遗留下的腺体和间质细胞迅速增生，形成新的子宫内膜。这一过程约需3周。但胎盘附着处全部修复的时间约需6周。

3. 子宫颈的复原　分娩后的子宫颈松软，壁薄，形成皱襞，子宫颈外口呈环状，产后1周，子宫颈外形及子宫颈内口恢复至未孕状态。产后4周，子宫颈完全恢复至正常形态。由于子宫颈两侧分娩时发生轻度裂伤，使初产妇的子宫颈外口由产前的圆形（未产型）变为产后的“一”字形横裂（已产型）。

4. 子宫血管的变化　产后子宫血供减少，子宫壁间的血管与静脉窦随子宫肌肉的收缩和缩复而被压缩变窄，最终闭塞，使胎盘附着部得以有效止血并形成血栓，最后机化。

（二）阴道及外阴

分娩后，阴道变为松弛的管道，肌张力低下，黏膜皱襞消失。以后，阴道腔逐渐缩小，阴道壁肌张力逐渐恢复，黏膜皱襞约于产后3周重新出现。产后的阴道不能完全恢复至未孕状态，一般变得宽阔、皱襞少。

分娩后的外阴轻度水肿，2～3天自行消退。会阴部如有轻度撕裂或会阴切口缝合术后均在3～5日愈合，处女膜因在分娩时撕裂形成痕迹，称处女膜痕，是经产妇的重要标志。

（三）盆底组织

盆底肌及其筋膜在分娩时过度扩张致弹性减弱，且常伴肌纤维部分断裂。如无严重损伤，产后一周内水肿和瘀血迅速消失，组织的张力逐渐恢复。如产后能坚持康复运动，盆底肌有可能恢复至接近未孕状态。如盆底肌及其筋膜发生严重断裂，又未能及时而准确地修复，或于产褥期过早参加体力劳动可导致阴道壁膨出，甚至子宫脱垂。

二、乳房

（一）产褥期乳房的主要变化

产褥期乳房的主要变化是泌乳。妊娠期，雌激素刺激乳腺管发育，孕激素刺激乳腺腺泡发育。同时，垂体生乳素、胎盘生乳素、甲状腺素、皮质醇和胰岛素参与或促进乳腺生长发育及乳汁的产生和泌乳。随着胎盘的剥离排出，胎盘生乳素、雌激素水平急剧下降，体内呈低雌激素、高泌乳激素水平，乳汁开始分泌。以后的乳汁分泌则依赖于哺乳时的吸吮刺激。当婴儿吸吮乳头时，由乳头传来的感觉信号经传入神经纤维抵达下丘脑，通过抑制下丘脑多巴胺及其他催乳激素抑制因子，使垂体泌乳激素呈脉冲式释放，促进乳汁分泌。同时，吸吮动作反射性地引起脑神经垂体释放催产素，使乳腺腺泡周围的肌上皮细胞收缩，喷出乳汁。因此，吸吮是保持乳腺不断泌乳的关键。乳汁分泌还与产妇营养、睡眠、情绪和健康状况密切相关。

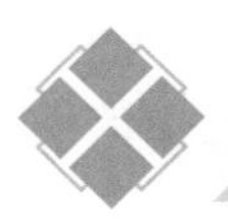

（二）乳房护理

1. 乳房的类型　确定有无乳头平坦、内陷。

2. 乳汁的质和量　产后7天内所分泌的乳汁称初乳，质稠、半透明。产后3天每次哺乳约可吸出初乳2～20mL，其中含有β-胡萝卜素等有形物质、较高的蛋白质及IgA，脂肪和乳糖相对较少。产后7～14天所分泌的乳汁为过渡乳，蛋白质量逐渐减少，脂肪、乳糖含量逐渐增加。产后14天以后所分泌的乳汁为成熟乳，呈白色，含蛋白质约2%～3%、脂肪4%、糖类8%～9%、无机盐0.4%～0.5%、维生素等。

3. 乳房胀痛及乳头皲裂　产后1～3天如没有及时哺乳或排空乳房，产妇可有乳房胀痛。哺乳产妇尤其是初产妇在最初几天哺乳后容易产生乳头皲裂。

三、血液循环系统

产后红细胞计数和血红蛋白值增高，白细胞总数增加可达20×10^9/L。中性粒细胞和血小板数也增多，淋巴细胞的比例下降，一般于产后1～2周恢复至正常水平。血沉于产后3～4周降至正常。

妊娠期血容量的增加，于产后2～3周恢复至未孕状态。在产后3天内，因子宫收缩及胎盘循环的停止，大量血液从子宫流到体循环，同时产后大量的组织间液回吸收，使体循环血容量增加15%～25%，特别是产后24小时，心脏的负担加重。

产后一段时间内，产妇血液仍处于高凝状态，这有利于胎盘剥离创面迅速形成血栓，减少产后出血。纤维蛋白原、凝血活酶、凝血酶原于产后2～3周内降至正常。

四、消化系统

妊娠期胃液分泌减少，尤其是胃液中的盐酸分泌减少，使胃肠肌张力及蠕动减弱。产后由于孕酮水平上升，促使消化功能逐渐恢复。胃酸分泌一般在产后1～2周恢复正常。

五、泌尿系统

妊娠期体内潴留的过多水分在产后主要由肾脏排出，所以产后数日尿量增多。妊娠期肾盂及输尿管生理性的扩张一般在产后4～6周恢复。分娩过程中膀胱受压造成黏膜水肿、充血、肌张力降低，以及会阴伤口疼痛、不习惯卧床排尿等原因，容易发生尿滞潴留。

六、内分泌系统

妊娠期腺垂体、甲状腺及肾上腺增大，功能增强，在产褥期逐渐恢复正常。雌激素和孕激素水平在产后急剧下降，至产后1周已降至未孕水平。胎盘生乳素于产后3～6小时已不能测出，垂体催乳素则因哺乳而在数日内降至60μg/L，不哺乳者降至20μg/L。产褥期恢复排卵的时间与月经复潮的时间因人而异，哺乳期产妇月经复潮前仍有可能怀孕。

七、腹壁

妊娠期出现的下腹正中线色素沉着在产褥期逐渐消退。紫红色的妊娠纹变为白色，

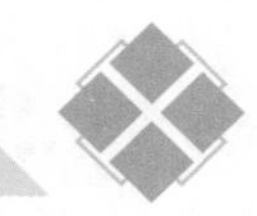

但不能消退。腹壁皮肤受妊娠子宫膨胀的影响，弹力纤维断裂，腹直肌呈不同程度分离，使产后腹壁明显松弛，约需6～8周恢复。

第二节　产褥期妇女的心理调适

怀孕对孕妇来说是一种压力，需要加以调适。同样，产后妇女的生理、心理改变及新生儿的出生，对产妇而言也是另一种新的变化，必须重视调整与适应。

产后抑郁症

产褥期妇女心理调适一般经过3个时期：依赖期、依赖—独立期和独立期。现将产褥期心理调适与护理总结如下。

一、依赖期

依赖期为产后1～3天。此期产妇多表现为用语言来关心新生儿，较多谈论妊娠和分娩感受。较好的妊娠分娩经历，满意的产后休息，丰富的营养和与婴儿之间的目视身体接触，将帮助产妇顺利进入第2期。丈夫与家属要及时关心、帮助产妇，医护人员要耐心指导其产褥期休息、营养饮食、卫生保健、母乳喂养、新生儿护理等知识；帮助加强陪护支持系统，帮助产妇做好日常生活护理及新生儿监护。

二、依赖—独立期

依赖—独立期为产后4～14天。此期产妇表现出较为独立的行为。改变依赖期接受特别照顾关心的状态。学习自我护理与新生儿监护喂养等。此期容易产生压抑，与产妇分娩后感情的脆弱，对母亲角色太多责任的不适应；新生儿诞生而产生爱的被剥夺感，痛苦的分娩过程及糖皮质激素和甲状腺素处于低水平等因素相关。压抑的情绪与新生儿护理使产妇极为疲劳，疲劳又加重压抑。产妇可出现冷漠不悦、委屈哭泣、易烦躁、情绪激动等。医护人员和家属应该及时给予心理评估，对症实施心理护理，并让家属积极参与安慰疏导，帮助其缓解压抑情绪。比如让产妇充分休息，保持每天睡眠时间8～10小时，室内舒适安静无噪声。提供新生儿母乳喂养护理知识，耐心指导协助产妇护理喂养新生儿。鼓励产妇及时表达自己心情，及时的沟通交流利于提高产妇自信心和自尊成就感，促进接纳新生儿、自己和家属，并能够从疲劳中解脱，接受喂养、监护好新生儿和自身生活自理问题。

三、独立期

独立期为产后0.5～1个月。此期新家庭成立并运作，开始新的生活。新生儿给家庭带来许多欢乐和责任，并开始恢复分娩前家庭日常活动和夫妻生活。产妇及丈夫往往会主动承担各种压力责任，如兴趣与需要的背离、哺乳新生儿、承担家务及维持夫妻关系中各自角色的冲突矛盾与合作等。此期家庭成员的相互关心、支持合作很重要。

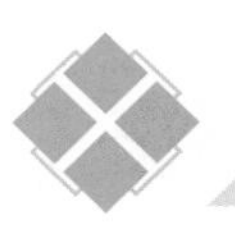

第三节　产褥期的观察及处理

正常产褥期产妇的临床表现

产褥期母体各系统变化很大，属生理范畴，但子宫内有创面，乳腺分泌旺盛，容易出现各种病理情况。

一、产褥期的临床表现

（一）生命体征

产后的体温多数在正常范围内。若产程延长致过度疲劳时，体温可在产后最初24小时内略升高，一般不超过38℃。不哺乳者于产后3～4日因乳房血管、淋巴管极度充盈也可发热，体温达38.5℃，一般仅持续数小时，最多不超过12小时，体温即下降，不属病态。产后的脉搏略缓慢，每分钟为60～70次，与子宫胎盘循环停止及卧床休息等因素有关，约于产后1周恢复正常，不属病态。产后腹压降低，膈肌下降，由妊娠期的胸式呼吸变为胸腹式呼吸，使呼吸深慢，每分钟为14～16次。血压于产褥期平稳，变化不大。妊高征产妇的血压于产后降低明显。

（二）子宫复旧

胎盘娩出后，子宫圆而硬，宫底在脐下一指。产后第1日因宫颈外口升至坐骨棘水平，致使宫底稍上升平脐，以后每日下降1～2cm，至产后10日子宫降入骨盆腔内，此时腹部检查于耻骨联合上方扪不到宫底。

（三）产后宫缩痛

在产褥早期因宫缩引起下腹部阵发性剧烈疼痛称产后宫缩痛。子宫在疼痛时呈强直性收缩，于产后1～2日出现，持续2～3日自然消失。多见于经产妇。哺乳时反射性缩宫素分泌增多使疼痛加重。

（四）褥汗

产褥早期，皮肤排泄功能旺盛，排出大量汗液，以夜间睡眠和初醒时更明显，不属病态，于产后1周内自行好转。

（五）恶露

产后随子宫蜕膜（特别是胎盘附着处蜕膜）的脱落，含有血液、坏死蜕膜等组织经阴道排出，称恶露。恶露分为以下几种。

1. 血性恶露　色鲜红，含大量血液得名。量多，有时有小血块，有少量胎膜及坏死蜕膜组织。

2. 浆液恶露　色淡红，因似浆液得名。含少量血液，但有较多的坏死蜕膜组织、宫颈黏液、阴道排液，且有细菌。

3. 白色恶露　黏稠，因色泽较白得名。含大量白细胞、坏死蜕膜组织、表皮细胞及细菌等。

正常恶露有血腥味，但无臭味，持续4～6周，总量为250～500mL，个体差异较大。血性恶露约持续3日，逐渐转为浆液恶露，约2周后变为白色恶露，约持续3周干净。上述变化是子宫出血量逐渐减少的结果。若子宫复旧不全或宫腔内残留胎盘、多量胎膜或合并感染时，恶露量增多，血性恶露持续时间延长并有臭味。

二、产褥期的处理

（一）产后 2 小时的处理

产后2小时内极易严重并发症，所以应在产后严密观察产妇的血压、脉搏、子宫收缩情况、阴道流血量及膀胱充盈等。以弯盘置于产妇臀下收集阴道流血量。若发现子宫收缩乏力，应按摩子宫并肌注子宫收缩剂。若阴道出血量不多，但宫底上升者，提示宫腔积血，应挤压宫底排出积血，并给予子宫收缩剂。

（二）饮食

产后1小时可让产妇进流食或清淡半流食，食物应富有营养、足够热量和水分。若哺乳应多进蛋白质和多吃汤汁食物，应适当补充维生素和铁剂。

（三）排尿预排便

产后4小时应鼓励产妇尽早解小便，难产、滞产产妇容易发生尿潴留，产后4～6小时仍未排尿者，子宫收缩良好但宫底上升至脐部以上，或宫底下方扪及束状块物时，均表明尿潴留，应予以导尿，6小时一次，间歇性导尿引起感染的机会小于留置尿管持续导尿。当膀胱潴留尿大于1 000mL时，需留置尿管持续导尿至少2天，需酸化尿液，应用抗生素预防感染。

产妇因卧床休息，肠蠕动减弱，产妇应多吃蔬菜以增加纤维素，及早下床活动，以防便秘。若发生便秘，应口服缓泻剂，用开塞露塞肛或温肥皂水灌肠。

（四）脉搏、呼吸、血压

产后应每日测量体温、脉搏、呼吸、血压，尤其应重视对体温的监测。产后24小时内，由于机体对分娩的反应，体温可略升高，但不超过38℃，产后3～4天，乳房充盈，血管、淋巴管充盈时，体温可上升至38℃以上，但一般不超过24小时，体温升高提示体内有感染灶，应仔细检查确定病因。

（五）子宫复旧与恶露

产妇应重点观察子宫复旧及恶露，每日应在同一时间手测宫高以了解子宫逐日复旧过程，观察恶露量、颜色、气味，若子宫复旧不全，恶露量多、色红，而持续时间延长，应给予缩宫剂；若合并感染，恶露有腐臭味且有子宫压痛，应给予抗生素控制感染。

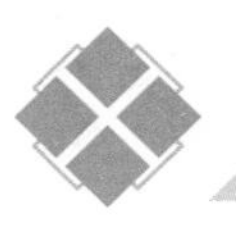

（六）褥汗

产褥早期，皮肤排泄功能旺盛，排除大量汗液，以夜间睡眠和初醒时更明显，不属病态，于产后一周内自行好转。

（七）乳胀

产后2～3天乳房泌乳增加，局部淋巴血管充盈，乳腺管欠通畅，出现乳房胀痛饱满，有不规则硬块，此时可用些镇痛药，局部冷敷，减少充血，按摩、频繁哺乳，排空乳房，也可借助吸奶器的吸引，催产素滴鼻或肌注帮助排乳，正确处理乳汁瘀积很重要，否则可引起乳汁枯竭或诱发乳腺感染。

（八）会阴处理

每日用1：5 000高锰酸钾或1：2 000新洁而灭溶液冲洗会阴，排尿排便后应再次清洁会阴，保持会阴干燥，会阴部有伤口者，应每日检查伤口周围有无红肿、硬结和分泌物，以及愈合情况，产后24小时可用红外线照射外阴，有缝线者产后3～4日拆线，若伤口感染时，应提前拆线引流或扩创处理，50%硫酸镁湿热敷可减轻会阴缝合肿胀疼痛，若疼痛严重或伴有大便坠胀要怀疑有血肿的可能。

（九）产后尿潴留

产后4小时应让产妇排尿，若排尿困难，应鼓励产妇坐起，解除怕排尿引起的疼痛，用热水熏洗外阴，用温开水洗尿道口诱导排尿，按摩膀胱，针刺关元、气海、三阴交、阴陵泉等，或用穴位封闭新斯的明0.5mg，采用上述方法无效时应予以导尿，并注意预防感染。

【案例评析】

23岁初产妇，足月顺产。产后3日，体温37.6℃，双侧乳房胀满，无明显压痛，WBC：14×10^9/L，宫底脐下2横指，下腹无压痛，阴道分泌物不多，无异味，小便正常。

解析　该产妇双侧乳房胀满，无明显压痛，产后3日，体征指标无明显异常。最可能的诊断是产后乳胀、正常产褥。在该情况下，一般不需要做特殊处理。挤空、吸空乳汁预防乳腺炎即可。

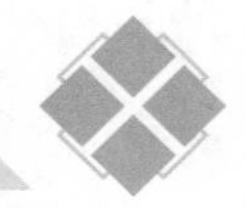

思考与训练

一、名词解释

1. 产褥期
2. 子宫复旧
3. 恶露

二、选择题

（一）A1 型题

1. 产后 1 ～ 3 天，产妇体内的激素水平呈（　　）。
   A. 低雌激素、高泌乳激素
   B. 高雌激素、高孕激素
   C. 低雌激素、高孕激素
   D. 高雌激素、低泌乳激素
   E. 高孕激素、低泌乳激素
2. 产后如恶露呈持续性深红色恶露，应怀疑（　　）。
   A. 宫腔感染
   B. 胎盘残留
   C. 会阴软组织裂伤
   D. 宫缩乏力
   E. 凝血功能障碍
3. 下列措施中有促进乳汁分泌作用的是（　　）。
   A. 吸吮刺激
   B. 孕激素刺激
   C. 大量雌激素
   D. 前列腺素
   E. 甾体激素
4. 产妇产后 4 ～ 6 小时应排尿的原因是（　　）。
   A. 利于伤口恢复
   B. 利于产妇舒适
   C. 利于产妇活动
   D. 利于子宫收缩
   E. 利于乳汁分泌
5. 预防产后乳房胀痛，不正确的措施是（　　）。
   A. 分娩后马上吸吮
   B. 确保正确的含接姿势

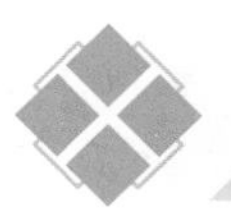

C. 坚持按时喂哺
D. 做到充分有效的吸吮
E. 按需哺乳
6. 纯母乳喂养是指（　　）。
A. 婴儿从出生至产后 10 个月，除母乳外不给婴儿其他食品及饮料，但可以喂水
B. 婴儿从出生至断乳，除母乳外不给婴儿其他食品及饮料，但可以喂水
C. 婴儿从出生至产后 4 ～ 6 个月，除母乳外不给婴儿其他食品及饮料，但可以喂水
D. 婴儿从出生至断乳，除母乳外不给婴儿其他食品及饮料，包括水
E. 婴儿从出生至产后 4 ～ 6 个月，除母乳外不给婴儿其他食品及饮料，包括水
7. 产褥期妇女心理调适过程中，易出现压抑情绪，通常发生在（　　）。
A. 依赖期
B. 依赖—独立期
C. 独立期
D. 抑郁期
E. 开朗期
8. 产后血性恶露一般持续（　　）。
A. 9 ～ 10 天
B. 7 ～ 8 天
C. 5 ～ 6 天
D. 3 ～ 4 天
E. 1 ～ 2 天
9. 初乳可减轻新生儿黄疸发生的原因是（　　）。
A. 初乳中钙磷比例合适
B. 初乳中含有抗感染物质
C. 初乳具有轻泻作用
D. 初乳易于消化吸收
E. 初乳营养丰富
10. 产后除胎盘附着面以外，子宫内膜基本完成修复的时间是产后（　　）。
A. 6 周
B. 5 周
C. 4 周
D. 3 周
E. 2 周

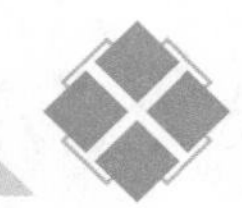

（二）A2 型题

1. 孕妇，24 岁，8 小时前顺产一正常女婴，对婴儿提供护理措施，下列说法不正确的是（　　）。

A. 入室后了解 Apgar 评分情况

B. 重度窒息者应重点护理

C. 以持续仰卧位最好

D. 密切观察呼吸和面色

E. 纯母乳喂养

2. 某产妇，产后第 8 天，乳汁分泌良好，并母乳喂养，此时间新生儿吃到的是（　　）。

A. 初乳　　B. 成熟乳

C. 过渡乳　　D. 前奶

E. 后奶

3. 某女婴出生时，Apgar 评分 9 分，身体健康，出生 5 天查体时发现阴道有白带及少量血性分泌物似月经样，这种现象是（　　）。

A. 出生时阴道损伤

B. 假月经

C. 月经

D. 阴道感染

E. 阴道细菌感染

4. 张女士，第一胎，足月顺产，阴道分娩，会阴Ⅰ度裂伤缝合处水肿明显，会阴护理措施中正确的是（　　）。

A. 冲洗阴道、会阴

B. 外用消炎药膏

C. 50% 硫酸镁湿敷伤口

D. 坐浴，2 次 / 月

E. 取伤口侧卧位

三、简答题

1. 简述促进子宫复旧的护理措施。

2. 简述产褥期产妇的健康指导内容。

四、案例分析

一产妇，孕 1 产 1，3 天前自然阴道分娩。经护理评估得到：体温 38.2 ℃，脉搏 70 次 / 分，血压 100/60mmHg。恶露为浆液性，量中→少，宫底居中、脐下 3 指、硬。会阴切口：缝线 3 针，无红肿，轻微疼痛不适，乳房胀痛，有硬块，乳头红肿并有裂口。产妇不愿哺乳，要求退奶，新生儿哭闹不休。

根据病例，列举两个主要的护理诊断，并提供有效的护理措施。

第六章
正常新生儿的护理

学习目标

1. 掌握新生儿的分类及其标准。
2. 能够描述正常新生儿的生理和行为特点。
3. 掌握新生儿的护理方法。

预习案例

某新生儿，出生 12 小时后开始排便，其大便呈黑棕色，母亲询问护士，该现象是否正常。

思考

新生儿出生后的正常生理现象是什么？

本章对新生儿的分类及其分类标准进行了详细介绍。正常新生儿在出生后有其独特的生理和心理特点，根据这些特点，临床上也制定了相应的护理方法。

第一节 新生儿的分类

新生儿抚触

一、新生儿的定义

从娩出到诞生后28天的婴儿，称为新生儿。

二、新生儿的分类

新生儿的分类方法有多种，可按胎龄分或按出生体重分，也可将胎龄和出生体重结合起来分。

胎龄是指从母亲末次月经的第1天算起到分娩为止这段时间，一般为40周。

（一）按胎龄分

根据分娩时的胎龄，可把新生儿分为足月儿、早产儿、过期产儿。

1. 足月儿　胎龄等于或大于37周并小于42周（胎龄在259～293天之间）的新生儿称为足月儿。

2. 早产儿　胎龄小于37周的新生儿（胎龄<259天）称为早产儿，常将胎龄大于并等于34周的早产儿称为近足月儿。

3. 过期产儿　胎龄等于或大于42周（胎龄≥294天）的新生儿称为过期产儿。

（二）按体重分

根据体重值，可把新生儿分为正常体重儿（2 500克≤体重≤4 000克）、低体重儿（体重<2 500克）、巨大儿（体重>4 000克）。

1. 超低出生体重儿　指出生体重小于1 000g的新生儿。
2. 极低出生体重儿　指出生体重小于1 500g的新生儿。
3. 低出生体重儿　指出生体重小于2 500g的新生儿。
4. 正常出生体重儿　指出生体重等于或大于2 500g并小于或等于4 000g的新生儿。
5. 巨大儿　指出生体重大于4 000g的新生儿。

（三）按体重与胎龄的关系分

根据体重与胎龄的关系，可把新生儿分为小于胎龄儿、适于胎龄儿、大于胎龄儿。

1. 小于胎龄儿　出生体重在同胎龄儿体重的第10百分位数以下的新生儿。
2. 适于胎龄儿　出生体重在同胎龄儿体重的第10至第90百分位数之间的新生儿。
3. 大于胎龄儿　出生体重在同胎龄儿体重的第90百分位数以上的新生儿。

小于胎龄儿可以是足月儿、早产儿或过期产儿，是由多种原因导致胎儿在母体子宫内生长发育迟缓引起的。这类小儿生后如果养护得当，其生长发育多数仍可能赶上正

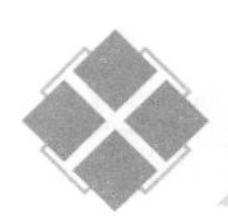

常，但足月的或过期产的小于胎龄儿其生长赶上正常要较早产儿难些。

（四）按诞生后的健康状况

根据诞生后的健康状况，可把新生儿分为健康新生儿（无任何危象的新生儿）、高危新生儿（出现危象或可能发生危重情况的新生儿）。

高危儿是指已经发生或可能发生某种严重疾病而需要监护的新生儿。常发生于如下情况：①母亲疾病史：如糖尿病，感染、吸烟、吸毒或酗酒史，母亲为Rh阴性血型，过去有死胎、死产或性传播病史等。②母孕期异常：母亲患妊娠高血压综合征、先兆子痫、子痫、羊膜早破、羊水胎粪污染、胎盘早剥、前置胎盘。③异常的分娩史：各种难产、手术产（高位产钳、胎头吸引、臀位产）、分娩过程中使用镇静和止痛药物史等。④出生时异常，如新生儿窒息、多胎儿、早产儿、小于胎龄儿、巨大儿、宫内感染、先天畸形等。

（五）其他

根据诞生后的时间，可把新生儿分为早期新生儿（诞生一周以内的新生儿）、晚期新生儿（出生第2周到第4周末的新生儿）。

新生儿出生后足月，体重正常，适于胎龄，无异常情况为正常儿。否则，有各种异常，如低体重儿、早产儿或有疾病等均为高危儿。

第二节　正常新生儿的生理和行为特点

新生儿期是指从母体到外界生活的适应期，需要经历一系列重要的调整和复杂的变化，才能适应新环境，维持其生存和健康发展。新生儿各系统脏器功能发育尚未成熟，调节功能差，免疫功能低下，体温调节功能较差，易感染，护理起来必须细心、科学、合理。

一、新生儿的生理特点

（一）外貌

头相对较大，占身长的1/4，头围33～44cm，前囟2cm × 2cm至2.5cm × 2.5cm，后囟已闭合或尚在开放，可辨识骨缝，头发或多或少（但并不代表今后头发的密度），分条清楚，耳壳软骨发育好，能保持直立位置。初生时两眼紧闭或定视，很少睁开。口腔黏膜干燥，舌短而宽，两颊内侧有隆起的脂肪垫，俗称“螳螂子”，有助于哺乳时含住奶头，不可割掉。耳骨软，胸呈圆桶形，比头围小1～2cm。乳房稍突起有结节。腹膨隆，脐带脱落后形成脐窝；因为血液多集中于躯干部及内脏，肝脏可以在肋缘下2cm以内。脊柱呈直形，尚无前凸和后凸的正常弯曲。骶尾略凹，四肢短小，呈外伸和屈曲姿势。手紧握，小腿略内弯，膝向外，足底扁平，指（趾）甲细长。男婴阴囊大小不等，往往

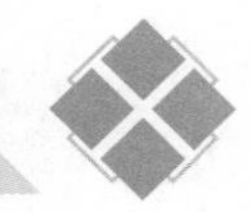

有轻度鞘膜积液；睾丸多降至阴囊内，使阴囊呈悬垂状，可有生理性包皮或前列腺肥大，这均属正常。女婴小阴唇相对较大，大阴唇不能遮住小阴唇，常有外阴水肿。全身皮肤娇嫩坚韧而有弹性，初生时皮肤为浅紫色，手足掌面呈青紫，等到血液含氧浓度增加后青紫消退，逐渐转为玫瑰色。骶尾部和臀部常有青色色素斑，指压不褪色，这是由于皮肤深层堆积色素细胞形成的，一般5～6岁后可自行消失。皮肤表面有多少不等的胎脂和胎毛。

（二）姿势

四肢相对较短，呈屈曲外展状（即像“w”形状）。

（三）皮肤

皮肤角化层较薄，表面缺乏溶菌素，皮下血管丰富，汗腺分泌旺盛，汗多，大小便次数多，尤其母乳喂养的宝宝大便次数多，如果不经常洗澡护肤，这些有害的代谢产物就会不断刺激皮肤，特别是颈部、耳后、腋下、腹股沟、臀部等皮肤褶皱处，很容易发生皮肤溃烂或感染。

（四）皮肤色斑

1. 青斑　多见于骶尾部、臀部、手足、小腿等部位，呈蓝灰色，形状大小不一，不高出皮肤，无不适。这是皮下色素细胞堆集的结果，又称“胎斑”或“胎记”，不需要治疗，多于5～6岁时自行消失。

2. 红斑　为云状红色痣，又称毛细血管瘤。常见于眼睑、前额以及颈后部，这是接近皮肤表面的微血管扩张所致，大约1岁左右可消失。

3. 草莓状痣　表面似草莓状凹凸不平，医学上称草莓状血管瘤，至6个月时可以长得很大。草莓状痣会随宝宝长大颜色变浅，甚至消失。有的3岁左右会消失，即使不消失也可以进行治疗，但不主张在新生儿期治疗，当然特殊部位影响发育者除外。

4. 牛奶咖啡斑　顾名思义呈牛奶咖啡色、大小不等的斑块。可在婴儿四肢或躯干见到，少数几块对婴儿健康无妨碍，如果数量很多，则应看小儿神经科医生。

（五）体温

由于新生儿体温调节中枢尚未发育完善，体表面积相对大，皮下脂肪层薄，皮下血管丰富，保温能力比较差，容易散热。当吃奶不足、外界温度偏低或有疾病时，即可表现为体温不升。尤其是早产儿、低出生体重儿出生时合并窒息的新生儿，以及有其他异常的高危新生儿，更容易出现体温不升，测体温常在35℃以下，称为低体温（正常腋下体温36～37℃，肛温36.2～37.8℃）。

（六）脱水热

喂养不足或居室温度过高时，由于新生儿蒸发性散热增加会造成脱水，由于脱水，发生脱水热，一般不会太高，体温腋温超过37℃，或肛温超过37.8℃。新生儿对热的耐

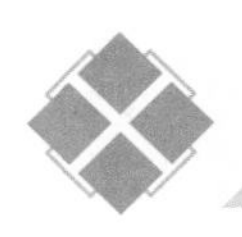

受性差，如果体温超过39℃以上并持续较长时间，不仅可引起高热抽风，还可能导致永久性脑损伤，甚至遗留下神经系统后遗症。如果在家生产，一定不能包裹得太厚，以防宝宝发热；如果在医院生产，医护人员会对新生儿做妥当处理。

（七）生理体重下降

宝宝在出生后一周内体重都会有正常的生理性下降，一般在出生后2～4天，宝宝体重可以下降6%～9%，最多不超过10%，一般在10天左右恢复至出生体重，也有的晚至第3周才恢复到出生体重，但这并不影响以后的发育，父母不用过分紧张。一旦体重恢复，随着月龄及哺乳量的增加，体重会迅速增加，一般每天可增30克以上。

（八）呼吸

新生儿呼吸浅而快，每分钟40～50次，有时节律不齐，以腹式呼吸为主。不仔细观察看不出胸部抬起，而只看见宝宝肚子上下起伏。最初的几天呼吸中枢尚未发育完善，有时呼吸不规则，甚至会出现呼吸暂停，尤其是早产儿呼吸暂停更易发生。经过2～3日后逐渐平稳，有规律，但在哭泣、吃奶时呼吸节律会加快。

（九）循环

怀孕4周开始胎儿有心跳，8～12周建立了完善的体内循环。胎儿血为混合血，氧气和营养物质是经胎盘与母亲进行交换的。宝宝出生后心率仍很快，每分钟140次左右，波动在120～160次/分之间，由于末梢血流缓慢，血红蛋白偏高，哭泣或遇冷可出现口周发绀和四肢末端偏凉，随着月龄增长，末梢血液循环会逐步得到改善。

（十）大便

正常新生儿出生后10～12小时内开始排大便。有的新生儿在娩出过程中即排便。起初两天大便呈墨绿色、黑棕色，称为胎便；吃母乳后大便呈棕黄混杂的颜色；3～4天左右转为金黄色软便，呈糊状，不成形，每天好几次。若生后24小时一直未排便，且伴有腹胀、呕吐，呕吐物为黏液或羊水，应考虑是否存在消化道梗阻，应当及早看医生，检查是否有先天性畸形或胎便黏稠。

（十一）小便

正常新生儿多在出生时或出生后6小时内排尿，前2～3天尿量少，但每天最少尿量在60mL以上。若出生后24小时还不排尿，应当喂10%的葡萄糖水20～30mL，观察是否排尿。观察时，屁股下垫布垫，不要用尿不湿，否则尿都被吸收了。如果仍未排尿，应请医生检查，处理异常情况。

二、正常新生儿的生理和行为特点

（一）动作发展

婴幼儿的动作包括躯体大动作和手指精细动作。刚出生的新生儿（满月后至1岁止

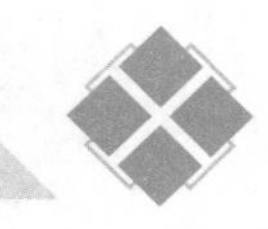

一般称为婴儿）应具有一些简单的动作反射。婴儿应会吮吸塞入口中的奶头，转向触及嘴角的物体，握紧放在手掌上的东西。满20天时，俯卧着的婴儿可以把头平举起来；足月时，婴儿凭借自身的力量可移动所躺的位置；4个月时，婴儿借助支撑可坐1分钟；6个月时，婴儿应能独自坐；7～8个月时，婴儿能用手和膝爬行；9～10个月时，婴儿借助支撑可站起来；11个月时应能独自站立；12个月时应能由别人拉着走；13个月时应能独立行走；18个月时应能独自爬楼梯。到2岁时，幼儿应能从地板上拾起一个物体而不跌倒，并能奔跑和向后走。

（二）语言发展

新生儿最初的语言是哭声。一个新生儿应能通过哭声，向成人表达其饥饿、排泄、疼痛或身体不舒服。大约从第4个月起，婴儿应开始咿呀学语，把声母和韵母联结成一串音节，并且不管其父母使用的是什么语言，他们说出的似乎都可能是一种“世界通用语”，即“mama”“baba”“dada”“gaga”等。到接近第12个月时，婴儿一般可理解性地使用“妈妈”—— 一个含义丰富的词，同时这个词也代表了一个句子的含义。到18个月左右，婴儿应能说出双词句，如“妈妈水”“吃果果”等。从第18个月到24个月，婴儿的语言表达能力应有迅速的发展。他们将开始使用由3个词或3个以上词组成的短语或句子。这时，他们的词汇量应从约20个迅速扩大到300个以上。在2到3岁期间，幼儿应具有使用各种基本类型句子的能力。在3到6岁，幼儿语言的发展将进入关键期。在这段时期，幼儿通过游戏、学习、日常生活等活动，迅速发展其语言表达能力。他的语音迅速变得准确，而且，在没有任何人专门教授的情况下奇迹般地掌握母语的语法，并操一口地道的母语。

（三）认知能力的发展

新生儿的学习只局限在一些条件反射上，如巴宾斯基反射，即当婴儿的脚底受到轻轻拍击时，大脚趾伸展，其他脚趾呈扇形展开。到了4个月左右，婴儿应表现出越来越“聪明”的行为。他应该会对一切人，甚至对物体发出微笑；能把来自不同感官的信息结合起来，如把愉快的脸和愉快的声音联系起来，把愤怒的脸同愤怒的声音联系起来。在出生后7～12个月，婴儿应能认识他们以前看见过的刺激，即记忆的形成，从而能意识到在物体和人的世界之外，存在一种独立分离的现象，如物体和人会消失不见，又会重新出现。

到2岁的时候，幼儿应能以心理意象的形式来描绘出自己的体验。例如，当通向某一目标的道路受阻或改变时，幼儿就会去寻找新的路线。这是一种心理符号的控制和理解活动，它使得幼儿能以可预见的、一致的、可调节的甚至是反射的方法来做出行动，用儿童心理学家皮亚杰的理论来解释，就是前概念思维。前概念思维发展到一定水平的时候（大约为2～4岁），通过同化与顺应的作用，幼儿直觉思维便会接着发展起来。这时，幼儿的年龄大体为4～6岁。

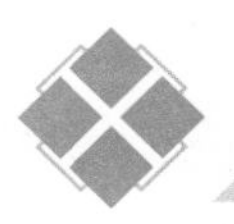

（四）社会性和情绪的发展

通过学习社会生存所需的知识、技能和社会规范，发展自己的社会性，以取得社会生活的资格。人的这种社会化过程既是儿童通过加入社会环境、社会关系系统的途径以掌握社会经验的过程，同时又是他们对社会关系系统的积极再现的过程。社会化是贯通人的一生的连续过程。

人在婴幼儿期，需要获得吸引父母注意力的社会生活方式；对同辈和成年人表达自己的情绪情感——这种个人需要是否获得满足的体验，包括积极的情绪情感和消极的情绪情感，如喜、怒、哀、乐等；带领、跟随同辈人，与他们合作和竞争；对成就有自豪感；从事角色扮演等活动。为此，他们应具备必需的先天生理素质，以便在出生后的1个月内就能对说话声有反应，对人脸特别注意。到2个月左右，婴儿应开始对人发出社会性微笑，即当照料者亲近他或满足某种需求时而发出的微笑（这跟与生俱来的嘴部笑容行为是不同的）。到第4个月时应能产生认生感，即对陌生人产生恐惧。半年后，婴儿应能明显地显示出依恋环境中特定人物的迹象，其首要的依恋目标通常是照料他的母亲。婴儿对母亲的依恋到满1岁时将达到第一个高峰，这个时候母亲的出现会给婴儿带来很大的安全感。与此同时，父亲如果亲近婴儿，关注婴儿发出的信号并给予照料，婴儿对父亲的依恋感也应能牢固地建立起来。到2岁时，有违拗、违抗照看者要求和指挥别人的现象发生，其情绪表达形式应表现出多样化，并且能够学会关心和爱护其他儿童，开展社会性游戏活动，具有移情能力。在3～6岁期间，幼儿应开始形成道德情感和标准，并建立同伴关系。

正常新生儿的特点及护理

第三节　正常新生儿的护理

一、护理要点

新生儿的护理需要特别细致周到，护理新生儿初步要注意以下要点。

（一）清理口腔

胎儿娩出时应迅速清除口咽部的黏液和羊水，以免误吸，引起吸入性肺炎，但不要擦洗口腔，因新生儿口腔黏膜薄嫩，易受损伤。如果出现“鹅口疮”——口腔黏膜出现点片状的白膜，可轻轻涂擦制霉菌素药水。

（二）保温

新生儿出生后应立即将其全身轻轻擦干，用洁净温暖的棉毯包裹。室温不能低于23℃。新生儿体温应保持在36～37℃。生后第一天每4小时测一次体温，体温稳定在36.5℃左右时，以后可改为每6～12小时测一次。若体温低于36℃或高于38℃时，应查找原因，进行处理。

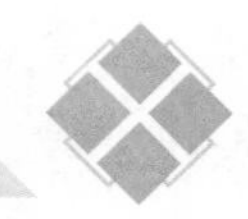

（三）滴眼

初生后即用0.5%新霉素或0.25%氯霉素滴眼，以防新生儿眼炎。眼睛分泌物多时，可用生理盐水或2%硼酸棉球拭净后再滴眼药。

（四）体位

除妈妈抱起喂奶外，新生儿整日卧床休息。应保证有足够睡眠时间，每日在20小时以上。最好采取侧卧位，尤其喂奶后应向右侧卧，平时采取左侧卧。经常变换体位，可防止睡偏头。仰卧不安全，此种体位，如漾奶时，可引起窒息。可不必枕枕头，如枕时枕头的高度应大致同肩宽，更不能用硬枕头来矫正头形。

（五）注意居住环境

居住环境要特别注意两个因素：第一是通风因素。新生儿的居住环境要求有适当的通风气流，同时要避免传统房屋坐北朝南格局的穿堂风。第二是噪声因素。高分贝、刺耳噪声要注意隔离，以免对宝宝的听觉器官造成伤害。

（六）注意冷热护理

因为新生儿体温调节机能差，因此，冬天要保暖，夏天要防暑降温，平时要根据气温的变化及时增减衣服。

（七）注意皮肤护理

新生儿皮肤娇嫩，容易损伤，因而接触动作要轻柔，衣着要宽松，质地要柔软，不宜钉扣子或用别针。要用温水擦洗皮肤皱褶处，每次大小便后清洗，并用毛巾擦干。

（八）注意脐带护理

在新脐带未脱落时，每天用0.5%聚乙烯醇醚络碘溶液擦洗脐部一次，然后用消毒纱布盖上，不要放盆内洗澡。脐带脱落后，可以不用纱布，但必须保持脐部干燥清洁。发现脐部有红或有脓性分泌物，则应进行消炎处理（图6–1）。

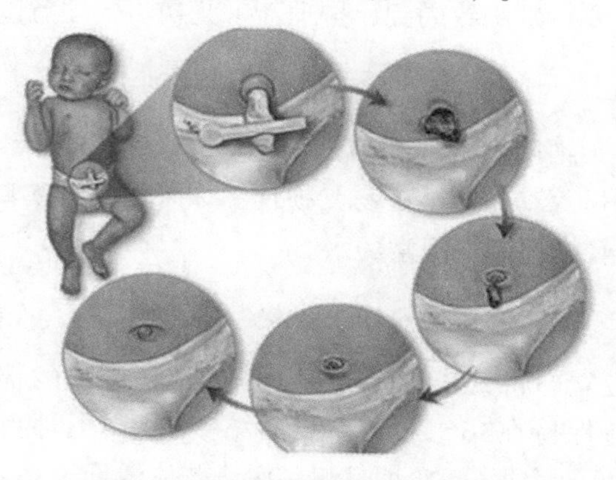

图 6–1　新生儿脐带脱落过程

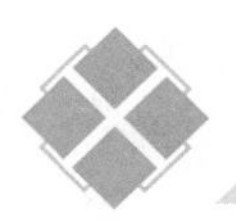

（九）要保证充足睡眠

经常变换新生儿的睡姿，以防止头颅变形。

（十）处理特殊生理现象

如所谓的新生儿“马牙”、女婴出生后数天内阴道有黏液或血性分泌物，红尿、乳房肿大、红斑、色素斑以及生理性黄疸（出生后2～3天出现）等，这些过几天后就会自然消失，不必特殊处理。如果时间较长或有其他不良反应，则应去医院检查。

二、护理误区

（一）生理性黄疸误认为肝炎

新生儿在生后2～3天开始出现黄疸，4～5天后最明显，7～14天自然消退，一般情况良好，无不良反应，称为“生理性黄疸”。如果10天内黄疸消失，就不是病态，更不是肝炎，为生理性黄疸（图6–2）。它一般在生后第4～5天出现，一周左右消失。早产儿黄疸可持续到14天消失，产生原因如下。

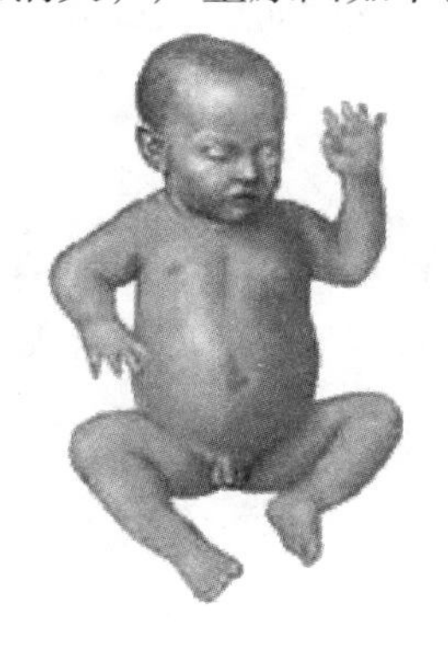

健康婴儿

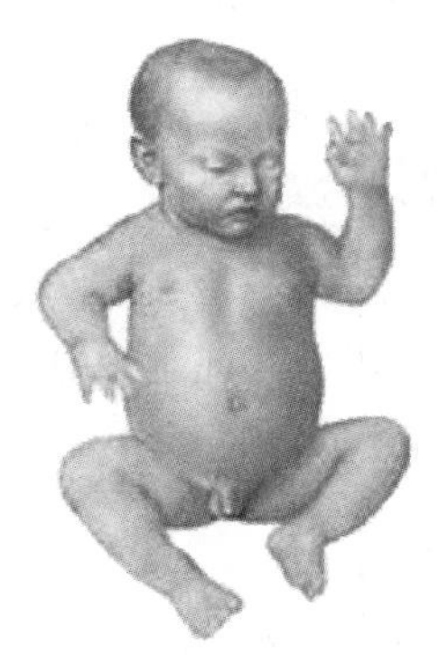

重型黄疸患儿

图 6–2 黄疸

（1）孩子体内红细胞破坏增加，使血中间接胆红素增加，皮肤发黄。

（2）新生儿肝脏发育不成熟，肝细胞产生的酶（葡萄糖醛酸转移酶）活性不足，不能有效地将间胆转化为直胆而由胆道排泄，间胆在血中浓度增高，引起皮肤黄染。

总之，生理性黄疸属正常生理过程，不需要治疗。

（二）挤压乳腺

新生儿的乳房在生后第4～5天出现轻度肿胀，并有少许乳汁溢出，7～10天达高潮。这是因为母亲在妊娠后期体内分泌雌激素（孕激素及催乳素），致使胎儿通过胎盘吸收了较多的激素所造成的乳腺一时性肿胀，无论男孩、女孩都可能有，属于生理现象，2～3周即可消失，千万不要挤压，否则可能患“乳腺炎”。

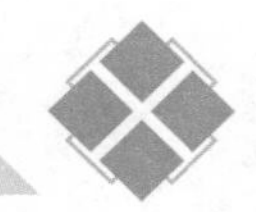

（三）错弃初乳

初乳是指产后12小时以内分泌的乳汁，因初乳颜色太黄，比较清淡，所以有的人认为初乳是“坏乳”，而白白挤掉，甚为可惜。因为初乳营养价值很高，含有丰富的蛋白质、脂肪、乳糖、矿物质，同时还含有大量的分泌型免疫球蛋白，它能杀死破伤风杆菌、百日咳杆菌、肺炎双球菌及引起腹泻致病的大肠杆菌，且能抵抗麻疹、小儿麻痹等病毒。实践证明：产后开奶时间越早，乳汁分泌越好；吸吮越勤越早，产乳越多。

（四）正常溢乳误为呕吐

新生儿胃贲门括约肌松弛，幽门括约肌相对较紧张，胃容量小（30～60mL），胃呈水平位，因而易发生溢乳。喂奶后应将新生儿竖起，轻拍后背，排出咽下的空气，然后取右侧卧位，枕头高3～4cm即可。少量溢乳属正常现象，不应按呕吐治疗。

（五）误擦胎脂

胎脂有保护皮肤、防止细菌感染及保温的作用。除胎脂较厚，皮肤皱褶多的大腿根、腋下及脖子等处，略加擦拭，以防胎脂分解成脂肪酸刺激局部皮肤而发生糜烂外，其他部位的胎脂不宜擦去。

（六）脱水热误认为感染

少数新生儿出生后的第3～4天有一过渡性发热，体温骤升，有时可达39℃左右，但一般情况良好，夏季多见。若补足水分后，体温可于短时间内恢复正常，不需治疗。有人误认为感染，给予抗生素治疗是不必要的。

（七）新生儿脱发

有些新生儿出生的时候头发很好、很黑，过些日子有的地方会脱发，这不是病态，属正常现象，俗称“奶秃”，随着孩子逐渐长大，头发也会越长越好。不过造成新生儿脱发的原因目前尚不清楚。

（八）四肢抖动误认为抽风

因新生儿大脑发育不够完善，对下级中枢的抑制能力较弱，常出现不自主和不协调的动作或睡眠时会因突然抖动而惊醒，父母不必担心，这不是病态，是正常现象，慢慢可以随孩子的长大而消失。

（九）新生儿哭闹

安抚新生儿哭闹的5个窍门如下。

（1）包裹：胎儿在妈妈的子宫里是被紧紧包裹着的。专家认为，“襁褓法”（图6-3）可以让宝宝感觉像是重新回到了子宫，获得被保护的安全感。具体方法是：使用长宽均为1.5m的包布将宝宝包裹好，在不妨碍宝宝正常呼吸的前提下，尽量裹得紧些。

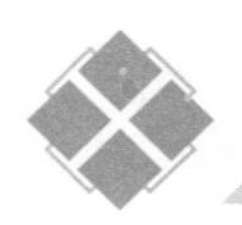

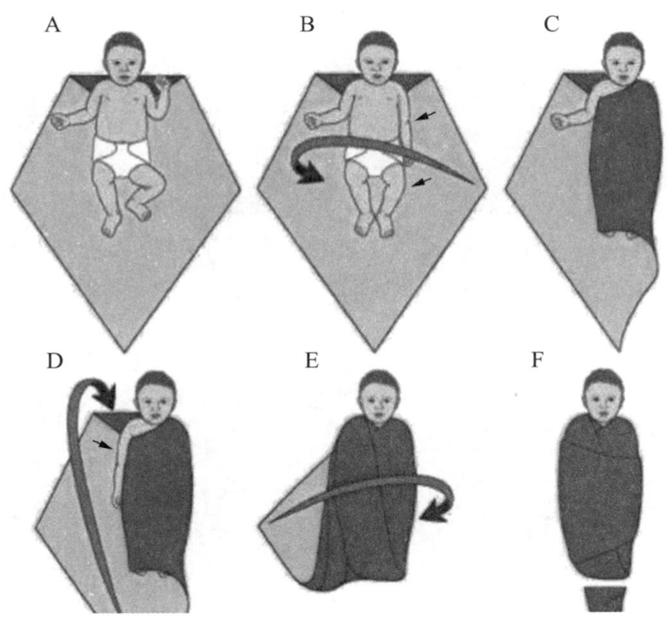

图 6–3　襁褓法

（2）侧抱：家长常常采用让婴儿平卧在怀里的姿势抱孩子，但事实上这样往往无助于安抚宝宝。美国专家认为，刚刚降生的婴儿事实上还没有准备好迎接新的环境，对他们来说，从子宫的温暖环境里出来就类似于让普通人从树上掉下来，刺激了人类与生俱来的“莫洛反射”，表现为哭闹不停。而把婴儿竖直抱起或侧抱则会关闭这一反射，让宝宝尽快安静下来。

（3）声音：其实胎儿在母体中的环境并不是非常安静的，包括母亲血管流动的“唰唰”声、母亲心脏跳动的声音、肠胃蠕动的声音、说话的声音等。新生宝宝耳膜较厚，对于成年人来说有点响的声音对新生儿来说可能刚好合适。家长可以为宝宝营造这种类似的声音环境，使用吹风机、吸尘器、收音机、烘干机、流水或选择“白噪声CD”，都可以达到类似的效果。对着宝宝的耳朵“嘘”声也让宝宝很受用，他们可以从中获得安全感。

（4）摇晃：在妈妈的子宫里，无论是妈妈在走路、坐着看电视，或是睡觉时翻身，宝宝的感觉就像在海上坐船一样舒适，因此，轻轻地摇晃会受到新生宝宝的喜欢。但专家提醒家长注意：摇晃宝宝的幅度要小而快，不适当的摇晃可能导致婴儿身体受到伤害甚至猝死。

（5）吮吸：宝宝在预产期前3个月就开始练习吮吸手指了。把手指放在婴儿的嘴巴里，或是给他使用安抚奶嘴。吮吸不仅能够缓解宝宝的饥饿感，还会激活大脑深处的镇静神经，将宝宝带入深沉的平静，让宝宝进入满意的放松阶段。

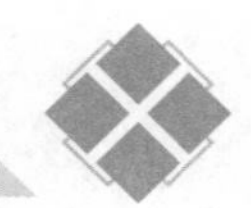

【案例评析】

刘女士，26岁，第一胎，孕足月，产钳助娩一男婴，体重3.5kg，出生后Apgar评分7分。

解析　该新生儿为青紫（轻度）窒息，需要注意保温，减少体表散热，严密观察面色、呼吸、心率、体温，预防感染并做好记录。窒息的新生儿应延迟哺乳，必要时补液维持营养，产前娩出的新生儿应静卧24小时，避免搬动，3天内禁止洗头。

思考与训练

一、名词解释

1. 生理性黄疸
2. 高危儿
3. 早产儿

二、选择题

（一）A1型题

1. 新生儿出现生理性黄疸主要是因为（　　）。
   A. 新生儿胆道狭窄
   B. 新生儿胆汁黏稠
   C. 新生儿胆囊较小
   D. 出生后过多的红细胞破坏
   E. 肝脏形成胆红素的能力强
2. 处理新生儿生理性黄疸的方法是（　　）。
   A. 使用白蛋白
   B. 使用血浆
   C. 光照治疗
   D. 能量合剂
   E. 无须特殊处理
3. 新生儿生理性黄疸出现于出生后（　　）。
   A. 1天内
   B. 2～3天
   C. 4～5天
   D. 6～7天
   E. 8天后

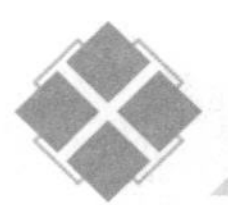

4. 新生儿寒冷损伤综合征复温的原则是（　　）。

A. 逐步升温，循序渐进

B. 供给足够液量，帮助复温

C. 立即升温，使体温迅速达正常

D. 立即放入 34℃暖箱，逐步升温

E. 保证体温每小时升高 1℃

5. 下列关于硬肿症患儿恢复体温的护理措施错误的是（　　）。

A. 入院后先用体温计正确测量肛温，做好记录

B. 监测体温变化，每 2 小时测体温 1 次

C. 轻中度力争 6 ～ 12 小时内复温

D. 重度低体温应让患儿在比其体温高 2 ～ 4℃的暖箱内复温

E. 重度低体温患儿在 12 ～ 24 小时内恢复正常体温

6. 不符合早产儿的外观特点的是（　　）。

A. 皮肤薄、色红、水肿并发亮

B. 皮下脂肪少，全身多毳毛

C. 乳腺无结节

D. 男婴睾丸降入阴囊，女婴大阴唇覆盖小阴唇

E. 耳壳平软，紧贴颞部

7. 黄疸在出生后 24 小时内出现者应首先考虑（　　）。

A. 新生儿生理性黄疸

B. 新生儿溶血症

C. 新生儿肝炎

D. 新生儿败血症

E. 胆道闭锁

8. 不符合新生儿硬肿症的发病机制的是（　　）。

A. 新生儿皮下脂肪中饱和脂肪酸成分多，熔点高，体温低时易于凝固

B. 新生儿期体温调节中枢不够完善，易致散热与产热之间失去平衡

C. 新生儿体表面积大，皮肤薄，血管多，易于散热而致体温低下

D. 早产儿棕色脂肪含量少，产热贮备力差，易发生硬肿

E. 新生儿进食少，释放能量不足

9. 新生儿出生体重 3.2kg，出生后 48 小时血清总胆红素 297.5mol/L，未结合胆红素 289mol/L。在检查黄疸原因时，首选治疗方法是（　　）。

A. 光照疗法

B. 白蛋白输注

C. 口服苯巴比妥

D. 交换输血

E. 输血浆

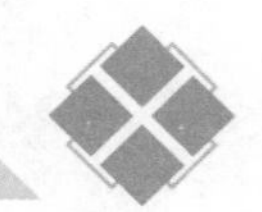

10. 用甘露醇治疗新生儿颅内出血是为了（　　）。

A. 并发脑疝患儿，用它达到迅速降颅压的目的

B. 预防继续出血

C. 预防颅内压降低

D. 促进脑细胞代谢

E. 兴奋呼吸中枢

（二）A2 型题

1. 新生儿，男，出生 1 天，出生时有窒息史，经抢救 3 分钟后呼吸恢复，出生后 5 小时出现烦躁、尖叫、囟门饱满、拥抱反射消失，最可能的原因是（　　）。

A. 新生儿败血症

B. 新生儿脑膜炎

C. 新生儿颅内出血

D. 新生儿低血钙

E. 新生儿低血糖

2. 女婴，出生 5 天，洗澡时发现其两侧乳腺均有蚕豆大小肿块，轻挤后有白色液体流出，下列处理措施正确的是（　　）。

A. 无须处理

B. 用手挤压

C. 用针挑破

D. 切开引流

E. 抗感染治疗

3. 男婴，30 周宫内妊娠，顺产，体重 2.2kg，唇周发绀，呼吸急促，此时应给予（　　）。

A. 纯氧

B. 间歇低流量给氧

C. 间歇高流量给氧

D. 持续高流量给氧

E. 持续高浓度给氧

4. 胎龄 39 周出生的男婴，出生时体重 3 500g，身长 50cm，皮肤红润，胎毛少，足底纹理遍及整个足底。该新生儿属于（　　）。

A. 足月小样儿

B. 足月儿

C. 早产儿

D. 巨大儿

E. 低出生体重儿

三、简答题

1. 简述婴儿出暖箱的条件。

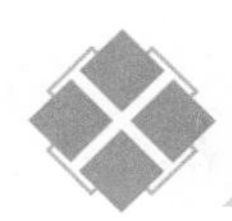

2. 试述母乳喂养的优点。

四、案例分析

患儿为 G1P1，胎龄 29+6 周，因其母“中度子痫前期，妊娠合并慢性肾功能不全”行剖宫产术，出生体重 1 000g，Apgar 评分 1 分钟 8 分，5 分钟 10 分。产时羊水清，量 400mL，脐带胎盘无特殊，无胎膜早破。生后 10 分钟即出现呻吟、气促、鼻扇、吐沫，发绀，紧急转入新生科治疗，体检：35.2℃，P186 次 / 分，R70 次 / 分，SaO_2 75%，“三凹”征明显，肝脏肋下 3cm，哭声弱，四肢肌张力弱。

选择题

1. 该患儿出生时胎龄 29+6 周，出生体重 1 000g，按胎龄与出生体重的关系来分，属于（　　）。

A. 适于胎龄儿

B. 大于胎龄儿

C. 小于胎龄儿

D. 早产儿

2. 该患儿出生 10 分钟后，即出现呻吟、口吐白沫、呼吸急促，主要原因是（　　）。

A. 缺乏肺泡表面活性物质

B. 母亲孕期合并症

C. 体重过低

D. 体温过低

3. 新生儿呼吸窘迫综合征的主要临床表现有（　　）。

A. 吸气时胸廓凹陷，呼气呻吟

B. 面色苍白

C. 肺呼吸音减轻，有细湿啰音

4. 新生儿呼吸窘迫综合征病情明显好转需在出生后（　　）。

A. 24 小时

B. 48 小时

C. 36 小时

D. 72 小时

5. 除早产儿外，属于易发生呼吸窘迫综合征的高危因素有（　　）。

A. 糖尿病母亲的新生儿

B. 剖宫产儿（未发动宫缩）

C. 新生儿溶血

D. 新生儿窒息

E. 新生儿肺炎

第七章 妊娠并发症孕妇的护理

学习目标

1. 掌握几种妊娠并发症的病因及临床表现特征。

2. 掌握流产、异位妊娠、前置胎盘等妊娠并发症的临床诊断方法。

3. 能够针对不同的妊娠并发症对孕妇进行相应的护理。

预习案例

某孕妇，妊娠 38 周，突然感到剧烈腹痛，并伴少量阴道流血。检查：血压 150/110mmHg，子宫似足月妊娠大小，硬如板状，有压痛，胎位不清。

思考

1. 诊断上述情况属于什么并发症？
2. 如何对其进行临床处理？

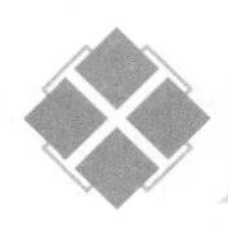

孕妇在妊娠期除了正常的妊娠生理外，常会有许多并发症的出现。如流产、异位妊娠、前置胎盘、胎盘早剥、妊娠期高血压疾病、妊娠期肝内胆汁淤积症等，它们有些属于胎儿附属物异常，有些是妊娠期内科疾病，但这些并发症对胎儿和孕妇都是非常危险的。经过学习这些疾病的病因、临床表现及诊断方法，掌握不同并发症的护理手段，对于孕妇和胎儿的妊娠期安全至关重要。

第一节　流产

妊娠不足28周、胎儿体重不足1 000g而终止妊娠者称为流产。流产发生于妊娠12周前者称早期流产，发生在妊娠12周至不足28周者称为晚期流产。流产又分为自然流产和人工流产，自然流产的发病率占全部妊娠的15%左右，多数为早期流产。还有两种特别流产类型：稽留流产和习惯性流产。流产为妇科常见疾病，如处理不当或处理不及时，可能遗留生殖器官炎症，或因大出血而危害孕妇健康，甚至威胁生命；此外，流产易与妇科某些疾病混淆。产时检查子宫大小、宫颈口是否扩张以及是否破膜，根据妊娠周数及流产过程不同而异。

一、病因

（一）遗传因素

早期自然流产时，染色体异常的胚胎占50%～60%，多为染色体数目异常，其次为染色体结构异常。数目异常有三体、三倍体及X单体等；结构异常有染色体断裂、倒置、缺失和易位。染色体异常的胚胎多数结局为流产，极少数可能继续发育成胎儿，但出生后也会发生某些功能异常或合并畸形。若已流产，妊娠产物有时仅为一空孕囊或已退化的胚胎。

（二）环境因素

影响生殖功能的外界不良因素很多，可以直接或间接对胚胎或胎儿造成损害。过多接触某些有害的化学物质（如砷、铅、苯、甲醛、氯丁二烯、氧化乙烯等）和物理因素（如放射线、噪声及高温等），均可引起流产。

（三）母体因素

1. 全身性疾病　妊娠期患急性病，高热可引起子宫收缩而致流产；细菌毒素或病毒（单纯疱疹病毒、巨细胞病毒等）通过胎盘进入胎儿血循环，使胎儿死亡而发生流产。此外，孕妇患严重贫血或心力衰竭可致胎儿缺氧，也可能引起流产。孕妇患慢性肾炎或高血压，胎盘可能发生梗死而引起流产。

2. 生殖器官疾病　孕妇因子宫畸形（如双子宫、纵隔子宫及子宫发育不良等）、盆腔肿瘤（如子宫肌瘤等），均可影响胎儿的生长发育而导致流产。宫颈内口松弛或宫颈

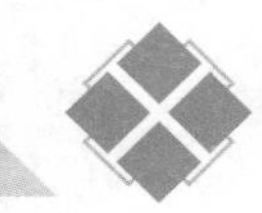

重度裂伤，易因胎膜早破发生晚期流产。

3. 内分泌失调　甲状腺功能减退症、严重糖尿病未能控制、黄体功能不足，均可导致流产。

4. 创伤　妊娠期特别是妊娠早期时行腹部手术或妊娠中期外伤，导致子宫收缩而引起流产。

（四）胎盘内分泌功能不足

妊娠早期时，除卵巢的妊娠黄体分泌孕激素外，胎盘滋养细胞也逐渐产生孕激素。妊娠8周后，胎盘逐渐成为产生孕激素的主要场所。除孕激素外，胎盘还合成其他激素如β-绒毛膜促性腺激素、胎盘生乳素及雌激素等。早孕时，上述激素值下降，妊娠难以继续而致流产。

（五）免疫因素

妊娠犹如同种异体移植，胚胎与母体间存在复杂而特殊的免疫学关系，这种关系使胚胎不被排斥。若母儿双方免疫不适应，则可引起母体对胚胎的排斥而致流产。有关免疫因素主要有父方的组织相容性抗原、胎儿特异抗原、血型抗原、母体细胞免疫调节失调等。

二、临床表现

流产的主要症状是阴道流血和腹痛。

阴道流血发生在妊娠12周以内的流产者，开始时绒毛与蜕膜分离，血窦开放，即开始出血。当胚胎完全分离排出后，由于子宫收缩，出血停止。早期流产的全过程均伴有阴道流血；晚期流产时，胎盘已形成，流产过程与早产相似，胎盘继胎儿娩出后排出，一般出血不多，特点是往往先有腹痛，然后出现阴道流血。流产时腹痛为阵发性宫缩样疼痛，早期流产出现阴道流血后，胚胎分离及宫腔内存有的血块刺激子宫收缩，出现阵发性下腹疼痛，特点是阴道流血往往出现在腹痛之前。晚期流产则先有阵发性子宫收缩，然后胎盘剥离，所以阴道流血出现在腹痛之后。流产时检查子宫大小、宫颈口是否扩张以及是否破膜，根据妊娠周数及流产过程不同而异。

三、流产检查

诊断流产一般并不困难。根据病史及临床表现多能确诊，仅少数需进行辅助检查。确诊流产后，还应确定流产的临床类型，决定处理方法。

（一）病史

应询问患者有无停经史和反复流产的病史，有无早孕反应、阴道流血，应询问阴道流血量及持续时间，有无腹痛，腹痛的部位、性质及程度，还应了解阴道有无水样排液，阴道排液的色、量及有无臭味，有无妊娠产物排出等。

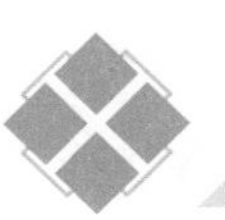

（二）查体

观察患者全身状况，有无贫血，并测量体温、血压及脉搏等。在消毒条件下进行妇科检查，注意宫颈口是否扩张，羊膜囊是否膨出，有无妊娠产物堵塞于宫颈口内；子宫大小与停经周数是否相符，有无压痛等。并应检查双侧附件有无肿块、增厚及压痛。检查时操作应轻柔，尤其对疑为先兆流产者。

（三）辅助检查

对诊断有困难者，可采用必要的辅助检查。

1. B型超声显像　目前应用较广。对鉴别诊断与确定流产类型有实际价值。对疑为先兆流产者，可根据妊娠囊的形态、有无胎心反射及胎动，确定胚胎或胎儿是否存活，以指导正确的治疗方法。不全流产及稽留流产等均可借助B型超声检查加以确定。

2. 妊娠试验　用免疫学方法，近年临床多用试纸法，对诊断妊娠有意义。为进一步了解流产的预后，多选用放射免疫法或酶联免疫吸附试验，进行hCG的定量测定。

四、流产治疗

流产为妇产科常见病，一旦发生流产症状，应根据流产的不同类型，及时进行恰当的处理。

（一）先兆流产

先兆流产指妊娠28周前，出现少量阴道流血和（或）下腹疼痛，宫口未开，胎膜未破，妊娠物尚未排出，子宫大小与停经周数相符者；早期先兆流产的临床表现常为停经后有早孕反应，以后出现阴道少量流血，或时下时止，或淋漓不断，色红，持续数日或数周，无腹痛或有轻微下腹胀痛，腰痛及下腹坠胀感。一般先兆流产的主要表现为怀孕后，阴道有少量出血，根据流血量和积聚在阴道内的时间的不同，颜色可为鲜红色、粉红色或深褐色。有时伴有轻微下腹痛，胎动有下坠感、腰酸腹胀。

应注意休息，禁忌性生活，阴道检查操作应轻柔。对黄体功能不足的患者可以补充黄体酮，具有保胎效果。其次，维生素E及小剂量甲状腺素（适用于甲状腺功能低下患者）也可应用。此外，对先兆流产患者的心理治疗也很重要，要使其情绪安定，增强信心。经治疗，症状不见缓解或反而加重者，提示可能有胚胎发育异常，进行B型超声检查及β-hCG测定，决定胚胎状况，给以相应处理，包括终止妊娠。

（二）难免流产

难免流产，即不可避免流产，一般多由先兆流产发展而来，其症状为阴道流血增多，阵发性腹痛逐渐加剧，或出现阴道流水（胎膜破裂）。

一旦确诊，应尽早使胚胎及胎盘组织完全排出。早期流产应及时行负压吸宫术，对妊娠产物进行认真检查，并送病理检查。晚期流产，因子宫较大，吸宫或刮宫有困难者，可用缩宫素10单位加1%葡萄糖液500mL内静脉滴注，促使子宫收缩。当胎儿及胎盘

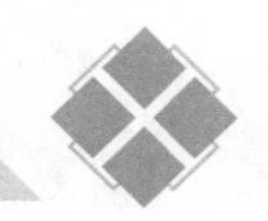

排出后需检查是否完全，必要时刮宫以清除宫腔内残留的妊娠产物。

（三）不完全流产

不完全流产常发生于较晚期妊娠（10周以后），胎盘正在发育或已形成，流产时胎儿及部分胎盘排出，整个胎盘或部分胎盘仍附在子宫壁上，子宫不能很好收缩，以致阴道流血较多。残留的胎盘日久可形成胎盘息肉，反复出血，且易诱发感染。

一经确诊，应及时行刮宫术或钳刮术，以清除宫腔内残留组织。流血多有休克者应同时输血输液，并给予抗生素预防感染。

完全流产怎么办?

（四）完全流产

完全流产是指妊娠物已全部排出，阴道流血量减少，逐渐停止，腹痛消失，妇科检查时宫颈口关闭，子宫迅速复旧，子宫大小接近正常。如无感染征象，一般不需特殊处理。

（五）稽留流产

稽留流产又称为过期流产或死胎不下。胚胎死亡而仍稽留于宫腔内者，且孕产物一般多在症状产生后1～2个月内排出。因此，规定胚胎停止发育后2个月尚未自然排出者，称为稽留流产。

稽留流产处理较困难。因胎盘组织有时机化，与子宫壁紧密粘连，造成刮宫困难。稽留时间过长，可能发生凝血功能障碍，导致弥漫性血管内凝血（DIC），造成严重出血。处理前，应检查血常规、出凝血时间、血小板计数、血纤维蛋白原、凝血酶原时间、凝血块收缩试验及血浆鱼精蛋白副凝试验（3P试验）等，并做好输血准备。子宫小于12孕周者，可行刮宫术，术时注射宫缩剂以减少出血，若胎盘机化并与宫壁粘连较紧，手术应特别小心，防止穿孔，一次不能刮净，可于5～7日后再次刮宫。子宫大于12孕周者，应静脉滴注缩宫素，也可用前列腺素或依沙吖啶等进行引产，促使胎儿、胎盘排出。若凝血功能障碍，应尽早使用肝素、纤维蛋白原及输新鲜血等，待凝血功能好转后，再行引产或刮宫。

（六）习惯性流产

习惯性流产为自然流产连续 3 次以上者，每次流产往往发生在同一妊娠月份。中医称为“滑胎”。习惯性流产的原因大多为孕妇黄体功能不全、甲状腺功能低下、先天性子宫畸形、子宫发育异常、宫腔粘连、子宫肌瘤、染色体异常、自身免疫等。

有习惯性流产史的妇女，应在怀孕前进行必要检查，包括卵巢功能检查、夫妇双方染色体检查与血型鉴定及其丈夫的精液检查，女方尚需进行生殖道的详细检查，以确定子宫有无畸形与病变以及检查有无宫颈口松弛等。查出原因，若能纠正，应于怀孕前治疗。

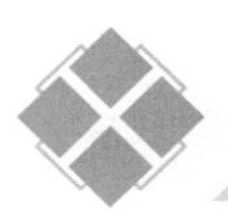

（七）流产合并感染

流产感染多为不全流产合并感染。治疗原则为积极控制感染，若阴道流血不多，应用广谱抗生素2～3日，待控制感染后再行刮宫，清除宫腔残留组织以止血。若阴道流血量多，静脉滴注广谱抗生素和输血的同时，用卵圆钳将宫腔内残留组织夹出，使出血减少，切不可用刮匙全面搔刮宫腔，以免造成感染扩散。术后继续应用抗生素，待感染控制后再行彻底刮宫。若已合并感染性休克者，应积极纠正休克。若感染严重或腹、盆腔有脓肿形成时，应行手术引流，必要时切除子宫。

五、流产的并发疾病

（一）大失血

有时难免流产或不全流产可造成严重大失血，甚至休克，所以应积极处理，各种措施可同时进行，静脉或肌注催产素或垂体后叶素10U，争取给患者输血，在没有血库的条件下，可动员医务人员或其家属献血，确实一时得不到血，也可暂时静脉滴注右旋糖酐，与此同时给予刮宫，在取出胎胚组织后，出血往往停止，即使在有感染存在的情况下也应将大块的胚胎组织取出，随后还应积极创造条件予以输血。

（二）感染

各型流产皆可合并感染，发生在不全流产者较多，感染常发生于用未经严密消毒的器械施行流产手术；器械损伤宫颈；或宫腔原有感染病灶，手术流产或自然流产后可引起感染扩散，此外，流产后（自然或人工流产）不注意卫生，过早性交等均可引起感染，感染性的病原菌常为多种细菌，厌氧及需氧菌混合感染，近年来各家报道以厌氧菌占大多数可达60%～80%。感染可局限于子宫腔内，也可蔓延至子宫周围，形成输卵管炎，输卵管卵巢炎，盆腔结缔组织炎甚至超越生殖器官而形成腹膜炎、败血症等。

患者发冷、发热，腹痛，阴道流血，有时有恶臭分泌物，子宫及附件压痛，子宫复旧不好，白细胞增多等炎症表现，严重者可发生感染性休克，可做血液检查或宫颈、宫腔分泌物涂片，培养需氧菌及厌氧菌，B超检查子宫腔有无组织残留。

（三）子宫复旧不佳

可给予子宫收缩药物，如麦角流浸膏或益母草流浸膏，怀疑有胎盘残留者，可待炎症控制后，再予刮宫，但有大出血者，当立即施行。

（四）急性肾功衰竭

流产后可因急性大量失血及严重感染发生休克而引起急性肾功衰竭。

（五）胎盘息肉

足月妊娠与流产比较，以发生于流产者为多，可造成严重子宫出血，多在流产后几周内发生，检查时子宫稍大于正常，较软，宫颈口稍许扩张，有时妊娠试验还可呈阳性，应进行宫颈扩张刮宫术刮除息肉，必须送病理检查，可见完整绒毛或退变的绒毛由血块所包绕。

第二节　异位妊娠

凡受精卵着床发育于子宫腔正常着床部位以外者，称为“异位妊娠”。按孕卵着床部位的不同，可分为输卵管妊娠、卵巢妊娠、腹腔妊娠、子宫颈妊娠、子宫残角妊娠（图7–1）等。异位妊娠不是中医学病名，根据其临床表现，则散见于“妊娠腹痛”“胎动不安”“症瘕”等病之中。

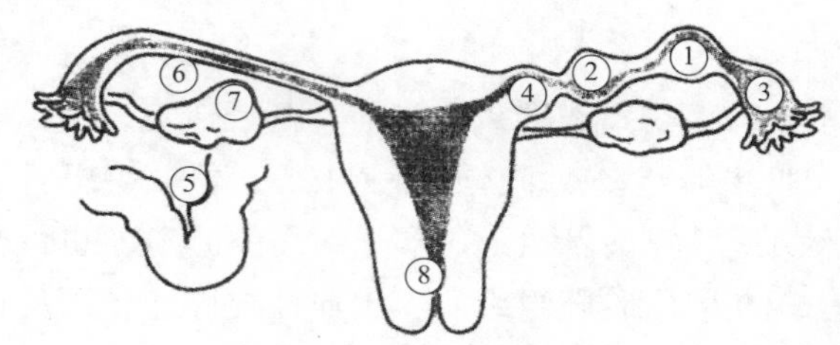

图 7–1　异位妊娠的种类

输卵管妊娠是怎么回事?

一、输卵管妊娠

（一）特点

孕卵在子宫腔外着床发育的异常妊娠过程，也称“宫外孕”。以输卵管妊娠最常见。病因常由于输卵管管腔或周围的炎症，引起管腔通畅不佳，阻碍孕卵正常运行，使之在输卵管内停留、着床、发育，导致输卵管妊娠流产或破裂。在流产或破裂前往往无明显症状，也可有停经、腹痛、少量阴道出血。破裂时表现为急性剧烈腹痛，反复发作，阴道出血，以至休克。

（二）临床表现

1. 停经　除输卵管间质部妊娠停经时间较长外，多有6～8周停经。有20%～30%患者无明显停经史，或月经仅过期两三日。

2. 阴道出血　胚胎死亡后，常有不规则阴道出血，色黯红，量少，一般不超过月经量。少数患者阴道流血量较多，类似月经，阴道流血可伴有蜕膜碎片排出。

3. 腹痛　腹痛是因为输卵管狭窄的管腔无法承载逐渐长大的胚胎最终胀裂所至，早期为一侧小腹隐痛、胀痛，随着胚胎不断长大，疼痛逐渐加剧，直至输卵管破裂前，发展为反复发作，阵发性加剧的一侧下腹撕裂样剧痛，还伴有恶心呕吐、肛门坠胀感，如果是出血过多时疼痛难忍。当输卵管彻底破裂，腹疼骤然停止。

4. 晕厥与休克　由于输卵管破裂（图7–2），腹腔急性内出血及剧烈腹痛，使轻者出现晕厥，严重者出现失血性休克。出血越多越快，症状出现也越迅速越严重，但与阴

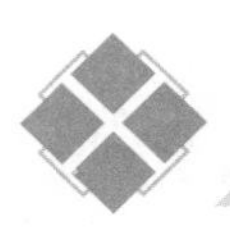

道流血量不成正比。

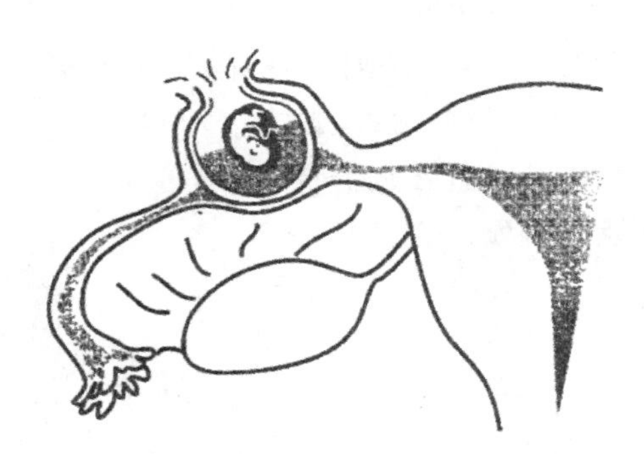

图 7-2　输卵管破裂示意图

（三）诊断检查

根据典型临床表现可以确诊，以下检查可辅助诊断。

1. hCG测定　hCG测定是目前早期诊断妊娠的重要方法。

2. 孕酮测定　异位妊娠的血清P水平偏低，但在孕5～10周时相对稳定，单次测定即有较大的诊断价值。尽管正常妊娠和异常妊娠血清P水平存在交叉重叠，难以确定它们之间的绝对临界值，但血清P水平低于10ng/mL（放免测定），常提示异常妊娠，其准确率在90%左右。

3. 超声诊断　B型超声检查对异位妊娠的诊断尤为常用，阴道B超检查较腹部B超检查准确性更高（图7-3）。

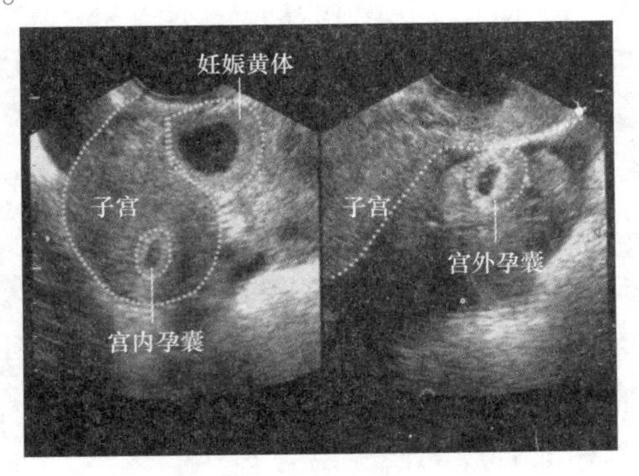

图 7-3　超声诊断异位妊娠

4. 诊断性刮宫　在不能排除异位妊娠时，可行诊断性刮宫术，获取子宫内膜进行病理检查。但异位妊娠的子宫内膜变化并无特征性，可表现为蜕膜组织，高度分泌相伴或不伴A-S反应，分泌相及增生相多种。子宫内膜变化与患者有无阴道流血及阴道流血时间长短有关。因而单靠诊断性刮宫对异位妊娠的诊断有很大的局限性。

5. 后穹窿穿刺　后穹窿穿刺辅助诊断异位妊娠被广泛采用，常可抽出血液放置后不凝固，其中有小凝血块。若未抽出液体，也不能排除异位妊娠的诊断。

6. 腹腔镜检查　大多情况下，异位妊娠患者经病史、妇科检查、血β-hCG测定、B超检查后即可对早期异位妊娠做出诊断，但对部分诊断比较困难的病例，在腹腔镜直视

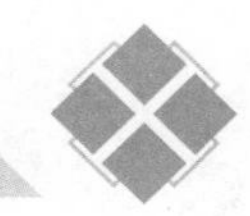

下进行检查，可及时明确诊断，并可同时手术治疗。

7. 其他生化标记　有报道，异位妊娠者血清AFP水平升高，E2水平低下，两者与血清hCG、孕酮联合测定，在异位妊娠检测中优于单项测定。近年来还有将检测血清CA125与β-hCG结合，发现血清CA125水平有随着β-hCG水平降低而升高的趋势，可用于异位妊娠有无流产、胚胎是否死亡的鉴别。

（四）治疗

对输卵管妊娠的治疗，历来主要方法是手术，近10余年来由于高敏感度放免测定β-hCG及高分辨B超和腹腔镜的开展，异位妊娠早期诊断率显著提高，因此，临床上一般采用保守手术及药物治疗。

1. 手术疗法

（1）输卵管切除术：无论是流产型或破裂型输卵管妊娠，输卵管切除可及时止血，挽救生命，对于已有子女不再准备生育的妇女，可同时行对侧输卵管结扎。对于需要保留生育能力的妇女，如果输卵管病灶太大，破口太长，损及输卵管系膜及血管，和（或）生命指征处于严重状态时也应做输卵管切除术。在行保守性手术中，输卵管出血，无法控制应当立即切除输卵管。

（2）保守性手术：原则上是去除输卵管妊娠物，尽可能保留输卵管的解剖与功能，为日后宫内妊娠创造条件。年轻女性，本次输卵管妊娠为首次妊娠；无子女已经切除一侧输卵管的，应做输卵管切开清除胚胎术。

上述各种手术的术式均可采用腹腔镜和开腹手术两种方式，开腹手术较为直观，可在直视下进行上述操作，而腹腔镜则创伤较小，但需要相关设备和操作人员的熟练技术。

2. 药物治疗　甲氨蝶呤主要是用于输卵管妊娠未破裂型，输卵管浆膜完整，无活动性出血，输卵管妊娠产物处直径<3～4cm，腹腔中血液<100mL，β-hCG <3 000mIU/mL，生命体征稳定、年轻、要求生育者。用药方法：①MTX口服，临床很少应用；②MTX肌内注射；③MTX-CF方案，甲酰四氢叶酸（CF），CF可逆转MTX毒性不良反应，为目前最常用方法；④MTX局部注射，在超声波引导下用MTX注入孕囊，或腹腔镜直接注视下输卵管内注射。药物疗法过程中必须严密观察腹痛、生命体征、药物毒性不良反应，并用β-hCG及B超监测输卵管局部情况。

二、其他类型的异位妊娠

（一）宫颈妊娠

1. 特点　受精卵着床和发育在宫颈管内者称为宫颈妊娠，极罕见。由于受精卵着床于以纤维组织为主的宫颈部，所以妊娠一般很少维持至20周。然而一旦发病，则病情危重，处理较棘手。

2. 临床表现　停经、早孕反应、阴道出血，可突然阴道大量出血危及生命，不伴腹痛是其特点。妇科检查时，宫颈紫蓝色、软、膨大、流血多时宫颈外口扩张，可见胚胎组织，而宫体大小如常。

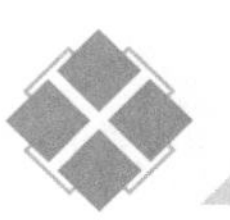

3. 诊断检查　妊娠试验阳性，B超见宫颈管内妊娠囊即可确诊。

4. 治疗　确诊后可行搔刮宫颈管术或行吸刮宫颈管术，术前应做好输血准备或于术前行子宫动脉栓堵术以减少术中出血；术后用纱布条填塞宫颈管创面以止血，若流血不止，可行双侧髂内动脉结扎。若效果不佳，应及时行全子宫切除术，以挽救生命。为减少刮宫时出血并避免切除子宫，近年采用术前给予MTX治疗。经MTX治疗后，胚胎死亡，其周围绒毛组织坏死，刮宫时出血量明显减少。

（二）卵巢妊娠

1. 特点　卵巢妊娠是一种罕见的宫外孕。由于卵巢妊娠极少见，常常容易被误诊为输卵管妊娠、卵巢囊肿、黄体破裂、急性阑尾炎等而贻误治疗，给患者带来严重后果。所以医生要详细了解病史，为患者做认真仔细的检查及B超等影像学检查。同时要求医生能够进行去粗取精，去伪存真的判断，减少误诊。

2. 临床表现　卵巢妊娠的临床表现与输卵管妊娠极相似，主要症状为停经、腹痛及阴道流血。破裂后可引起腹腔内大量出血，甚至休克。

3. 诊断检查　卵巢妊娠破裂的发生较早，卵巢妊娠与输卵管妊娠的症状及体征极为相似，在临床上很难区分，同样可以有停经、腹痛、阴道出血、内出血，腹部有压痛、反跳痛、子宫颈有举痛、后穹窿有触痛、尿妊娠试验阳性，腹部B超及阴道B超均难以区分，输卵管妊娠及卵巢妊娠；如尿妊娠试验阳性，除非腹腔镜的协助，患者常被误诊为输卵管妊娠。腹腔镜诊断极有价值，但确诊依据病理检查。该病术前确诊不易。

4. 治疗　卵巢楔形切除。

（三）腹腔妊娠

1. 特点　腹腔妊娠是指位于输卵管、卵巢及阔韧带以外的腹腔内妊娠，其发生率约为1：15 000次正常妊娠，腹腔妊娠分原发性和继发性两种。原发性腹腔妊娠指受精卵直接种植于腹膜、肠系膜、大网膜等处，极少见。继发性腹腔妊娠往往发生于输卵管妊娠流产或破裂后，偶可继发于卵巢妊娠或子宫内妊娠而子宫存在缺陷破裂后。

2. 临床表现　患者有停经及早孕反应，且病史中多有输卵管妊娠流产或破裂症状，即停经后腹痛及阴道流血。随后阴道流血停止，腹部逐渐增大。胎动时，孕妇常感腹部疼痛，随着胎儿长大，症状逐渐加重。腹部检查发现子宫轮廓不清，但胎儿肢体极易触及，胎位异常，肩先露或臀先露，胎先露部高浮，胎心异常清晰，胎盘杂音响亮。盆腔检查发现宫颈位置上移，子宫比妊娠月份小并偏于一侧，但有时不易触及，胎儿位于子宫另一侧。近预产期时可有阵缩样假分娩发动，但宫口不扩张，经宫颈管不能触及胎先露部。若胎儿死亡，妊娠征象消失，月经恢复来潮，粘连的脏器和大网膜包裹死胎。胎儿逐渐缩小，日久者干尸化或成为石胎。若继发感染，形成脓肿，可向母体的肠管、阴道、膀胱或腹壁穿通，排出胎儿骨骼。

3. 诊断检查　B超可见子宫增大，宫腔内出现弥散分布的杂乱光点反射，但无妊娠囊光环。腹腔内可见胎儿及胎盘反射波。但有时，除子宫和胎头外，其他结构不易辨

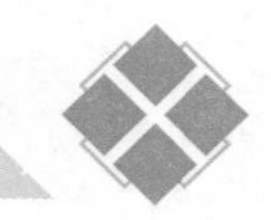

认。X线检查显示：胎儿影像清晰度增加，而胎儿周围的子宫软组织阴影消失；胎儿贴近母体腹壁，位置较高，胎位异常多见。

4. 治疗　腹腔妊娠确诊后，应剖宫腹取出胎儿，胎盘的处理应特别慎重，因胎盘种植于肠管或肠系膜等处，任意剥离将引起大出血。因此，对胎盘的处理要根据其附着部位、胎儿存活及死亡时间久暂来决定。胎盘附着于子宫、输卵管或阔韧带者，可将胎盘连同附着的器官一并切除。

第三节　前置胎盘

前置胎盘

妊娠28周后，胎盘附着于子宫下段，甚至胎盘下缘达到或覆盖宫颈内口，其位置低于胎先露部，称为前置胎盘。前置胎盘是妊娠晚期出血的主要原因之一，是妊娠期的严重并发症，多见于经产妇，尤其是多产妇。临床按胎盘与子宫颈内口的关系，将前置胎盘分为3种类型（图7-4）：①完全性前置胎盘或中央性前置胎盘：宫颈内口全部为胎盘组织覆盖。②部分性前置胎盘：宫颈内口部分为胎盘组织覆盖。③边缘性前置胎盘：胎盘附着于子宫下段，达子宫颈内口边缘，不超越宫颈内口。

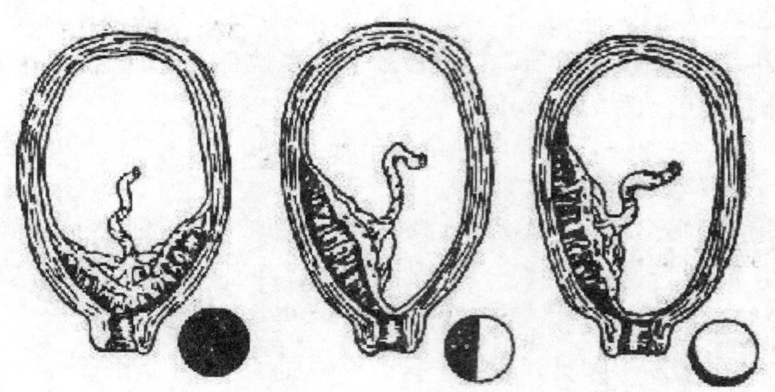
（1）完全性前置胎盘　（2）部分性前置胎盘　（3）边缘性前置胎盘

图 7-4　前置胎盘的分类

一、病因

目前原因尚不清楚，常与如下因素有关。

（1）多次妊娠、多次人工流产、多次刮宫操作及剖宫产手术等，均可以引起子宫内膜受损。当受精卵植入子宫蜕膜时，因血液供给不足，为了摄取足够营养而胎盘面积扩大，甚至伸展到子宫下段。

（2）当受精卵抵达子宫腔时，其滋养层发育迟缓，尚未发育到能着床的阶段而继续下移植入子宫下段，并在该处生长发育形成前置胎盘。

（3）有学者提出吸烟及毒品影响子宫胎盘供血，胎盘为获取更多的氧供应而扩大面积，有可能覆盖子宫颈内口，形成前置胎盘。

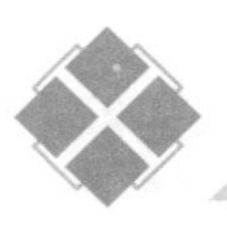

（4）多胎妊娠由于胎盘面积大，延伸至子宫下段甚至达到宫颈内口。

二、临床表现

（一）症状

妊娠晚期发生无诱因、无痛性阴道出血是前置胎盘典型的临床表现。其出血原因是随子宫增大，附着于子宫下段及宫颈部位的胎盘不能相应伸展而引起错位分离导致出血。初次流血量一般不多，偶尔也有第一次出血量多的病例。随着子宫下段不断伸展，出血往往反复发生，且出血量也越来越多。阴道流血发生时间的早晚、反复发生的次数、出血量的多少与前置胎盘的类型有很大关系。完全性前置胎盘往往初次出血的时间早，约在妊娠28周左右，反复出血的次数频繁，量较多，有时一次大量出血即可使患者陷入休克状态；边缘性前置胎盘初次出血发生较晚，多在妊娠37～40周或临产后，量也较少；部分性前置胎盘初次出血时间和出血量介于上述两者之间。部分性或边缘性前置胎盘患者，破膜有利于胎先露对胎盘的压迫，破膜后胎先露若能迅速下降，直接压迫胎盘，流血可以停止。由于反复多次或大量阴道流血，患者可出现贫血，贫血程度与出血量呈正比，出血严重者可发生休克，胎儿发生缺氧，甚至胎死宫内。

（二）体征

大量出血时可有贫血貌、脉搏微弱增快、血压下降等出血性休克表现。腹部检查：子宫大小与停经月份相符，由于胎盘覆盖宫颈内口影响胎先露入盆，胎先露部多高浮。可在耻骨联合上方听到胎盘血管杂音。

三、诊断

（1）通过询问病史、妊娠晚期无痛性阴道出血的临床表现，本次妊娠中期超声诊断胎盘覆盖宫颈内口，查体检查同上，基本可以初步诊断。诊断前置胎盘禁止行阴道检查或肛查，尤其不应行颈管内指诊，以免使附着该处的胎盘剥离引起大出血。如果必须进行阴道或肛指检查需要在输液、备血或输血条件下小心进行。

（2）超声检查可以清楚显示子宫壁、胎先露、胎盘和子宫颈的关系，以明确诊断。

（3）产后检查胎盘及胎膜以便核实诊断。前置部位的胎盘有黑紫色陈旧血块附着。若胎膜破口距胎盘边缘距离<7cm，则为部分性前置胎盘。

四、治疗

绝对卧床休息，纠正贫血并使用抗生素预防感染。如果孕周小于34周，抑制宫缩并给予促胎肺成熟。同时严密观察病情并进行相关辅助检查。如反复大量出血，需酌情终止妊娠。

（一）终止妊娠方式

1. 剖宫产术　剖宫产术是前置胎盘终止妊娠主要方式。术前应积极纠正休克，输液、输血补充血容量，术中注意选择子宫切口位置，尽量避开胎盘，胎盘打洞娩出胎儿往往会引起大出血，除非不得已情况下方可采用。

2. 阴道分娩　阴道分娩利用胎先露部压迫胎盘达到止血的目的，此法仅适用于边缘性前置胎盘而胎儿为头位。在临产后发生出血，但血量不多，产妇一般情况好，产程进展顺利，估计在短时间内可以结束分娩者。但需要提醒注意的是，胎盘附着于子宫后壁的边缘型前置胎盘在产程胎头下降过程中，由于胎盘受胎头及骶骨两个骨性器官的挤压，易出现胎盘血流受压而引起胎儿缺氧，因此，需要在产程中密切加强监护。

（二）其他

剖宫产分娩后再次妊娠者，需要早期行超声检查以确定胎囊与子宫切口的关系。如果是原剖宫产切口部位妊娠者需要到医疗条件好的医院终止妊娠。对于中晚期发现的胎盘附着于切口部位的孕妇发生穿透性胎盘植入的风险很高，需要在三甲医院建立高危门诊卡，早期做好术前讨论、手术方式选择，根据植入面积大小可以采取按摩子宫及宫缩剂应用、局部8字缝扎止血、子宫动脉上下行支或髂内动脉结扎、宫腔填塞纱布或水囊压迫止血、植入部分行部分切除再行修补术、胎盘留滞原位、栓塞、米非司酮或MTX等、术前髂内动脉置管、必要时术中介入等手术方式，最大限度地减少出血及输血量。但由于出血汹涌难以避免，需要准备大量血源，为挽救产妇生命安全时需要行子宫切除术，甚至需要切除胎盘侵及膀胱部位等。

第四节　胎盘早剥

妊娠20周后或分娩期，正常位置的胎盘在胎儿娩出前，部分或全部从子宫壁剥离，称为胎盘早剥，是晚期妊娠的严重并发症之一。其发病急、发展快，处理不当可威胁母婴生命。国内报道其发病率为0.46%～2.1%，围生儿病死率为20%～35%，15倍于无胎盘早期剥离者。

一、病因

胎盘早期剥离与高血压（包括妊娠高血压综合征、原发性高血压、肾性高血压）、创伤，胎膜早破、孕妇年龄、吸烟，使用可卡因等因素相关，其发病可能与以下主要危险因素有关。

（一）高血压

高血压包括妊娠高血压综合征（简称妊高征，特别是重度妊高征）、原发性高血压、慢性肾炎合并高血压、它们是引起胎盘早期剥离的首要病因。妊娠期高血压者发生胎盘早期剥离较妊娠期血压正常者高5倍。其发病机制主要是胎盘附着部位的底蜕膜螺旋小动脉发生痉挛，急性动脉粥样硬化，引起远端毛细血管缺血、坏死、破裂而出血，形成血肿，逐步扩大，使胎盘与子宫壁剥离而导致胎盘早期剥离。若孕妇原来就

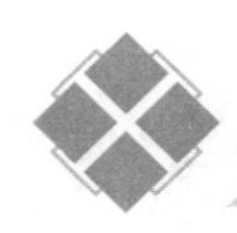

有血管病变如原发性高血压再并发妊高征，使血管病变加剧，则发生胎盘早期剥离的机会更多。

（二）机械性因素

腹部直接受到撞击，常是胎盘早期剥离的病因，如汽车的撞击、乘公交车时突然刹车的碰撞、跌跤时腹壁首先着地、被殴打等都可导致胎盘早期剥离。外倒转纠正胎位时受阻而用力过大，也可发生胎盘早期剥离。胎盘位于子宫前壁时，羊膜腔穿刺术也可能导致胎盘早期剥离。其他一些间接因素如羊水过多突然胚膜破裂时羊水骤然流出，或双胎妊娠时第一个胎儿娩出过快，这都可使宫腔内压力骤降，而发生胎盘早期剥离。美国研究资料报道因孕妇外伤所引起的胎盘早期剥离占1%～2%。

（三）吸烟

吸烟使胎盘早期剥离发生危险增加90%，并随着每天吸烟数量的增加胎盘早期剥离发生的危险性也增加。吸烟使血管发生退行性变化而增加了毛细血管的脆性，且尼古丁对血管收缩的影响以及血清中一氧化碳结合蛋白浓度升高均可导致血管痉挛缺血，从而诱发胎盘早期剥离。

（四）胎膜早破

孕妇发生胎盘早期剥离的危险性较无胎膜早破者增加3倍。其发生的机制不明确，可能与胎膜早破后伴发绒毛膜羊膜炎有关。

（五）滥用可卡因

有报道指出，在妊娠期间滥用可卡因的50例孕妇，其中8例死胎是由于胎盘早期剥离引起的。另有报道，112例孕妇在孕期滥用可卡因，结果发生胎盘早期剥离者占13%。

（六）孕妇年龄及产次

孕妇年龄与胎盘早期剥离发生是相关的，产次比年龄更倾向于与胎盘早期剥离有关。随着产次的增加，发生胎盘早期剥离的危险性呈几何级数增加。

（七）其他

孕妇长期仰卧或半卧位，使增大的子宫压迫下腔静脉，阻碍静脉回液，导致蜕膜层静脉淤血或破裂引起部分或全部胎盘剥离。脐带过短或脐带绕颈，绕体，在分娩过程中胎先露下降，脐带长度不足而被强力牵引，也可以导致胎盘早期剥离。

二、病理

胎盘早期剥离的主要病理变化是底蜕膜出血，形成血肿，使胎盘自附着处剥离。若剥离面积小，出血停止后血液很快凝固，临床多无症状，只是凝血块压迫胎盘，在胎盘母体面上遗留一压迹，往往于产后检查胎盘时方发现；若剥离面积大，继续出血形成胎盘后血肿，使胎盘剥离部分不断扩大，此时因胎儿尚未娩出，子宫不能收缩，所以不

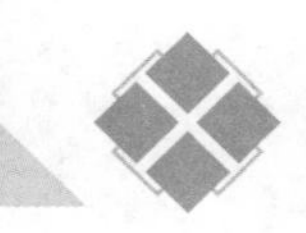

能起止血作用，出血不断增多，可冲破胎盘边缘，沿胎膜与子宫壁之间经宫颈管向外流出，即为显性剥离或外出血。若胎盘边缘仍附着于子宫壁上，或胎膜与子宫壁未分离，或胎头固定于骨盆入口，都能使胎盘后血液不能外流，胎盘后血肿逐渐增大，胎盘剥离面也随之扩大，宫底不断升高，即为隐性剥离或内出血。当隐性出血积聚过多时，血液仍可冲开胎盘边缘与胎膜而外流，形成混合型出血（图7–5）。有时出血可透过羊膜进入羊水中成为血性羊水。

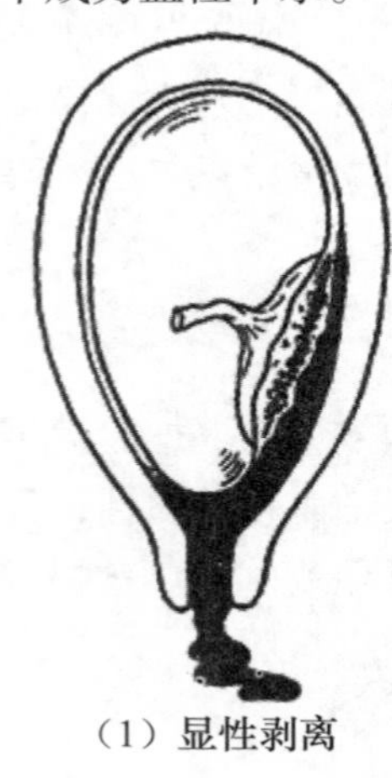
（1）显性剥离

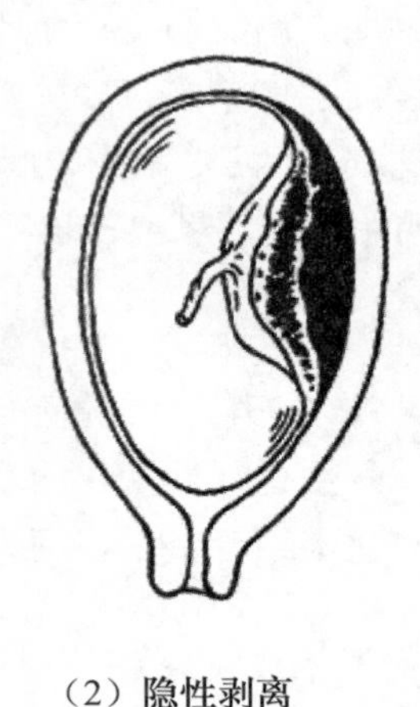
（2）隐性剥离

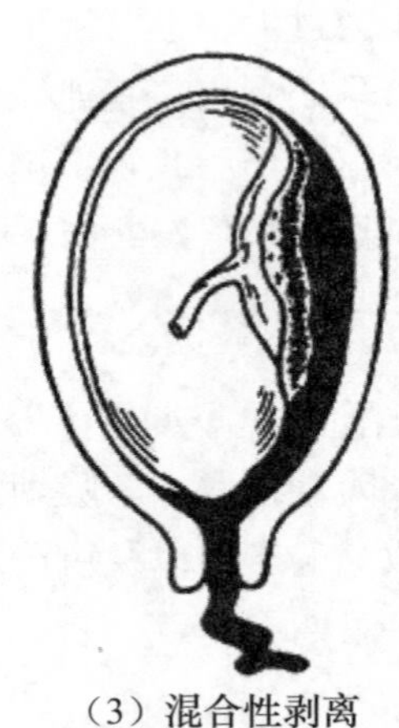
（3）混合性剥离

图 7–5　胎盘早剥的类型

隐性胎盘早期剥离，血液不能外流，出血逐渐增多而形成胎盘后血肿，因而压力增加，使血液浸入子宫肌层，引起肌纤维分离，断裂、变性、血液浸入甚至可达浆膜层，子宫表面呈现紫色瘀斑，严重时整个子宫呈紫铜色，尤以胎盘附着处为著，称子宫胎盘卒中。此时肌纤维受血液浸渍，收缩力减弱，有可能发生产后大出血。有时血液还可渗入腹腔，也可浸润至阔韧带、输卵管等处。

严重的胎盘早期剥离，尤其是胎死宫内病例可以发生凝血功能障碍，剥离处的坏死胎盘绒毛和蜕膜组织，释放大量组织凝血活酶进入母体循环，激活凝血系统导致DIC。肺、肾等脏器的毛细血管内均可有微血栓形成，引起脏器损害。血小板及纤维蛋白原等凝血因子大量损耗，最终激活纤维蛋白溶解系统，产生大量纤维蛋白降解产物（FDP），继而引发纤溶亢进，加剧凝血功能障碍。

三、对母儿的影响

胎盘早剥是妊娠晚期的一种严重并发症，起病急、进展快，若处理不及时，可危及母儿生命。

（1）胎盘早剥面积不断加大极易引发难以止住的大出血情况而危及产妇生命。

（2）胎盘早剥还会阻断胎儿的氧气和营养供应，增加胎儿出现发育问题（如果胎盘剥离的面积很小，并且一直没有被发现的话）、早产或胎死宫内的风险。

发生胎盘早剥与分娩后是否仔细检查胎盘有关。有些轻型胎盘早剥于临产前可无明显症状，只在产后检查胎盘时，发现早剥处有凝血块压迹，此类患者易被忽略。因此，

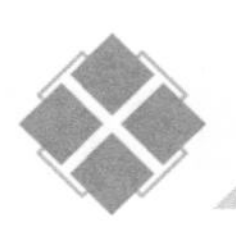

孕妇一定要定时去医院检查，以防胎盘早剥。

四、临床表现

（一）轻型胎盘早剥

以外出血为主，胎盘剥离面通常不超过胎盘的1/3，多见于分娩期。其主要症状为阴道流血，出血量一般较多，色暗红，可伴有轻度腹痛或腹痛不明显，贫血体征不显著。若发生于分娩期则产程进展较快。腹部检查：子宫软，宫缩有间歇，子宫大小与妊娠周数相符，胎位清楚，胎心率多正常，若出血量多则胎心率可有改变，压痛不明显或仅有轻度局部（胎盘早剥处）压痛。产后检查胎盘，可见胎盘母体面上有凝血块及压迹。有时症状与体征均不明显，只在产后检查胎盘时，胎盘母体面有凝血块及压迹，才发现胎盘早剥。

（二）重型胎盘早剥

以内出血为主，胎盘剥离面超过胎盘的1/3，同时有较大的胎盘后血肿，多见于重度妊高征。其主要症状为突然发生的持续性腹痛和（或）腰酸、腰痛，其程度因剥离面大小及胎盘后积血多少而不同，积血越多疼痛越剧烈。严重时可出现恶心、呕吐，以至面色苍白、出汗、脉弱及血压下降等休克征象。可无阴道流血或仅有少量阴道流血，贫血程度与外出血量不相符。腹部检查：触诊子宫硬如板状，有压痛，尤以胎盘附着处最明显。若胎盘附着于子宫后壁，则子宫压痛多不明显。子宫比妊娠周数大，且随胎盘后血肿的不断增大，宫底随之升高，压痛也更明显。偶见宫缩，子宫处于高涨状态，间歇期不能很好放松，因此，胎位触不清楚。若胎盘剥离面超过胎盘的1/2或以上，胎儿多因严重缺氧而死亡，所以重型患者的胎心多已消失。

五、胎盘早剥的并发症

胎盘早剥并发症主要有DIC与凝血功能障碍、产后大出血和伴有妊高征。

1. DIC与凝血功能障碍　重型胎盘早剥，特别是胎死宫内的患者可能发生DIC与凝血功能障碍。临床表现为皮下、黏膜或注射部位出血，子宫出血不凝或仅有较软的凝血块，有时尚可发生尿血、咯血及呕血等现象。

2. 产后出血　胎盘早剥对子宫肌层的影响及发生DIC而致的凝血功能障碍，从而导致发生产后出血的可能性大且严重。

3. 妊高征　妊高征重型胎盘早剥大多伴有妊高征，在此基础上加上失血过多、休克时间长及DIC等因素，均严重影响肾的血流量，造成双侧肾皮质或肾小管缺血坏死，出现急性肾功能衰竭。

六、诊断

诊断主要根据病史、临床症状及体征。轻型胎盘早剥由于症状与体征不够典型，诊断往往有一定困难，应仔细观察与分析，并借B型超声检查来确定。重型胎盘早剥的症状与体征比较典型，诊断多无困难。确诊重型胎盘早剥的同时，尚应判断其严重程度，必要时进行实验室检查，确定有无凝血功能障碍及肾功能衰竭等并发症，以便制订合理的处理方案。

（一）实验室检查

主要通过血常规检查了解贫血程度。凝血功能检查，做DIC筛选试验（血小板计数，凝血酶原时间，纤维蛋白原测定），与纤溶确诊试验（凝血酶时间，优解蛋白溶解时间，血浆鱼精蛋白副凝试验）。肾功能检查了解其有否损害及损害程度。

（二）其他辅助检查

重型胎盘早期剥离根据临床症状和体征即可确诊。对于症状轻，不典型，经临床检查不能确诊的病例应行B型超声检查。

超声图像可有下列表现：①胎盘后血肿，在胎盘基底板与子宫壁间出现形态不规则的液性出血暗区并凸向胎盘，与胎盘的实质回声形成鲜明的对比。②胎盘比一般增厚。③绒毛膜板下血肿，当底蜕膜血管破裂，血液沿胎盘小叶间隙流向胎盘儿体面时，在绒毛膜板下形成血肿，超声图像为气状的液性暗区，使胎盘实质与绒毛膜分离且凸向羊膜腔。④后壁胎盘早期剥离时，胎儿多靠近子宫前壁。⑤羊水内异常回声，如血液沿胎盘边缘渗入羊膜，可使羊水变为血性，超声图上可见羊水内出现流动的点状回声。回声分布稀疏，多集中于病灶附近。如显性胎盘早期剥离，血液沿宫颈管外流，不形成胎盘后血肿，无上述超声图像。所以B型超声诊断有一定的局限性，重型胎盘早期剥离时常伴胎心、胎动消失。

七、治疗

（一）纠正休克

入院时，情况危重、处于休克状态者，应积极补充血容量，纠正休克，尽快改善患者状况。输血必须及时，尽量输新鲜血，既能补充血容量，又可补充凝血因子。

（二）及时终止妊娠

胎盘早剥危及母儿的生命安全，与母儿的预后与处理是否及时有密切关系。胎儿未娩出前，胎盘可能继续剥离，难以控制出血，持续时间越长，病情越严重，并发凝血功能障碍等合并症的可能性也越大。因此，一旦确诊，必须及时终止妊娠。终止妊娠的方法根据胎次、早剥的严重程度，胎儿宫内状况及宫口开大等情况而定。

（1）经阴道分娩经产妇一般情况较好，出血以显性为主，宫口已开大，估计短时间内能迅速分娩者，可经阴道分娩，先行破膜，使羊水缓慢流出，缩减子宫容积，必要时配合静脉滴注催产素缩短产程。分娩过程中，密切观察患者的血压、脉搏、宫底高度、宫缩情况及胎心等的变化。

（2）剖宫产重型胎盘早剥，特别是初产妇不能在短时间内结束分娩者；胎盘早剥

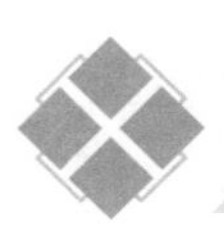

虽属轻型，但有胎儿窘迫征象，需抢救胎儿者；重型胎盘早剥，胎儿已死，产妇病情严重凝血能障碍，多脏器功能不全。术中取出胎儿、胎盘后，应及时行宫体肌注宫缩剂、按摩子宫，一般均可使子宫收缩良好，控制出血。若发现为子宫胎盘卒中，同样经注射宫缩剂及按摩等积极处理后，宫缩多可好转，出血也可得到控制。若子宫仍不收缩，出血多且血液不凝，出血不能控制时，则应在输入新鲜血的同时行子宫切除术。

（三）防止产后出血

胎盘早剥患者容易发生产后出血，所以在分娩后应及时应用子宫收缩剂，如催产素、麦角新碱等，并按摩子宫。若经各种措施仍不能控制出血，子宫收缩不佳时，须及时做子宫切除术。若大量出血且无凝血块，应考虑为凝血功能障碍，并按凝血功能障碍处理。

1. 输新鲜血及时、足量输入新鲜血液是补充血容量及凝血因子的有效措施。库存血若超过4小时，血小板功能即受破坏，效果差。

2. 输纤维蛋白原若血纤维蛋白原低，同时伴有活动出血，且血不凝，经输入新鲜血等效果不佳时，可静脉滴注纤维蛋白原。通常给予3～6g纤维蛋白原即可收到较好效果。

3. 输新鲜血浆新鲜冰冻血浆疗效仅次于新鲜血，尽管缺少红细胞，但含有凝血因子，一般1L新鲜冰冻血浆中含纤维蛋白原3g，且可将Ⅴ、Ⅷ因子提高到最低有效水平。

4. 肝素适用于DIC高凝阶段及不能直接去除病因者。胎盘早剥患者DIC的处理主要是终止妊娠以中断凝血活酶继续进入血内。对于处于凝血障碍的活动性出血阶段，应用肝素可加重出血，因而一般不主张应用肝素治疗。

5. 抗纤溶剂6–氨基已酸等能抑制纤溶系统的活动，若仍有进行性血管内凝血时，用此类药物可加重血管内凝血，所以不宜使用。若病因已去除，DIC处于纤溶亢进阶段，出血不止时则可应用。

（四）预防肾功能衰竭

在处理过程中，应随时注意尿量，若每小时尿量少于30mL，应及时补充血容量；少于17mL或无尿时，应考虑有肾功能衰竭的可能，可用20%甘露醇快速静脉滴注，或速尿静脉推注，必要时可重复使用，一般多能于1～2日内恢复。经处理尿量在短期内不见增加，血尿素氮、肌酐、血钾等明显增高，二氧化碳结合力下降，提示肾功能衰竭情况严重，出现尿毒症，此时应进行透析疗法，以抢救产妇生命。

第五节　妊娠期高血压疾病

妊娠高血压（简称妊高征），是妊娠期妇女所特有而又常见的疾病，以高血压、水肿、蛋白尿、抽搐、昏迷、心肾功能衰竭，甚至发生母子死亡为临床特点。妊娠高血压综合征按严重程度分为轻度妊高征、中度妊高征和重度妊高征，重度妊娠高血压综合征

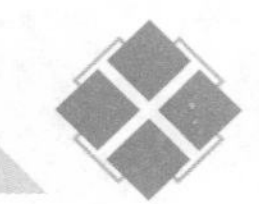

又称先兆子痫和子痫，子痫即在高血压基础上有抽搐。

一、病因

（一）妊高征的好发因素

根据流行病学调查发现，妊高征发病可能与以下因素有关。

（1）精神过分紧张或受刺激致使中枢神经系统功能紊乱者。

（2）寒冷季节或气温变化过大，特别是气压升高时。

（3）年轻初孕妇（40岁）。

（4）有慢性高血压、慢性肾炎、糖尿病等病史的孕妇。

（5）营养不良，如贫血、低蛋白血症者。

（6）体型矮胖者，即体重指数[体重（kg）/身高（cm）2 × 100]>0.24者。

（7）子宫张力过高（如羊水过多、双胎妊娠、糖尿病巨大儿及葡萄胎等）者。

（8）家族中有高血压史，尤其是孕妇之母有重度妊高征史者。

（二）病因学说

1.免疫学说　妊娠被认为是成功的自然同种异体移植。正常妊娠的维持，有赖于胎儿母体间免疫平衡的建立与稳定。这种免疫平衡一旦失调，即可导致一系列血管内皮细胞病变，从而发生妊高征。引起免疫平衡失调的因素，据目前研究有以下几方面。

（1）妊高征与夫妻间组织相容性抗原（HLA）的相关性。过去一般认为母胎间组织相容性差别越大，则妊高征的发病可能性也越大。与之相反，近来也有研究表明母胎间HLA抗原相容性越高，越容易发生妊高征。因此，妊高征与HLA的关系尚有待进一步研究。

（2）母体所产生的特殊免疫抗体即“封闭抗体”不足，不能抗衡胎儿抗原的负荷而导致妊高征。

（3）妊高征时，T抑制细胞（Ts）减少和T辅助细胞（Th）增加，Th/Ts比值上升，可能与胎儿—母体间免疫平衡失调有关。

（4）妊高征患者血清及补体、C4均明显减少，表明体内体液免疫有改变。

目前，从免疫学观点虽然尚不能确切阐明妊高征妊娠期高血压疾病发病的具体机制，但普遍认为免疫可能是该病发生的主要因素，值得进一步探讨。

2. 子宫–胎盘缺血学说　临床上妊高征易发生于初孕妇、多胎妊娠者、羊水过多者，是由于子宫张力增高，影响子宫的血液供应，造成子宫–胎盘缺血、缺氧所致。此外，全身血液循环不能适应子宫–胎盘需要的情况，如孕妇有严重贫血、慢性高血压、糖尿病等，也易伴发本病。

3. 妊高征与血浆内皮素　内皮素是盘管内皮细胞分泌的一种多肽激素，是强有力的血管收缩因子。ET与血栓素A2（TXA2）和血管内皮细胞舒张因子（EDRFs）与前列环（PGI2），正常时保持动态平衡，控制机体的血压与局部血流。妊高征时，患者体内调节血管收缩的ET和TXA2增加，而调节血管舒张的EDRFs和PGI2却减少，使血管收缩与

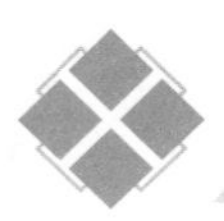

舒张的调节处于失衡而发生妊高征。

4. 一氧化氮　一氧化氮是由血管内皮细胞释放的一种血管舒张因子，EDRFs即NO及其前体物质。近年来，越来越多的研究表明，血管内皮损伤及其所释放的一系列血管活性物质在妊高征发病中起重要作用。这些物质主要包括血管收缩因子内皮素及血栓素A2，与血管舒张因子NO及PGI2，其中NO产生减少被认为是影响妊高征的病理生理变化的关键因素。因此认为，内源性血管舒张因子NO参与了妊高征的发病过程，NO合成或（和）释放功能障碍可能是妊高征发病机理中的一个主要环节。

5. 凝血系统与纤溶系统失调　正常妊娠时，特别在孕晚期即有生理性的高凝状态，各种凝血因子及纤维蛋白原均较非孕妇女增多。同时，孕期纤溶系统的活性也增强。因此，正常妊娠期凝血与纤溶之间处于一种动态平衡。妊高征时，凝血系统活性包括血小板及各种凝血因子的功能增强，而抗凝因子及抗凝血酶与组织型纤溶酶原激活物（t–PA）、纤溶酶原、纤溶酶（*）等活性降低，纤溶酶原活性抑制因子及纤维结合蛋白升高。上述变化导致凝血系统与纤溶系统失去动态平衡，这种失调可能成为妊高征的发病因素之一。

6. 缺钙与妊高征　有资料表明，人类及动物缺钙均可引起血压升高。妊娠易引起母体缺钙，导致妊高征发生，而孕期补钙可使妊高征的发生率下降。因此，认为缺钙可能是发生妊高征的一个重要因素，其发生机理尚不清楚。此外，尿钙排泄量的检测可作为妊高征的预测试验。

7. 其他　有一些与妊高征发病有关的病因学说及发病因素，如遗传因素，肾素–血管紧张素–醛固酮学说，前列腺素系统学说，心钠素与妊高征以及氧自由基学说等。

二、对母儿的影响

（一）对孕产妇的影响

特别是重度妊娠期高血压疾病，可发生心脏病、胎盘早剥、肺水肿、凝血功能障碍、脑出血、急性肾衰竭、HELLP综合征（溶血、肝酶升高、血小板减少）、产后出血及产后血液循环衰竭等并发症。这些并发症多可导致患者死亡。

（二）对胎儿的影响

由于子宫血管痉挛所引起的胎盘供血不足、胎盘功能减退，可致胎儿窘迫、胎儿宫内发育迟缓、死胎、死产或新生儿死亡。

三、病理变化对母儿的影响

全身小动脉痉挛为本病的基本病变。由于小动脉痉挛，造成管腔狭窄，周围阻力增大，血管内皮细胞损伤，通透性增加，体液和蛋白质渗漏，表现为血压升高、蛋白尿、水肿和血液浓缩等。全身各器官组织因缺血和缺氧而受到损害，严重时脑、心、肝、肾及胎盘等的病理组织学变化可导致抽搐、昏迷、脑水肿、脑出血，心肾功能衰竭，肺水肿，肝细胞坏死及被膜下出血，胎盘绒毛逆行性变、出血和梗死，胎盘早剥以及凝血功

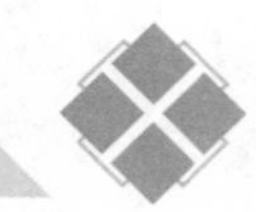

能障碍而导致DIC等。

（一）脑

脑部小动脉痉挛，引起脑组织缺血、缺氧、水肿；脑血管自身调节功能丧失，引起点状或局限性斑状出血。若痉挛性收缩时间过长，还可发生微血管内血栓形成和局部脑实质组织软化。血管明显破裂时，则发生大面积脑出血。

（二）心

冠状小动脉痉挛时，可引起心肌缺血、间质水肿及点状出血与坏死，偶可见个别毛细血管内栓塞。

（三）肾

重症患者肾小球肿胀，血管壁内皮细胞胞浆肿胀、体积增大，使管腔狭窄、血流阻滞。肾小球病灶内可有大量成堆的葡萄状脂质（可能为胆固醇或胆固醇酯）；肾小球也可能有梗死，内皮下有纤维样物质沉积，使肾小球前小动脉极度狭窄。

（四）肝

病情严重时，肝内小动脉痉挛后随即扩张松弛，血管内突然充血，使静脉窦内压力骤然升高，门静脉周围可能发生局限性出血。若小动脉痉挛时间持续过久，肝细胞可因缺血缺氧而发生不同程度的坏死。

（五）胎盘

正常妊娠时，子宫血管的生理性改变，表现在蜕膜与子宫肌层的螺旋小动脉粗大、卷曲，以利于增加子宫-胎盘的血液供应。妊高征时这种变化仅限于蜕膜层的部分血管分支，而子宫肌层与蜕膜其他部分血管则发生急性动脉粥样硬化，表现为内膜细胞脂肪变和血管壁坏死，血管管腔狭窄，影响母体血流对胎儿的供应，损害胎盘功能，导致胎儿宫内发育迟缓。严重时发生螺旋动脉栓塞，蜕膜坏死出血，导致胎盘早剥。

四、诊断检查

根据病史和典型的临床表现，诊断并不困难。但对病情估计及对某些具有相似临床表现的疾病鉴别却较困难。因此，必须从病史、好发因素、体检及辅助检查等多方面全面分析，方能做出正确诊断。诊断包括病情轻重、分类以及有无并发症等，以便制订正确的处理方针。

（一）病史

详细询问患者于孕前及妊娠20周前有无高血压、蛋白尿和（或）水肿及抽搐等征象；既往病史中有无原发性高血压、慢性肾炎及糖尿病等；有无家族史。此次妊娠经过，出现异常现象的时间。

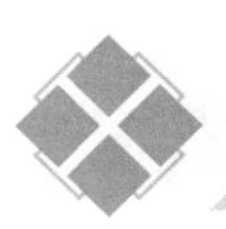

（二）主要临床表现

1. 高血压　若初测血压有升高，需休息6小时后再测，才能正确地反映血压情况。血压达到140/90mmHg，则可做出诊断。

2. 蛋白尿　应取中段尿进行检查，凡24小时尿蛋白定量>0.5g为异常。蛋白尿的出现及量的多少，反映肾小动脉痉挛造成肾小管细胞缺氧及其功能受损的程度，应予重视。

3. 水肿　妊娠后期水肿发生的原因，除妊高征外，还可由于下腔静脉受增大子宫压迫使血液回流受阻、营养不良性低蛋白血症以及贫血等引起。因此，水肿的轻重并不一定反映病情的严重程度。水肿并不明显者，有可能迅速发展为子痫。此外，水肿不明显，但体重于1周内增加>0.9kg者，也应予以重视。

4. 自觉症状　一经诊断为妊高征，应随时注意有无头痛、眼花、胸闷、恶心及呕吐等症状。这些自觉症状的出现，表示病情发展已进入先兆子痫阶段，应及时做相应检查与处理。

5. 抽搐与昏迷　抽搐与昏迷是本病发展到严重阶段的表现，应特别注意发作状态、频率、持续时间及间隔时间，注意神志情况。

（三）辅助检查

1. 血液检查　测定血红蛋白、血细胞比容、血浆黏度、全血黏度，以了解血液有无浓缩；重症患者应测定血小板计数、凝血时间，必要时测定凝直酶原时间、纤维蛋白原和鱼精蛋白副凝试验（3P试验）等，以了解有无凝血功能异常。

2. 肝、肾功能测定　如谷丙转氨酶、血尿素氮、肌酐及尿酸等测定。必要时重复测定或做其他相关性检查，以便综合判断肝、肾功能情况。此外，血电解质及二氧化碳结合力等测定也十分重要，以便及时了解有无电解质紊乱及酸中毒。

3. 眼底检查　视网膜小动脉可以反映体内主要器官的小动脉情况。因此，眼底改变是反映妊高征严重程度的一项重要标志，对估计病情和决定处理均有重要意义。眼底的主要改变为视网膜小动脉痉挛，动静脉管径之比可由正常的2：3变为1：2，甚至1：4。严重时可出现视网膜水肿、视网膜剥离，或有棉絮状渗状物及出血，患者可能出现视力模糊或突然失明。这些情况产后多可逐渐恢复。

4. 其他检验　如心电图、超声心动图、胎盘功能、胎儿成熟度检查图检查等，可视病情而定。

五、治疗

（一）治疗的基本原则

处理妊娠期高血压疾病治疗的基本原则是镇静、解痉、降压、利尿，适时终止妊娠。终止妊娠的指征包括以下几点。

1. 重度子痫前期患者经积极治疗24～48小时仍无明显好转者。

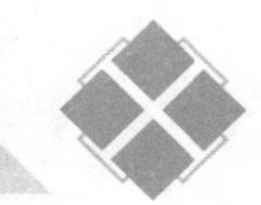

2. 重度子痫前期患者孕周已超过34周。

3. 重度子痫前期患者孕龄不足34周，但胎盘功能减退，胎儿已成熟者。

4. 重度子痫前期患者，孕龄不足34周，胎盘功能减退，胎儿尚未成熟者，可用地塞米松促胎肺成熟后终止妊娠。

5. 子痫控制后2小时可考虑终止妊娠。

（二）治疗手段

1. 轻度子痫前期

（1）适当减轻工作，保证睡眠，取左侧卧位，休息，必要时住院治疗。

（2）饮食：食盐不必限制，长期低盐饮食易发生产后血循环衰竭，若全身水肿应限制食盐。

（3）药物：苯巴比妥0.03～0.06g或地西泮2.5mg，每日3次口服，保证睡眠。

2. 重度子痫前期　重度子痫前期需住院治疗。治疗原则为解痉、降压、镇静，合理扩容及利尿，适时终止妊娠。

（1）解痉药物：硫酸镁有预防和控制子痫发作的作用，适用于子痫前期和子痫患者。对宫缩和胎儿无不良影响。

硫酸镁用药方法：结合肌内注射。①静脉给药；首次负荷剂量25%硫酸镁20mL溶于5%～10%葡萄糖液20mL中，缓慢静推，10～20分钟推完；继之25%硫酸镁60mL溶于25%葡萄糖液500～1 000mL中静滴，滴速以1～2g/h为宜。②酌情加用25%硫酸镁10mL加2%普鲁卡因2mL，深部臀肌注射，每日1～2次；每日总量为25～30g。

毒性反应：硫酸镁中毒首先为膝反射消失，随后出现全身肌张力减退及呼吸抑制，严重者心跳可能会突然停止。

注意事项：用药前及用药中定时查膝反射必须存在；呼吸每分钟不少于16次；尿量每24小时不少于600mL，每小时不少于25mL；出现镁中毒立即静注10%葡萄糖酸钙10mL。

（2）镇静药物：地西泮：口服2.5mg，每日3次或10mg肌注。重症10mg静推。冬眠药物：冬眠药物现已少用。硫酸镁治疗效果不佳仍可应用。常用冬眠1号合剂（哌替啶100mg、氯丙嗪50mg、异丙嗪50mg）加于10%葡萄糖液500mL内静滴。紧急情况1/3量溶于25%葡萄糖液20mL缓慢静推，余量溶于10%葡萄糖液250mL静滴。

（3）降压药：仅用于血压过高的患者。对于收缩压≥160mmHg，舒张压≥110mmHg或平均动脉压≥140mmHg时应用降压药。常用的药物有：肼屈嗪、卡托普利（可降低胎盘灌注量，应慎用）、硝苯地平（24时总量不超过60mg）、甲基多巴、硝普钠（缓慢静滴，用药不宜超过72小时，用药期间应监测血压及心率）等。

（4）扩容治疗：扩容治疗的指征是血液浓缩（红细胞比容≥0.35，全血黏度比值≥3.6，血浆黏度比值≥1.6及尿比重>1.020）。常用扩容剂有白蛋白、血浆、全血、右旋糖酐及平衡液等。应在解痉基础上扩容，扩容治疗时严密观察脉搏、呼吸、血压及尿量，防止肺水肿和心衰发生。

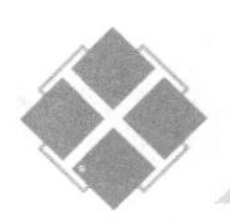

（5）利尿药：利尿药的应用仅限于全身性水肿、心衰、肺水肿、脑水肿及血容量过高伴潜在肺水肿者。常用药物有：①呋塞米20～40mg缓慢静注；②甘露醇用于肾功能不全，出现少尿、无尿或需降颅压时效佳。20%甘露醇250mL，快速静滴，15～20分钟内滴完。

（6）适时终止妊娠：经治疗适时终止妊娠是重要措施。

1）终止妊娠指征：重度子痫前期孕妇经积极治疗24～48小时无明显好转者；重度子痫前期孕妇，胎龄已超过36周，胎儿已成熟者；重度子痫前期孕妇，胎龄虽不足36周，但胎盘功能减退者；子痫控制后6～12小时的孕妇。

2）终止妊娠的方式包括：①引产：适用于宫颈条件成熟，宫颈柔软、宫颈管已消失，行人工破膜后加用缩宫素静滴，或单用缩宫素静滴引产。②剖宫产：适用于有产科指征；宫颈条件不成熟，短期不能经阴道分娩；引产失败；胎盘功能明显减退，已有胎儿窘迫征象；等等。

3. 其他处理

子痫的处理除上述治疗外，还应做到以下几点。

（1）控制抽搐：首选硫酸镁，必要时加用强镇静药，血压过高加用降压药静滴。降低颅压用20%甘露醇快速静滴，出现肺水肿用呋塞米20～40mg静注。使用抗生素预防感染。

（2）护理：应安置于单人暗室，避免声光刺激，绝对安静。治疗与护理操作轻柔，严密监测血压、脉搏、呼吸、体温及尿量（留置导尿管），记录出入量，防止受伤；专人护理，加用床挡，防止从床上跌落；应取出假牙，于上下臼齿间放置缠纱布的压舌板，防止咬伤唇舌。

（3）严密观察病情，及早发现与处理脑出血、肺水肿、急性肾功能衰竭等并发症。

第六节 妊娠期肝内胆汁淤积症

妊娠期肝内胆汁淤积症(ICP)是妊娠中、晚期特有的并发症，以皮肤瘙痒和黄疸为主要临床表现，血清胆汁酸升高为特征。该病主要危害胎儿，使围产儿病死率增高，对妊娠最大的危害是发生难以预测的胎儿突然死亡。本病具有复发性，本次分娩后可迅速消失，ICP发病率为0.1%～15.6%，有明显地域和种族差异，智利、瑞典及我国长江流域等地发病率较高。

一、病因

（一）雌激素代谢异常

孕妇体内雌激素水平大幅增加，雌激素可使Na+–K+–ATP酶活性下降，能量提供减少，导致胆酸代谢障碍；雌激素可使肝细胞膜中胆固醇与磷脂比例上升，流动性降低，

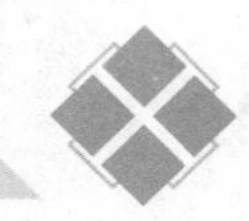

影响对胆酸的通透性，使胆汁流出受阻；雌激素作用于肝细胞表面的雌激素受体，改变肝细胞蛋白质合成，导致胆汁回流增加。上述因素综合作用可能导致ICP的发生。临床研究认为，雌激素不是ICP致病的唯一因素，可能是雌激素代谢异常及肝脏对妊娠期生理性增加的雌激素高敏感性引起的。

（二）遗传因素

流行病学研究发现妊娠期肝内胆汁淤积症有家族遗传史，且在母亲或姐妹中有ICP病史的妇女中ICP发生率明显增高，表明遗传因素在ICP发生得中起一定作用。

（三）药物

一些减少胆小管转运胆汁的药物，如肾移植后服用的硫唑嘌呤可引起ICP。

（四）环境因素

ICP发病率与季节有关，冬季发生率高于夏季。

二、对母儿的影响

ICP最大的危害在于围生儿预后不良，可导致早产、羊水胎粪污染及产时胎儿窘迫。若发生早还可能影响胎儿生长发育。ICP患者的胎死宫内通常发生得非常迅速，且发生胎儿窘迫、死亡的原因目前尚未明确，也缺乏有效的防治措施。

高浓度的胆酸血症可引起胎盘绒毛表面的血管痉挛，血管阻力增加，流经胎盘间隙的氧合血流量明显降低，导致胎儿灌注及氧交换急剧下降而引起胎儿窘迫，胎儿体内胆酸淤积越多，其窘迫率越高。

此外，ICP对孕妇的危害主要是瘙痒导致的痛苦和由于胆盐分泌不足影响维生素K的吸收而易发生产后出血。

三、临床表现

（一）典型症状

首发症状为孕晚期发生无皮肤损伤的瘙痒，约80%患者在30周后出现，有的甚至更早。瘙痒程度不一，常呈持续性，白昼轻，夜间加剧。瘙痒一般先从手掌和脚掌开始，然后逐渐向肢体近端延伸，甚至可发展到面部，但极少侵及黏膜。这种瘙痒症状平均约3周，也有达数月者，于分娩后24～48小时缓解，少数在1周或1周以上缓解。

（二）其他症状

10%～15%患者出现轻度黄疸，黄疸的出现与胎儿预后关系密切，有黄疸者羊水污染、新生儿窒息及围产儿病死率均显著增加。一般无明显消化道症状，少数孕妇出现上腹部不适，轻度脂肪痢。

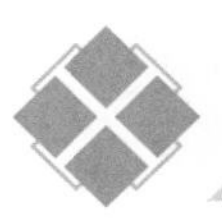

四、诊断检查

（一）诊断

对ICP的诊断，具体可按以下标准。

（1）在妊娠期出现以皮肤瘙痒为主的主要症状。

（2）肝功能异常，主要是血清SGPT或SGOT的轻度升高，达60～100U，超过200U以上者较少。

（3）可伴有轻度黄疸，血清胆红素在18.81～85.50/μmol/L（1.1～5mg/dl）。

（4）患者一般情况良好，无明显呕吐、食欲不振、虚弱及其他疾病症状。

（5）一旦分娩，瘙痒迅速消退，肝功能迅速恢复正常，黄疸也自行消退。

在以上症状及体征中，瘙痒是最重要的，可以表现轻微，所以每次产前检查时均不可遗漏。

（二）检查方法

1. 血清胆汁酸测定　血清总胆汁酸测定是诊断ICP的最主要的实验室依据，也是监测病情及治疗效果的重要指标；是诊断ICP最有价值的方法，也是ICP最主要的特异性证据。无诱因的皮肤瘙痒及血清TBA>10μmol/L可作为ICP诊断，血清TBA≥40μmol/L提示病情较重。血清甘胆酸敏感性强，可作为筛查和随访ICP的指标。

2. 肝功能测定　大多数ICP患者的门冬氨酸转氨酶（AST）、丙氨酸转氨酶（ALT）轻至中度升高，为正常水平的2～10倍，一般不超过1000U/L，ALT较AST更敏感；部分患者血清胆红素轻—中度升高。

3. 肝炎病毒检测　在单纯ICP患者中肝炎病毒检测为阴性。

4. 肝脏B超　ICP肝脏无特征性改变，因此，肝脏B超对于ICP诊断意义不大，仅对排除孕妇有无肝胆系列基础疾病有一定意义。

5. 肝脏病理学检查　该检查仅在诊断不明确，而病情严重时进行。

6. 胎盘病理学检查　ICP胎盘绒毛间腔狭窄，但胎盘重量、容积及厚度是否差异不明。

五、治疗

治疗的目标是缓解瘙痒症状，改善肝功能，降低血胆酸水平，加强胎儿宫内状况的监护，延长孕周，改善妊娠结局。

（一）一般处理

适当卧床休息，取左侧卧位，以增加胎盘血流量，给予间断吸氧、高渗葡萄糖、维生素类及能量合剂，既保肝，又可提高胎儿对缺氧的耐受性。定期复检肝功能、血清胆汁酸以了解病情。

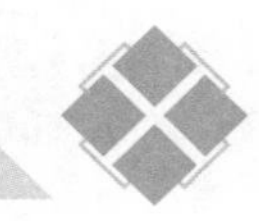

（二）药物治疗

药物治疗能使孕妇临床症状减轻，胆汁淤积的生化指标和围生儿预后改善的药物如下几种。

1. 熊去氧胆酸　为ICP治疗的一线药物。瘙痒症状和生化指标均可明显改善。治疗期间每1～2周检查一次肝功能，检测生化指标的变化。

2. S–腺苷蛋氨酸　治疗ICP的临床二线药物，腺苷蛋氨酸对肝细胞具有多重保护机制，包括解毒，抗氧自由基、抗炎症介质和细胞因子，增加膜流动性，保护细胞骨架，提高Na+–K+–ATP酶活性等（图7–6）。

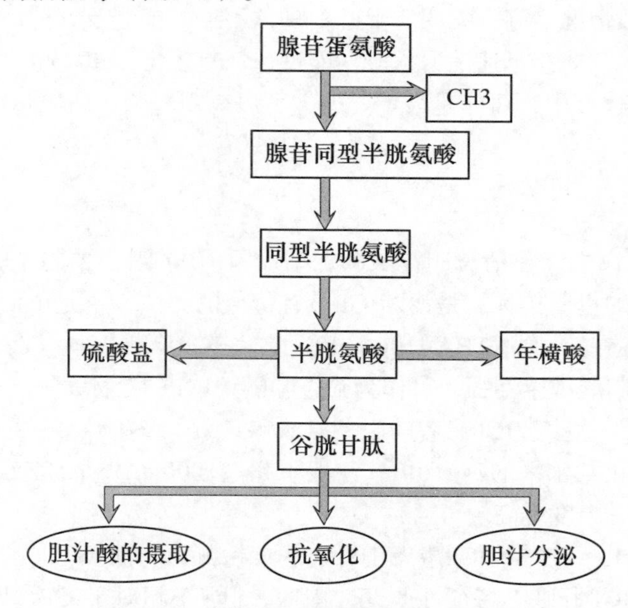

图 7–6　腺苷蛋氨酸治疗 ICP 的机制图

3. 地塞米松　地塞米松能促进胎肺成熟，避免早产儿发生呼吸窘迫综合征，用于孕34周前，估计7日内有可能早产分娩者。

（三）辅助治疗

1. 护肝治疗　在降胆酸治疗的基础上，使用口服或静脉药物进行护肝治疗。

2. 改善瘙痒症状　给予一定的外用药（如炉甘石洗剂）可改善皮肤瘙痒症状。

3. 维生素K的应用　为预防产后出血，可给予维生素K。

4. 中药治疗

（四）产科处理

产前监护从孕34周开始每周行无刺激胎心监护（NST）试验，必要时行胎儿生物物理评分，以便及早发现隐性胎儿缺氧。病情严重者，提早入院待产。每日数胎动，若12小时内胎动少于10次，应警惕胎儿宫内窘迫。定期超声检查，注意有无羊水过少。

适时终止妊娠：ICP不是剖宫产指征。但因ICP容易发生胎儿急性缺氧及死胎，目前

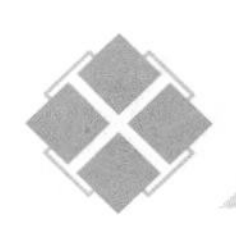

尚无有效的预测胎儿缺氧的监测手段，多数学者建议ICP患者妊娠37～38周引产，积极终止妊娠，产时加强胎儿监护。对重度ICP治疗无效，合并多胎、重度子痫前期等，可行剖宫产终止妊娠。

第七节 羊水量异常

羊水指的是羊膜腔中的液体，一般认为羊水是来自母体血浆通过胎膜透析羊膜上皮细胞分泌和胎儿的尿液。羊水的成分98%是水，另有少量无机盐类、有机物荷尔蒙和脱落的胎儿细胞，羊水是保护胎儿的重要成分。而羊水标准则是衡量胎儿健康安全的重要指数。正常妊娠时羊水的产生与吸收处于动态平衡中。任何引起羊水产生与吸收失衡的因素均可造成羊水过多或过少的病理状态。

一、羊水过多

妊娠期间羊水量超过2 000mL，称为羊水过多。其发生率为0.5%～1%。羊水量在数日内急剧增多，称为急性羊水过多；羊水量在较长时间内缓慢增多，称为慢性羊水过多。羊水过多时羊水外观、形状与正常者无差异。

（一）病因

约1/3羊水过多的病因不明，但多数重度羊水过多可能与胎儿畸形及妊娠合并症、并发症有关。

1. 胎儿畸形　羊水过多孕妇中，18%～40%合并胎儿畸形。以神经管缺陷性疾病最常见，约占50%，其中主要为开放性神经管畸形。当无脑儿、显性脊柱裂时，脑脊膜暴露，脉络膜组织增生，渗出液增加，以及中枢性吞咽障碍加上抗利尿激素缺乏等，使羊水形成过多，回流减少；食管、十二指肠闭锁，使胎儿吞咽羊水障碍，引起羊水过多。

2. 染色体异常　18–三体、21–三体、13–三体胎儿可出现胎儿吞咽羊水障碍，引起羊水过多。

3. 双胎妊娠　约10%的双胎妊娠合并羊水过多，是单胎妊娠的10倍以上。单卵单绒毛膜双羊膜囊时，两个胎盘动静脉吻合，易并发双胎输血综合征，受血儿循环血量增多、胎儿尿量增加，引起羊水过多。

4. 妊娠期糖尿病或糖尿病合并妊娠　与母体高血糖致胎儿血糖增高，产生渗透性利尿，以及胎盘胎膜渗出增加有关。

5. 胎儿水肿　羊水过多与胎儿免疫性水肿（母儿血型不合溶血）及非免疫性水肿（多由宫内感染引起）有关。

6. 特发性羊水过多　约占30%，不合并孕妇、胎儿及胎盘异常。发病原因不明。

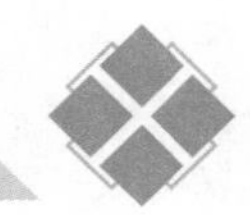

（二）对母儿的影响

1. 对孕妇的影响　急性羊水过多引起明显的压迫症状，妊娠期高血压疾病的发病风险明显增加，是正常妊娠的3倍。由于子宫肌纤维伸展过度，可致宫缩乏力、产程延长及产后出血增加；若突然破膜可使宫腔内压力骤然降低，导致胎盘早剥、休克。此外，并发胎膜早破、早产的可能性增加。

2. 对胎儿的影响　常并发胎位异常、脐带脱垂、胎儿窘迫及因早产引起的新生儿发育不成熟。加上羊水过多常合并胎儿畸形，所以羊水过多者围生儿病死率明显增高，约为正常妊娠的7倍。

（三）临床表现

1. 急性羊水过多　较少见。多发生在孕20～24周，羊水急剧增多，子宫短期内明显增大，产生系列压迫症状，如腹胀、行动不便；表情痛苦；呼吸困难，发绀，甚至不能平卧。

2. 慢性羊水过多　较多见。多发生在孕晚期。数周内羊水缓慢增多，症状较缓和。无明显不适或仅有轻微压迫症状：胸闷、气急，能耐受。

（四）诊断检查

根据临床症状及体征诊断并不困难。但常需采用下列辅助检查，估计羊水量及羊水过多的原因。

1. B型超声检查　为羊水过多的主要辅助检查方法。临床广泛应用的有两种标准：一种是以脐横线与腹白线为标志，将腹部分为4个象限，各象限最大羊水暗区垂直径之和为羊水指数。国内资料羊水指数>18cm可诊断为羊水过多。另一种是以羊水最大池深度>7cm为诊断标准，MVP 8～11cm为轻度羊水过多，12～15cm为中度羊水过多，≥16cm为重度羊水过多。B型超声检查还可了解胎儿结构畸形，如无脑儿、显性脊柱裂、胎儿水肿及双胎等。

2. 其他

（1）羊水甲胎蛋白测定（AFP）：开放性神经管缺陷时，羊水中AFP明显增高，超过同期正常妊娠平均值加3个标准差以上。

（2）孕妇血糖检查：尤其慢性羊水过多者，应排除糖尿病。

（3）孕妇血型检查：如胎儿水肿者应检查孕妇Rh、AB0血型，以排除母儿血型不合溶血引起的胎儿水肿。

（4）胎儿染色体检查：羊水细胞培养或采集胎儿血培养做染色体核型分析，或应用染色体探针对羊水或胎儿血间期细胞真核直接原位杂交，了解染色体数目、结构异常。

（五）治疗

1. 合并胎儿畸形者，应终止妊娠，引产。

2. 合并正常胎儿者：①尽量延长至37周；②前列腺素合成酶抑制剂；③病因治疗，

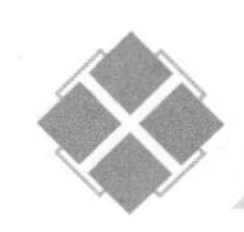

积极治疗原发病，与高血压、糖尿病等；④羊膜穿刺减压。

3. 分娩期处理：自然临产后，应尽早人工破膜，注意防止脐带脱垂，如宫缩乏力，可给予低浓度缩宫素静滴，胎儿出生后，及时应用缩宫素预防产后出血。

二、羊水过少

当羊水量<300mL时称为羊水过少，此为传统概念。但无论是阴道分娩还是剖宫产都很难准确估计羊水的总量。B超诊断羊水过少的标准是羊水指数（AFI）<5cm或最大羊水池深度<2cm。近些年，由于对高危妊娠的产前监测和B超技术的提高与普及，羊水过少的发生率有增加的趋势，可高达5%。

（一）病因

主要与羊水产生减少或吸收、外漏增加有关。常见原因如下。

1. 胎儿泌尿道畸形　如先天性肾缺或尿路梗阻，因胎儿无尿液生成或生成的尿液不能排入羊膜腔致妊娠中期后严重羊水过少。

2. 胎盘功能不良　如过期妊娠、胎儿宫内生长受限、妊娠期高血压疾病等，由于胎盘功能不良、慢性胎儿宫内缺氧、血液重新分布，肾血管收缩，胎儿尿形成减少，致羊水过少。

3. 胎膜早破　羊水外漏速度大于再产生速度，常出现继发性羊水过少。

4. 母体因素　如孕妇脱水、血容量不足，血浆渗透压增高等，可使胎儿血浆渗透压相应增高，胎盘吸收羊水增加，同时胎儿肾小管重吸收水分增加，尿形成减少。此外，孕妇应用某些药物（如吲哚美辛、利尿剂等）也可引起羊水过少。

（二）对母儿的影响

1. 对胎儿的影响　羊水过少是胎儿危险的重要信号，围生儿发病率和病死率明显增高。与正常妊娠相比，轻度羊水过少围生儿病死率增高13倍，而重度羊水过少增高47倍，主要死因是胎儿缺氧及畸形。妊娠中期重度羊水过少的胎儿畸形率很高，可达50.7%。其中先天性肾缺如所致的羊水过少，可引起典型Potter综合征（胎肺发育不良、扁平鼻、耳大位置低、肾及输尿管不发育，以及铲形手、弓形腿等），病死率极高。而妊娠晚期羊水过少，常为胎盘功能不良及慢性胎儿宫内缺氧所致。羊水过少又可引起脐带受压，加重胎儿缺氧。羊水过少中约1/3新生儿、1/4胎儿发生酸中毒。

2. 对孕妇的影响　手术产概率增加。

（三）临床表现

孕妇经常因胎动而感疼痛，腹围及子宫底高度均小于妊娠月份，胎儿活动受限，自然回转不易，所以臀先露多见。妊娠时间延长，常超过预产期2～3周。分娩过程中常出现原发性宫缩乏力或不协调性宫缩，宫口扩张缓慢，易发生第一产程延长。羊水极少，黏稠，多呈黄绿色，可导致胎儿缺氧。由于羊水缺乏造成种种发育畸形，如羊水过少发生于妊娠早期，部分胎儿体表可与羊膜粘连，或形成羊膜带，使手指或肢体离断；如羊

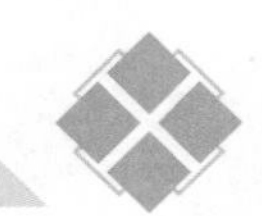

水过少发生于妊娠晚期，则胎儿皮肤干燥，如羊皮纸状。因羊水少，胎儿在子宫内处于强制性体位，易受压迫而引起特殊的肌肉骨骼畸形，如手足畸形、背曲、斜颈、上下肢弯曲等。

（四）诊断检查

主要根据临床表现、B型超声检查及直接测量羊水确诊。

1. B型超声检查　B型超声检查是羊水过少的主要辅助诊断方法。妊娠晚期最大羊水池深度≤2cm，或羊水指数≤5cm，可诊断羊水过少；羊水指数8cm为可疑羊水过少。妊娠中期发现羊水过少时，应排除胎儿畸形。B型超声检查对先天性肾缺如、尿路梗阻、胎儿宫内生长受限有较高的诊断价值。

2. 羊水直接测量　破膜后，直接测量羊水，总羊水量<300mL，可诊断为羊水过少，其性质黏稠、浑浊、暗绿色。

3. 其他检查　妊娠晚期发现羊水过少，应结合胎儿生物物理评分、胎儿电子监护仪检查、尿雌三醇、胎盘生乳素检测等，了解胎盘功能及评价胎儿宫内安危，及早发现胎儿宫内缺氧。

（五）治疗

1. 妊娠期发现羊水过少　如果明确合并胎儿畸形者，需要立即终止妊娠。

2. 妊娠期诊断羊水过少　明确无胎儿畸形且胎儿已经发育成熟者，可以考虑终止妊娠，终止妊娠的方式可以考虑剖宫产。

3. 羊膜腔灌注法　羊水量减少是对妊娠期和分娩期母儿产生不良影响的主要原因。通过羊膜腔灌注法增加羊水量是有针对性的治疗措施。

（1）适应证：①增加胎儿内脏显影。羊水过少，胎体靠近宫壁和胎盘，内脏结构显示不清，难以判断是否合并胎儿畸形。通过羊膜腔灌注法可以增加声窗，提高对胎儿畸形的诊断率。②诊断不典型的胎膜早破。对难以诊断的胎膜早破，经腹壁行羊膜腔灌注，如出现阴道溢液则可以诊断胎膜早破。③妊娠期减少胎体受压、胎儿生长发育和运动受限。④减少分娩过程中脐带受压，减少不协调的子宫收缩。

（2）羊膜腔灌注方法：按灌注途径分为经腹壁灌注和经阴道羊膜腔灌注两种。前者通常在未破膜的情况下，后者通常已经破膜。

第八节　多胎妊娠

一次妊娠子宫腔内同时有两个或两个以上胎儿，称为多胎妊娠。多胎妊娠的发生率与种族、年龄及遗传等因素有关。多胎妊娠的妊娠期、分娩期并发症多，围生儿病死率、新生儿病死率高，所以属高危妊娠，为改善妊娠结局，除早期确诊外，应加强孕期保健并重视分娩期处理。

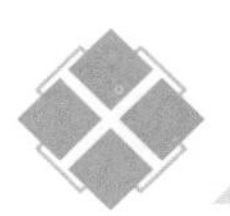

一、病因

（一）遗传因素

多胎妊娠有家庭性倾向，凡夫妇一方家庭中有分娩多胎者，多胎的发生率增加，单卵双胎与遗传无关，双卵双胎有明显遗传史，若妇女本身为双卵双胎之一，分娩双胎的概率比丈夫为双卵双胎之一者更高，提示母亲的基因型影响较父亲大。

（二）年龄及产次

年龄对单卵双胎发生率的影响不明显，Hauser等发现单卵双胎发生率在20岁以下妇女为3‰，大于40岁者为4.5‰，双卵双胎发生率随年龄的增长显著升高，在15～19岁年龄组仅2.5‰，而30～34岁组上升至11.5‰。产次增加，双胎发生率也增加，Chai等（1988）报道初产妇为21.3‰，多产妇为26‰。

（三）内源性促性腺激素

自发性双卵双胎的发生与体内促卵泡激素水平较高有关，Mastin等（1984）发现分娩双胎的妇女，其卵泡期早期血FSH水平明显高于分娩单胎者，妇女停服避孕药后1个月受孕，发生双卵双胎的比率升高，可能是脑垂体分泌促性腺激素增加，导致多个始基卵泡发育成熟的结果。

（四）促排卵药物的应用

多胎妊娠是药物诱发排卵的主要并发症，与个体反应差异、剂量过大有关，应用人类绝经期促性腺激素（HMG）治疗过程中易发生卵巢过度刺激，以至多发性排卵，发生双胎的机会将增加20%～40%。

二、临床表现

双胎妊娠多有家族史、孕前应用促排卵药物或体外受精多个胚胎移植史。早孕反应往往较重，持续时间较长；子宫体积明显大于单胎妊娠；妊娠晚期，因过度增大的子宫，使横膈升高，呼吸困难，胃部饱满，行走不便，下肢静脉曲张和水肿等压迫症状。

三、并发症

（一）一般并发症

1. 流产　双胎妊娠的自然流产率2～3倍于单胎妊娠，胎儿个数越多，流产危险性越大，与胚胎畸形、胎盘发育异常、胎盘血液循环障碍及宫腔容积相对狭窄有关。

2. 胎儿畸形　双胎妊娠胎儿畸形率比单胎高2倍，单卵双胎畸形儿数又是双卵双胎的2倍，畸形率增高的原因尚不清楚，宫内压迫可致畸形足，先天性髋关节脱位等胎儿局部畸形，但与胎盘类型无关，也无染色体异常增多的依据。

3. 胎儿宫内生长迟缓　30孕周以前，双胎胎儿的生长速度与单胎相似，此后即减慢，宫内生长迟缓的发生率为12%～34%，其程度随孕周的增长而加重，单卵双胎比双卵双胎更显著。

4. 贫血　由于血容量增加多，铁的需要量大而摄入不足或吸收不良，妊娠后半期多有缺铁性贫血，孕期叶酸需要量增加而尿中排出量增多，若因食物中含量不足或胃肠吸收障碍而缺乏，易致巨幼红细胞性贫血。

5. 妊娠高血压综合征　发生率为单胎妊娠的3倍，症状出现早且重症居多，往往不易控制，子痫发症率也高。

6. 羊水过多　5%～10%双胎妊娠发生羊水过多，发生率为单胎妊娠的10倍，尤其多见于单卵双胎，且常发生在其中的一个胎儿。

7. 前置胎盘　由于胎盘面积大，易扩展至子宫下段而覆盖子宫颈内口，形成前置胎盘，发生率比单胎高1倍。

8. 早产　由于子宫过度伸展，尤其胎儿个数多，并发羊水过多时，宫内压力过高，早产发生率高，多数早产为自然发生，或因胎膜早破后发生，据统计双胎妊娠的平均妊娠期仅37周。

（二）特殊并发症

1. 双胎输血综合征　主要是单绒毛膜单卵双胎妊娠的严重并发症，由于两个胎儿的血液循环经胎盘吻合血管沟通，发生血液转输从而血流不均衡引起。

2. 双胎之一宫内死亡　多胎妊娠时，不但流产、早产比单胎多，发生胎儿宫内死亡的情况也多，有时双胎之一死于宫内，另一胎儿却继续生长发育。

四、诊断检查

结合临床症状及影像、产科检查即可进行诊断。

1. B型超声检查　是目前确诊多胎妊娠的最主要方法，应用B型超声显像仪经腹检查，早在孕6周时，即可显示着床在宫内不同部位的胚囊个数，每个胚囊与周围蜕膜组成具有双环特征的液性光环，至孕7周末以后，胚芽内出现有节律搏动的原始心管，孕12周后，胎头显像，可测出各胎头的双顶径，随孕周的增长，诊断正确率可达100%，所以临床疑为多胎妊娠，应继续随访，直至胎儿个数完全确定（图7–7）。

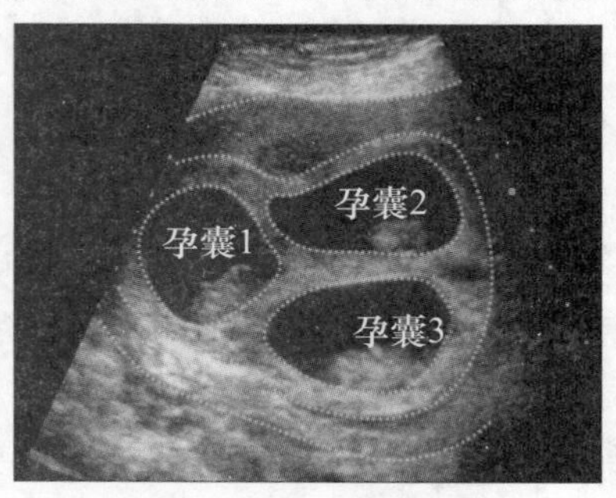

图 7–7　B 超多胎妊娠显像

2. 多普勒超声检查　孕12周后，用多普勒胎心仪可听到频率不高的胎心音。

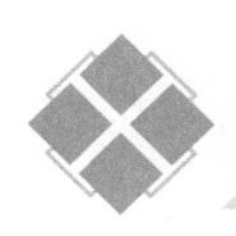

3. 血清甲胎蛋白测定　血清甲胎蛋白测定也有助于多胎妊娠的诊断，双胎妊娠时，29.3%血清甲胎蛋白值明显升高；三胎时，为44.8%；四胎及四胎以上，则达80.0%，因此，筛查孕妇血清甲胎蛋白值有异常升高时，提示多胎可能，需进一步检查。

五、治疗

（一）妊娠期处理

（1）定期产前检查，双胎妊娠为高危妊娠，母儿结局与孕期保健关系密切，一旦确诊，应做好保健和管理，加强营养，注意补充足够的蛋白质、铁剂、维生素、叶酸、钙剂等。尽量避免过度劳累。妊娠30周后应多卧床休息，积极预防妊娠并发症，避免早产的发生。超声监测胎儿宫内生长发育情况。

（2）如果胎儿之一在妊娠早期死亡，死胎可全部吸收，妊娠3个月死亡的胎儿，压迫成纸样儿，不需要处理；妊娠晚期死亡，一般不造成母体损害，但如有少量凝血活酶向母体释放，会引起血管内凝血，应监测母体凝血功能。

（3）双胎输血综合征依据超声诊断分为五期，I期可以采取动态观察，Ⅱ–Ⅳ期根据情况可以采取选择性减胎术、胎儿镜下胎盘血管交通支凝固术、脐带血管凝固或结扎、羊水减量术、羊膜膈造口术等。其中，胎儿镜下激光阻断胎盘血管交通支是公认有效的治疗方法，但也需要注意胎儿宫内治疗后相关并发症问题。

（二）分娩期处理

双胎妊娠多能经阴道分娩，需做好输血、输液及抢救孕妇的应急设备，并熟练掌握新生儿抢救和复苏的技术。

1. 终止妊娠的指征　①合并急性羊水过多，引起压迫症状，如呼吸困难，严重不适等；②母体合并严重并发症，如子痫前期或子痫，不允许继续妊娠时；③胎儿畸形；④已达预产期尚未临产，胎盘功能逐渐减退或羊水减少者。

2. 分娩方式选择　结合孕妇年龄、胎次、孕龄、胎先露、不孕史及产科合并症/并发症等因素综合考虑，原则上阴道试产，适当放宽剖宫产指征。①阴道试产：选择双胎均为头先露或第一胎儿为头位，第二胎儿为臀位，两个胎儿的总体重为5 000～5 500g，第2个胎儿体重估计不超过第1个胎儿200～300g。②剖宫产分娩指征：异常胎先露，如第一胎儿为肩先露、臀先露；宫缩乏力导致产程延长，经处理效果不佳者；胎儿窘迫短时间不能经阴道分娩者。严重并发症需要立即终止妊娠者，如子痫前期、胎盘早剥或脐带脱垂者；连体畸形无法经阴道分娩者。

3. 产程中处理　产程中注意宫缩及产程进展和胎心变化，若出现宫缩乏力，可以给予低浓度的缩宫素缓慢点滴。当第一个胎儿娩出后，在胎盘侧脐带端立即夹紧，以防第二个胎儿失血。同时助手在腹部将第2个胎儿固定成纵产式并听胎心。若无阴道出血，胎心正常，等待自然分娩，一般在20分钟左右第二胎儿可以娩出。若等待10分钟仍无宫缩，可以给予人工破膜或给予低浓度缩宫素点滴促进子宫收缩。若发现脐带脱垂或可疑胎盘早剥或胎心异常，立即用产钳或臀牵引，尽快娩出胎儿。

4. 防治产后出血　产程中开放静脉通道，做好输液及输血准备；第二胎儿娩出后立即给予缩宫素促进子宫收缩；产后严密观察子宫收缩及阴道出血量，尤其注意产后2～4小时内的迟缓性出血。必要时抗生素预防感染。

第九节　过期妊娠

妊娠达到或超过42周，称为过期妊娠。其发生率占妊娠总数的5%～12%。在自然界，从动物到人类，各种动物的妊娠期虽有一定的期限，但不是绝对恒定的，人类的妊娠期平均是40周，若从正式受孕开始计算，则为266天左右；但实际上，不同人的、甚至同一个人的不同孕次的妊娠期不是完全一致的。在所有的妊娠中，约80%以上妊娠期在40周 ± 2周内。过期妊娠的胎儿围产病率和病死率增高，并随妊娠延长而加剧，妊娠43周时围产儿病死率为正常的3倍，44周时为正常的5倍。初产妇过期妊娠胎儿较经产妇者危险性增加。

一、病因

过期妊娠的病因尚不明确，目前观察到可能引起过期妊娠的原因有以下几点。

（一）雌激素水平低

尽管临产的机制十分复杂，血中雌激素水平的高低与临产有密切关系，过期妊娠可能与血雌激素水平过低有关。但在大数量的过期妊娠中，并无雌激素水平低于普通正常妊娠的直接证明。

（二）胎盘硫酸脂酶缺乏

胎盘硫酸脂酶缺乏是一种罕见的伴性隐性遗传病，患此症者虽然胎儿肾上腺产生了足量的16α-OH-DHEAS，但由于缺乏胎盘硫酸脂酶，无法将这种活性较弱的脱氢表雄酮转变成雌二醇及雌三醇，以致发生过期妊娠。

（三）头盆不称

头盆不称，即过期妊娠中部分胎儿较大，胎头迟迟未入盆，宫颈未受到应有的刺激，使产程的开始推迟，这是较多见的原因。

（四）遗传

有少数妇女的妊娠期较长，数胎均出现过期妊娠，有时尚见于一个家族，说明这种倾向可能与遗传有关。

二、对母儿的影响

过期妊娠时，对母儿影响较大。由于胎盘的病理改变致使胎儿窘迫或胎儿巨大造成

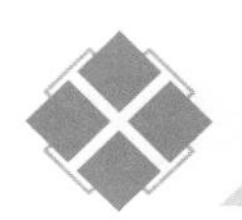

难产，二者均使围生儿病死率及新生儿窒息发生率增高。对母体又因胎儿窘迫、头盆不称、产程延长，使手术产率明显增加。

（一）胎盘功能减退型

胎盘绒毛退行性变，胎盘小叶钙化，胎儿因胎盘供血供氧不足，不再继续增长，表现为皮下脂肪减少，肌肉变薄，皮肤干燥、松弛、多皱，部分脱皮，头发长，指（趾）甲过指（趾）端，貌似“小老人”，也称“过熟儿”。由于胎儿缺氧，胎儿肛门括约肌松弛，有胎粪排出，羊水及胎儿皮肤黄染，易发生胎儿窘迫、新生儿窒息、吸入性肺炎等。

（二）胎盘功能正常型

由于妊娠过期，胎盘新生的绒毛膜代偿功能良好，所以胎盘功能各种检查均正常，胎儿继续生长可出现巨大胎儿。分娩时颅骨不易变形，易致难产、滞产、宫缩乏力、产后出血。若处理不当，易出现新生儿颅内出血、损伤等。

三、临床表现

因缺氧胎儿排出胎粪染及羊水、胎儿皮肤、羊膜和脐带，出生时评分低，病死率高，其主要有以下6个常见症状。

（1）怀孕期≥42周。

（2）胎动较前减少。

（3）宫底高度、腹围较大或小于孕周。

（4）超声波提示羊水减少，羊水浑浊，胎盘老化等。

（5）胎心电子监护仪NST试验出现异常。

（6）尿雌三醇/24小时值偏低。

四、并发症

（一）羊水过少

过熟儿容易发生羊水过少者。以羊水池1cm作为羊水过少的诊断标准，羊水量自妊娠38周后有所下降，到40周明显减少。42周时过熟儿羊水过少的发生率达88%。

在妊娠过程中，妊娠38周以后羊水的减少逐渐明显，40周后更明显，42周后过期妊娠常合并羊水过少。它反映了胎盘功能的状况，并说明了胎粪污染的严重性。因为羊水减少，胎粪排出在少量羊水的稀释下势必较一般情况下更为黏稠，如有吸入，则新生儿的胎粪吸入综合征更为严重。此外，脐带压迫的可能性也增加。

（二）胎儿宫内窘迫

在过期妊娠中，部分患者的胎盘功能老化，胎儿呈慢性缺氧状态，一旦临产，因缺氧的失代偿可迅速发生。

（三）胎儿生长受限

由于部分的过期妊娠的胎盘老化，在过期妊娠中，胎儿生长受限的发生率远高于正常妊娠期限分娩的胎儿。

（四）巨大儿

在过期妊娠而胎盘功能未受限者，胎儿继续生长发育，因其体重≥4 000g者的发生率并不低于正常孕龄者。

五、诊断

准确核实预产期过期，若平时月经周期不准，推算的预产期不可靠，因此应注意以下几点。

（1）详细询问平时月经变异情况，有无服用避孕药等使排卵期推迟。

（2）根据孕前基础体温升高的排卵期推算预产期。

（3）夫妇两地分居，应根据性交日期推算。

（4）根据开始出现早孕反应时间（孕6周出现）加以估计。

（5）妊娠早期曾做妇科检查者，按当时子宫大小推算。

（6）用听筒经腹壁听到胎心时，孕周至少已18～20周。

（7）B型超声检查，早孕期测定妊娠囊直径，孕中期以后测定胎儿头臀长、双顶径、股骨长等，以及晚期根据羊水量的变化推算预产期。

（8）子宫符合孕足月大小，宫颈已成熟，羊水量渐减少，孕妇体重不再增加或稍减轻，应视为过期妊娠。

根据对孕周、hPL测定、尿E3比值测定、B超检查、羊膜镜检查、NST、OCT试验等与正常妊娠鉴别确诊。

六、治疗

（一）产前处理

已确诊过期妊娠，若有下列情况之一者应立即终止妊娠。

（1）宫颈条件成熟。

（2）胎儿≥4 000g或IUGR。

（3）12小时内胎动累计数<10次或NST为无反应型，CST阳性或可疑时。

（4）持续低E/C比值。

（5）羊水过少（羊水暗区<3cm）或羊水粪染。

（6）并发中度或重度妊娠期高血压疾病。

终止妊娠的方法应酌情而定。宫颈条件成熟者应人工破膜，破膜时羊水多而清，可在严密监护下经阴道分娩；宫颈条件未成熟者可用促宫颈成熟药物，也可用缩宫素、前列腺素制剂引产；出现胎盘功能不良或胎儿窘迫征象，无论宫颈条件成熟与否，均应行

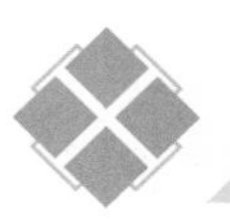

剖宫产尽快结束分娩。

（二）产时处理

过期妊娠时，胎儿虽有足够储备力，足以保证产前监护试验正常，但临产后宫缩应激力的显著增加超过其储备力，出现隐性胎儿窘迫甚至死亡，对此应有足够认识。适时应用胎儿监护仪，及时发现问题，采取应急措施。适时选择剖宫产结束分娩，挽救胎儿。剖宫产指征包括以下几点。

（1）引产失败。

（2）产程长，胎先露部下降不满意。

（3）产程中出现胎儿窘迫征象。

（4）头盆不称。

（5）巨大儿。

（6）臀先露伴骨盆轻度狭窄。

（7）高龄初产妇。

（8）破膜后羊水少、黏稠、粪染。

产程中为避免胎儿缺氧，应给产妇吸氧，静脉滴注葡萄糖液，进行胎心监护，对可疑畸胎者行B型超声检查，并做好抢救胎儿的一切准备。过期妊娠时，常伴有胎儿窘迫、羊水粪染，分娩时应做相应准备。要求在胎肩娩出前用负压吸球或吸痰管吸净胎儿鼻咽部分泌物，对于分娩后胎粪超过声带者应用喉镜直视下吸出气管内容物，并做详细记录。过期儿病率和病死率均高，应及时发现和处理新生儿窒息、脱水、低血容量及代谢性酸中毒等并发症。

七、预防

孕妇和其家人应自我监测胎动次数与胎心音记数。

（1）孕妇每日可在早、中、晚各检测胎动次数一次，每次1小时，3小时总和乘4得出12时的胎动次数，如果12小时总数少于10次，提示胎儿缺氧。或从胎动减少到胎心音消失不超过24～48小时，所以一旦胎动减少，应及时到医院检查处理。

（2）胎儿的心率一般为120～160次/分钟，高于或低于此数值都提示胎儿缺氧，孕妇的丈夫或家人可直接将耳朵贴近腹壁，每日听胎心并记数，如发现胎心低于120次/分钟时可能表示胎儿窘迫，须立即到医院处理。

第十节　妊娠剧吐

早孕反应的原因可能与体内人绒毛膜促性腺激素（hCG）增多、胃肠功能紊乱、胃酸分泌减少和胃排空时间延长有关。约有半数以上妇女在怀孕早期会出现早孕反应，包括头晕、疲乏、嗜睡、食欲不振、偏食、厌恶油腻、恶心、呕吐等。症状的严重程度和

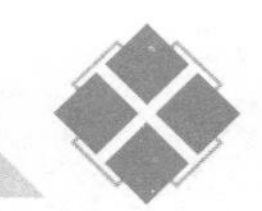

持续时间因人而异，多数在孕6周前后出现，8～10周达到高峰，孕12周左右自行消失。少数孕妇早孕反应严重，频繁恶心呕吐，不能进食，以致发生体液失衡及新陈代谢障碍，甚至危及自身生命。

妊娠剧吐即妊娠呕吐，又称恶阻，是指妊娠早期出现的恶心、呕吐，头晕厌食，甚或食入即出者，并会持续存在、进行性加重，常常影响到正常的工作和生活，甚至还会危及孕妇的生命。0.3%～1%的孕妇会发生妊娠剧吐，多见于怀第一胎的孕妇。

一、病因

妊娠剧吐的发生原因目前尚无定论，国外文献报道70%～80%的孕妇在妊娠期间出现恶心，50%出现呕吐，11%～21%发展为妊娠剧吐。妊娠剧吐可发生于不同文化程度及社会背景的孕妇，情绪不稳、社会地位低、经济条件差的孕妇好发妊娠剧吐，提示本病与精神、社会因素有关。妊娠剧吐的发展与消失过程和孕妇血hCG值的升降时间相吻合，说明妊娠剧吐与hCG水平升高有关。近年来许多研究提示，妊娠剧吐可能与幽门螺旋杆菌感染、女性胚胎、母亲血浆中胎儿DNA水平升高、孕前体重指数低等因素有关。

二、临床表现

妊娠剧吐发生于妊娠早期至妊娠16周之间，多见于年轻初孕妇。一般停经40日左右出现早孕反应，逐渐加重，直至频繁呕吐，不能进食。呕吐物中有胆汁或咖啡样物质。严重呕吐可引起失水及电解质紊乱，并动用体内脂肪，使其中间产物丙酮聚积，引起代谢性酸中毒。患者体重明显减轻、面色苍白、皮肤干燥、脉搏弱、尿量减少，严重时出现血压下降，引起肾前性急性肾衰竭。

三、诊断检查

根据病史、临床表现及妇科检查进行诊断，首先明确是否妊娠，人绒毛膜促性腺激素（hCG）测定，可明确早孕诊断，并进一步进行血、尿常规、血生化和肝肾功能检查。

（一）首要检查

1. *尿液检查*　测定尿量、尿密度、酮体，注意有无蛋白尿及管型尿。

2. *血液检查*　测定红细胞数、血红蛋白含量、血细胞比容、全血及血浆黏度以了解有无血液浓缩。动脉血气分析测定血液pH值、二氧化碳结合力等了解酸碱平衡情况。还应检测血钾、血钠、血氯含量，以了解有无电解质紊乱。此外，尚需测定血胆红素、肝肾功能等。

3. *心电图检查*　及时发现有无低血钾或高血钾影响，并了解心肌情况。

（二）次要检查

（1）眼底检查，了解有无视网膜出血。

（2）神经系统检查以排除神经系统疾病。

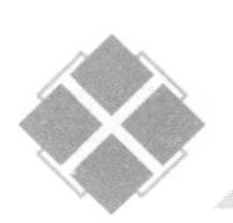

（三）检查注意事项

（1）尿酮体测定在妊娠剧吐的诊断上具有重要意义，反复持续恶心呕吐孕妇，其尿液酮体定性阳性则可诊断为妊娠剧吐。所以诊断妊娠剧吐需行尿常规检查以测定尿酮体。其标本以首次晨尿为佳，也可留取新鲜随机尿液，2小时内完成。

（2）妊娠剧吐常导致机体一系列的病理生理变化，如体液平衡失调及新陈代谢障碍，严重者肝、肾功能受损等。实验室检查在判断机体功能状态上具有重要价值，血常规检查以判断机体脱水、血液浓缩，肝、肾功能检查以评价机体肝、肾功能状态，电解质检测及动脉血气分析以判断机体体液电解质及酸碱平衡等方面有重要意义。

（3）在血气标本抽取中，用注射器抽血时较易混入气泡，应在抽血后立即排出气泡。混入气泡会使血气分析$PaCO_2$下降，PaO_2升高。

（4）必须进行B型超声检查以排除葡萄胎，确定是正常妊娠。

四、治疗

（1）轻度恶心呕吐是早孕期常见症状，饮食少量多餐，服用维生素B_6常可缓解。

（2）妊娠剧吐患者应住院治疗，禁食2～3日，根据化验结果，明确失水量及电解质紊乱情况，酌情补充水分和电解质。每日静脉滴注葡萄糖液和林格氏液，加入维生素B_6、维生素C、氯化钾等。维持每日尿量在1 000mL以上，并给予维生素B_1肌内注射。营养不良者可静脉给予脂肪乳和氨基酸等。一般经上述治疗2～3日后，病情多可好转。孕妇可在呕吐停止、症状缓解后，试进少量流质饮食，若无不良反应可逐渐增加进食量，同时调整补液量。

（3）多数妊娠剧吐的孕妇经治疗后病情好转，可以继续妊娠。如果常规治疗无效，出现持续黄疸、蛋白尿、体温升高，持续在38℃以上、心动过速（≥120次/分）、伴发Wernicke综合征等危及孕妇生命时，需考虑终止妊娠。

第十一节　胎盘发育异常及脐带异常

一、胎盘发育异常

除之前章节讨论过的前置胎盘与胎盘早剥外，胎盘重量异常和胎盘形态异常是另一种胎盘发育异常状况。

（一）胎盘重量异常

正常胎盘重量为胎儿体重的1/6，约500～600g。胎盘重量超过800g以上，称为巨大胎盘。小于400g者，为胎盘过小。胎盘重量与胎儿体重的正常比例发生改变，一般均伴有疾病。

1.巨大胎盘　常为胎儿感染的征象，如先天性梅毒感染，胎盘可重达胎儿体重的

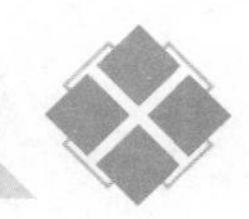

1/4～1/3，甚至达1/2。先天性结核、弓形虫病、巨细胞病毒感染和糖尿病，免疫性疾病也可能出现巨大胎盘。

2. 胎盘过小　多见于早产儿（32～37周）或未成熟儿（28～32周）。此外，重症糖尿病患者营养不良时，也可导致胎盘过小。

（二）胎盘形态异常

胎盘在发育阶段，由于部分蜕膜发育不良，胎盘供血不足可能使绒毛发育异常，导致后期胎盘形态异常。胎盘形态异常种类很多，多数无临床意义，有临床意义的大致有以下3种。

1. 单胎多叶胎盘　单胎妊娠应仅有一个胎盘，但有时底蜕膜血供障碍，呈局灶状分布，因而胎盘呈多叶状。一般以双叶多见，两叶完全分开，其血管也不相通，直到临近脐带处始合并，称双叶胎盘。这类胎盘在剥离、娩出时已造成胎盘残留，引起产后出血及感染。

2. 副胎盘和假叶胎盘　是一个或多个分出的胎盘叶，与主胎盘有一定距离（至少2cm），借胎膜、血管与主胎盘相连，如其间无血管相连，即为假叶胎盘。若在产前未诊断副胎盘，产后不仔细检查，容易造成副胎盘遗留，引起产后大出血和感染。在妊娠期或分娩期发生血管断裂，可引起产前或产时的出血，可导致胎儿窘迫或死亡。在胎盘娩出后因仔细检查胎膜有无大块缺损，查看邻近胎膜有无断裂血管，此为早期发现副胎盘和假胎盘的重要方法。

3. 轮廓胎盘和有缘胎盘　胎盘的胎儿面边缘部分或完整地围有一黄白色环形皱褶，环的宽度不等（一般约1cm），在皱褶内缘下为一环形壁龛，可见脐血管终止于环的内缘，即为轮廓胎盘。若此环紧靠胎盘边缘，平坦或略高起，则称有缘胎盘。两者可混合存在，即一个胎盘的黄白色环，可部分呈皱褶状，部分不呈皱褶状。两者同属绒毛膜外胎盘，因为环下面的胎盘组织可从绒毛膜板剥离而不受损伤。由于胎盘边缘及其附近的蜕膜、绒毛膜不正常，胎盘边缘血窦薄弱易破裂，轮廓胎盘常导致产前出血。出血大多发生在30周后，与前者胎盘的临床表现相同，也是无痛性阴道流血反复发作，然而，出血量较少，且出血量不随孕周的增加而增加。另外，由于轮廓胎盘结构特殊，易在胎盘边缘发生胎膜破裂而导致中期妊娠流产、早产；胎盘早期剥离可能从轮廓胎盘的边缘开始；并发第三产程出血而需徒手剥离胎盘。

二、脐带异常

脐带的一端连于胎儿脐轮，另一端连于胎盘胎儿面，正常长30～70cm，是连接胎儿与母体的桥梁，通过脐带向胎儿输送营养物质、气体及代谢产物。脐带异常包括脐带过长、脐带过短、脐带缠绕、脐带打结、脐带扭转、脐带脱垂等。

（一）脐带先露和脐带脱垂

1. 特点　当胎膜破裂，脐带脱出于胎先露部下方经宫颈进入阴道内，甚至经阴道显露于外阴部，称为脐带脱垂（图7-8）。脐带位于胎先露部前方或一侧，胎膜未破，称

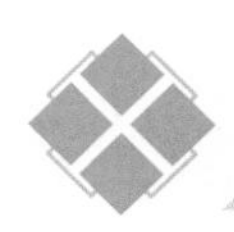

为脐带先露。脐带先露实际上是轻度的脐带脱垂，也称为隐性脐带脱垂。病因可能有以下几种：异常胎先露；胎头浮动；脐带过长或胎盘低置；早产或双胎；羊水过多或胎膜早破；等等。

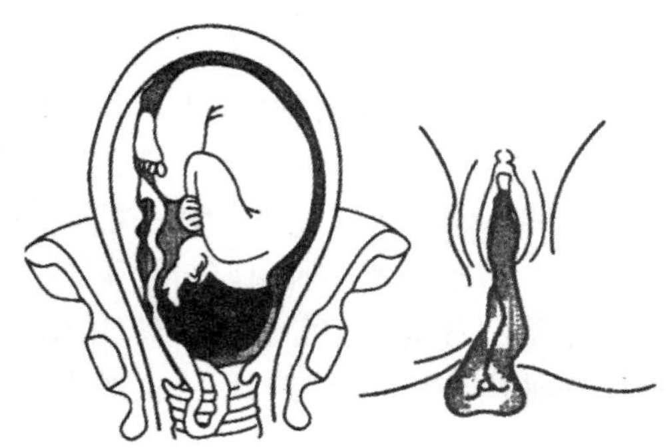

图 7–8　脐带脱垂

2. 临床表现　脐带先露或脱垂对产妇的影响不大，只是增加手术产率。对胎儿则危害很大。脐带先露或脱垂，胎先露部尚未入盆，胎膜未破者，可仅在宫缩时，胎先露部被迫下降，脐带可因一时性受压致使胎心率异常。若胎先露部已入盆，胎膜已破者，脐带受压于胎者先露部与骨盆之间，引起胎儿缺氧，胎心率必然有改变，甚至完全消失，以头先露最严重，肩先露最轻。若脐带血循环阻断超过7分钟，则胎死宫内。

3. 诊断检查

（1）有脐带脱垂原因存在时，应警惕有无脐带脱垂。

（2）若胎膜未破，于胎动、宫缩后胎心率突然变慢，改变体位、上推先露及抬高臀部后迅速恢复者，应考虑有脐带隐性脱垂的可能，临产后应行胎心监护。

（3）监护手段可根据条件而定，产时可使用胎儿监护仪、超声多普勒或听诊器监测胎心率以及行胎儿生物物理监测以了解胎儿情况，并可用B型超声检查，有助于判定脐带位置，用阴道探头显示会更清晰。

（4）若已破膜更应警惕。当胎心率出现异常时，应立即做阴道检查，注意有无脐带脱垂和脐带血管有无搏动，不能用力去触摸，以免延误处理时间及加重脐血管受压。

（5）在胎先露部旁或胎先露部下方以及在阴道内触及脐带者，或脐带脱出于外阴者，则确诊无疑。

4. 治疗

（1）胎膜未破发现隐性脐带脱垂时：产妇应卧床休息，取臀高头低位，密切观察胎心率。由于重力作用，先露退出盆腔，减轻脐带受压，且改变体位后，脐带有退回的可能。如为头先露，宫缩良好，先露入盆而胎心率正常，宫口进行性扩张，可经阴道分娩，否则以剖宫产较为安全。

（2）破膜后发现脐带脱垂时：应争分夺秒地进行抢救。根据宫口扩张程度及胎儿情况进行处理。

1）宫口开全，胎心存在，应在数分钟内娩出胎儿。头盆相称者，立即行产钳或吸引器助产；臀位则行臀牵引；肩先露可行内倒转及臀牵引术协助分娩。后两者有困难者，应立即剖宫产。

2）宫口尚未开大，估计短期内胎儿不能娩出者，应迅速行剖宫产。在准备手术时，必须抬高产妇的臀部，以防脐带进一步脱出。阴道检查者的手可在阴道内将胎儿先露部上推，并分开手指置于先露与盆壁之间，使脐带由指缝通过而避免受压，根据触摸脐带搏动监测胎儿情况以指导抢救，直至胎儿娩出为止。脐带则应消毒后回纳阴道内。

3）若宫颈未完全扩张，胎心好，无剖宫产条件或产妇及其家属不同意行剖宫产者，脐带将消毒后行脐带还纳术。常用方法是产妇取头低臀高位，用一加大旁孔的肛管，内置一金属条，将一消毒纱布条轻系于脱出脐带的下部，然后在肛管旁孔处，以金属条插入棉布条圈内，然后将肛管送入宫腔底部，使脱出的脐带随肛管重新放入宫腔内；随后先抽出金属条，再抽出肛管，脐带与所系的纱布条留于胎先露部以上。仔细听胎心及密切观察脐带是否再次脱出，确定脐带还纳成功，应迅速转送至有条件医院行剖宫产或进行催产处理。施行脐带还纳术前，应先把胎先露部推上，防止脐带受压。因脐带还纳术的成功率不高，术前应向产妇及其家属说明。胎心已消失超过10分钟，确定胎死宫内，应将情况通告家属，任其经阴道自然分娩，为避免会阴裂伤，可行穿颅术。

4）在以上处理的基础上，均应做好抢救新生儿窒息的准备工作。

（二）脐带长度异常

正常脐带长度为30～70cm，超过80cm为脐带过长，小于30cm为脐带过短，这可能是先天发育方面的问题。具体病因暂未明确。脐带过长可能会导致绕颈、打结、脱垂、脐带受压等。脐带过短，因为没有弹性空间，可能会因为拉扯而导致胎盘早期剥离，脐带内出血或分娩后子宫外翻，引起产妇大出血，所以脐带过短，一般采取剖宫产比较多。

（三）脐带缠绕

脐带缠绕是脐带异常的一种，以缠绕胎儿颈部最为多见，是脐带异常中最重要的类型之一。另有一种不完全绕颈者，称为脐带搭颈。其次为缠绕躯干及肢体，统称为脐带绕颈或脐带缠颈。脐带缠绕胎儿颈部发生率为20%～25%，其中脐绕颈一周发生率为89%，而脐带绕颈两周发生率为11%，脐带绕颈3周及以上者很少见，脐带缠绕胎儿躯干、肢体比较少见。

（四）脐带打结

脐带打结可分为真结和假结两种（图7-9）。脐带真结较为少见，为妊娠早期（3～4个月）因脐带过长，脐带在宫腔内形成环套，胎儿活动穿越环套所致，发生率为0.5%～3%。真结形成后如结未拉紧尚无症状，如拉紧后胎儿血循环受阻而致胎儿发育不全或胎死宫内。彩色超声多普勒对脐带绕颈或搭颈诊断准确率高，但对准确诊断脐带打结仍有一定困难。三维超声显像即3D超声可正确判断脐带在宫腔内的走向及其与胎儿的关系，对脐带打结有一定准确的诊断率。

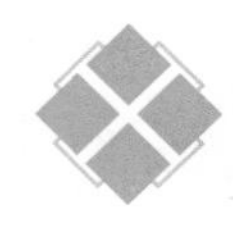

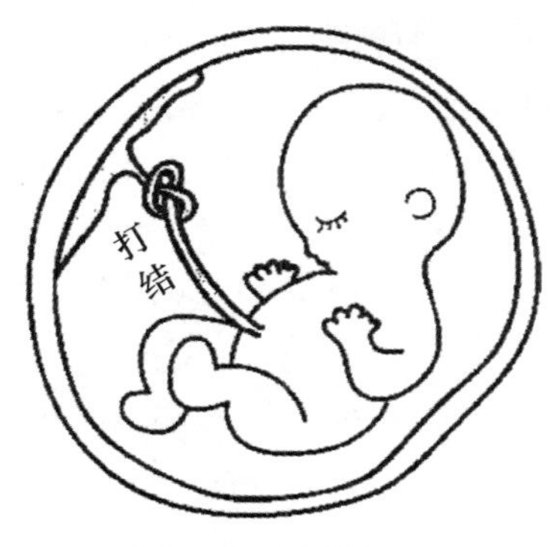

图 7-9　脐带打结

（五）脐带扭转

脐带扭转为脐带异常的一种，较少见（图7-10）。胎儿活动可以使正常的脐带呈螺旋状，即脐带顺其纵轴扭转，生理性扭转可达6～11周。脐带过分扭转在近胎儿脐轮部变细，呈索状坏死，引起血管闭塞或伴血栓存在，胎儿可因血液运输中断而死亡。

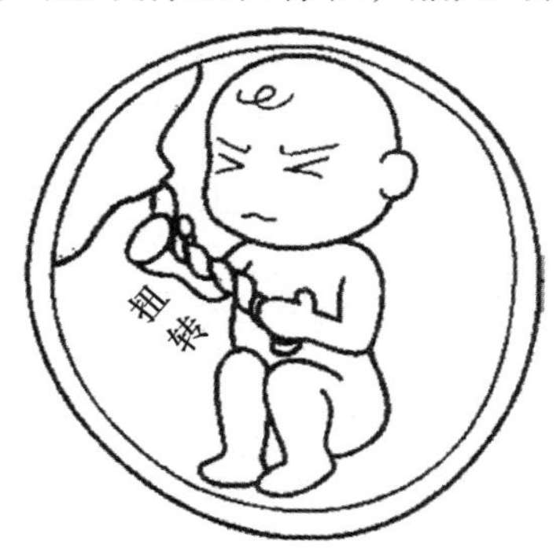

图 7-10　脐带扭转

（六）预防

1. 定期B超检查　B超检查简单、快捷、经济，是脐带异常的初步检查手段。在B超屏幕上，可以清楚地显示脐带的图像，并可看出胎儿颈部有无脐带缠绕所导致的颈部“压迹”。如为脐带绕颈，还可初步判断脐带绕颈的圈数。

2. 必要时彩色多普勒检查　彩色多普勒对诊断多种脐带异常有极高的特异性和敏感性，并可区分脐带绕颈或搭颈，不受羊水量和胎位的影响。更为突出的是，它同时可通过对脐带血液动力学的检测，及时发现有无胎儿宫内缺氧和窘迫。

3. 分娩前胎儿心电监护　胎儿心电监护简称胎心监护，它本身并不能检测脐带缠绕等，但可在分娩前及分娩产程中运用，以及时发现由于脐带异常而导致的胎儿宫内窘迫。有脐带绕颈情况的孕妇，最好在孕37周后每星期接受一次胎心监护。

4. 家庭自我监护　孕妇自我监护法——胎动计数。正常胎动为50～200次/日，其范围波动较大，每个孕妇有自身的规律。如果脐带绕颈已造成胎儿宫内窘迫时，胎动会产

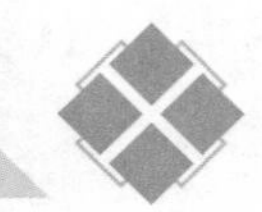

生极为显著的变化。在胎儿缺氧早期，表现为胎动过多或胎动频繁，在晚期则表现为胎动减少。有脐带绕颈的孕妇应尤其关注自己的胎动规律和变化，一旦发现异常要及时就诊。

【案例评析】

某孕妇，妊娠 35 周，少量阴道流血。1 天入院，无腹痛。查体示：宫底剑突下四横指，LSA 臀浮，胎心 150 次 / 分，骨盆正常，阴道无活动性出血，无宫缩，宫口未开，一般情况好。

解析　该孕妇出现少量阴道流血，但胎儿存活，胎膜未破，无宫缩，宫口未开，妊娠已35周，应行脐带疗法。

思考与训练

一、名词解释

1. 流产
2. 前置胎盘
3. 胎盘早剥
4. 羊水过多

二、选择题

（一）A1 型题

1. 输卵管妊娠患者前来就诊时，最常见的主诉是（　　）。
   A. 腹痛
   B. 胸痛
   C. 咳嗽
   D. 咯血
   E. 呼吸急促
2. 异位妊娠最常见的原因是（　　）。
   A. 输卵管发育异常
   B. 慢性输卵管炎
   C. 输卵管结扎再通术后
   D. 盆腔肿瘤压迫输卵管
   E. 孕卵游走

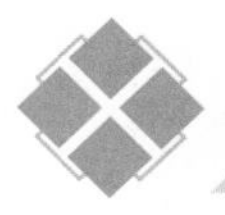

3. 为防止前置胎盘患者继续流血，禁止做（ ）。

A. 肛查

B. B 超

C. 听诊胎心

D. 腹部触诊检查

E. 胎儿电子监护

4. 下列与异位妊娠无关的临床表现是（ ）。

A. 停经

B. 阴道流血

C. 下肢水肿

D. 晕厥与休克

E. 腹痛

5. 异位妊娠最常见的着床部位是（ ）。

A. 卵巢

B. 输卵管

C. 子宫颈

D. 子宫角

E. 腹腔

6. 硫酸镁的中毒现象首先表现为（ ）。

A. 膝反射减弱或消失

B. 呼吸减慢

C. 心率减慢

D. 尿量减少

E. 血压下降

7. 下列关于子痫患者的护理措施不正确的是（ ）。

A. 减少刺激

B. 严密监护

C. 病室明亮

D. 专人护理，防止受伤

E. 协助医生控制抽搐

8. 前置胎盘的主要临床症状是（ ）。

A. 妊娠期腹痛、阴道流血

B. 妊娠晚期或临产时，发生无诱因、无痛性反复阴道流血

C. 妊娠期无诱因、无痛性反复阴道流血

D. 妊娠晚期或临产时，发生无诱因、反复阴道流血，伴腹痛

E. 妊娠晚期或临产时阴道流血

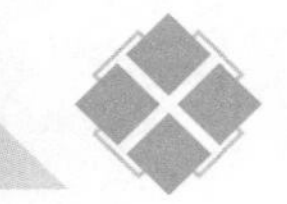

9. 下列对重度胎盘早剥患者的护理措施不正确的是（　　）。

A. 给予卧床休息，减少刺激，保证充足睡眠

B. 为终止妊娠做准备

C. 预防产后出血

D. 严密观察有无凝血功能障碍或急性肾衰竭的表现

E. 做好产褥期的各项护理

10. 下列不属于早产临产诊断依据的是（　　）。

A. 妊娠满 28 周至不满 37 足周

B. 妊娠晚期者子宫规律收缩（20 分钟≥ 4 次）

C. 宫颈管消退≥ 75%

D. 进行性宫口扩张 2cm 以上

E. 阴道分泌物增多

（二）A2 型题

1. 患者女性，28 岁。孕 35 周，突然全身抽搐，持续约 1 分钟，家人即将其送往医院。检查：血压 170/100mmHg，胎头先露，胎心率 140 次 / 分，有不规律宫缩。住院后首先采取的治疗措施是（　　）。

A. 地西泮 10mg，肌内注射

B. 25% 的硫酸镁 10mL 溶于 25% 葡萄糖 10mL 中，静脉推注

C. 吗啡 10mg，皮下注射

D. 盐酸哌替啶 100mg，肌内注射

E. 甘露醇 250mL，快速静滴

2. 患者女性，35 岁。孕 32 周，突然全身抽搐，持续约 2 分钟，家人即将其送往医院检查：血压 165/100mmHg，胎头先露，胎心率 145 次 / 分，有不规律宫缩。该病例最有必要采取的辅助检查是（　　）。

A. 胎儿成熟度检查

B. 眼底检查

C. 超声心动图检查

D. 尿妊娠试验

E. 血气分析

3. 患者女性，35 岁，停经 2 个月，妊娠试验阳性。曾经发生过 3 次自然流产，均在孕 3 个月，目前无流血及腹痛。下列护理措施正确的是（　　）。

A. 有出血情况时再处理

B. 有宫缩时卧床休息

C. 宫颈内口缝扎术

D. 绝对卧床休息

E. 预防性口服硫酸舒喘灵（沙丁胺醇）

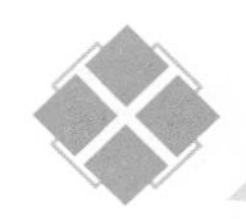

4. 患者女性，29岁。妊娠32周，阴道流血2次，量不多，今日突然阴道流血多于月经量，无腹痛，查血压100/80mmHg，脉搏96次/分，宫高30cm，腹围85cm，臀先露，未入盆，胎心140次/分，其诊断可能是（　　）。

A. 阴道静脉曲张破裂

B. 妊娠合并宫颈癌

C. 妊娠合并宫颈息肉

D. 前置胎盘

E. 胎盘早期剥离

5. 患者女性，25岁。初孕，妊娠36周，枕右前位，出现少量阴道流血，无宫缩，胎心136次/分。最恰当的处理方法是（　　）。

A. 期待疗法

B. 缩宫素静脉滴注引产

C. 立即行人工破膜

D. 立即静脉滴注止血药物

E. 行剖宫产术

三、简答题

1. 简述重型胎盘早剥的临床表现。

2. 简述输卵管妊娠保守治疗患者的护理。

3. 简述应用硫酸镁治疗妊娠高血压疾病时的注意事项。

4. 简述先兆早产孕妇的护理措施。

四、案例分析

1. 陈女士，27岁，停经30周，因阴道流血1天收入院。患者于1日前无明显诱因出现阴道流血，量较多无腹痛。入院检查：孕妇一般状态好，血压16/12kPa，脉搏84次/分钟，胎心140次/分钟。B超提示为前置胎盘。

问题：

（1）说出治疗原则及依据。

（2）应采取哪些护理措施？

2. 赵女士，28岁，停经42天，今中午突感下腹撕裂样疼痛伴晕厥而急诊入院。检查：失血性面容，血压9/6 kPa，脉搏120次/分，腹部有压痛、反跳痛，宫颈举痛（+），阴道后穹窿穿刺抽出暗红色、不凝固血液。

问题：

（1）说出处理原则。

（2）应采取哪些护理措施？

第八章
妊娠合并症孕产妇的护理

学习目标

1. 了解心脏病、急性病毒性肝炎等与妊娠间的相互影响。
2. 熟悉妊娠合并心脏病的诊断、处理以及防治原则。
3. 能够针对不同妊娠合并症各产程的临床表现进行护理。

预习案例

某孕妇31岁，妊娠2个月，家务劳动后感心悸、气短和胸闷。查体：心率每分钟118次，呼吸每分钟22次，心尖区有Ⅲ级收缩期杂音，肺底部有湿啰音，下肢水肿Ⅰ度。问：应该如何对其进行护理？

思考

1. 除上述孕妇的病症，妊娠期还有哪些合并症？

2. 不同妊娠合并症与妊娠之间有哪些影响？

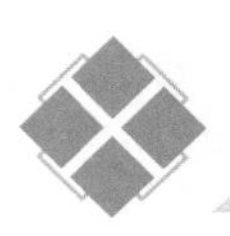

妊娠合并症是临床中孕产妇死亡的重要原因。常见的妊娠合并症，如心脏病、急性病毒性肝炎等对妊娠母儿有着极大的危害。妊娠合并症，如心脏病、病毒性肝炎、糖尿病等的正确诊断和临床护理是助产学中重要的组成部分。通过正确处理妊娠合并症中的各种状况，可以减少孕妇和胎儿在妊娠过程中的病死率。

第一节　妊娠合并心脏病

妊娠合并心脏病是产科严重的合并症，是孕产妇死亡的主要原因，发病率为0.5%～1.5%。由于妊娠子宫增大，血容量增多，加重了心脏负担，分娩时子宫及全身骨骼肌收缩使大量血液涌向心脏，产后循环血量的增加，均易使有病变的心脏发生心力衰竭。妊娠合并心脏病、妊娠高血压综合征、产后出血并列为产妇死亡的三大原因。

妊娠合并心脏病，以风湿性心脏病最为常见，占80%左右，尤以二尖瓣狭窄最为多见，是严重的妊娠合并症，占中国孕产妇死亡原因的第二位。心脏病患者能否安全渡过妊娠关、分娩关，取决于心脏功能，所以对此病必须给予高度重视。

心脏病对胎儿的影响，与病情严重程度及心脏功能代偿状态等有关。病情较轻、代偿机能良好者，对胎儿影响不大；如发生心衰，可因子宫瘀血及缺氧而引起流产、早产或死产。

一、发病特点与致病机理

（一）发病特点

妊娠合并心脏病是产科严重的合并症，是孕产妇死亡的主要病因之一。由于妊娠子宫增大，血容量增多，加重了心脏负担，分娩时子宫及全身骨骼肌收缩使大量血液涌向心脏，产后循环血量的增加，均易使有病变的心脏发生心力衰竭。同时，由于长期慢性缺氧，可致胎儿宫内发育不良和胎儿窘迫。临床上以妊娠合并风湿性心脏病多见，还有先天性、妊高症心脏病，围产期心肌病，贫血性心脏病等。

（二）致病机理

妊娠期间，体内发生一系列变化，增加了系统的负担。在正常情况下，心脏通过代偿可以承受，但若心脏功能因孕妇已患有心脏病而有所减退时，额外负担可能造成心脏功能的进一步减退，甚至引起心衰，威胁母婴生命。

妊娠时心排出总量增加约30%～40%，心率加快，每分钟心搏出量增加，至妊娠32～43周达最高峰，此时心脏负担也最重，此外，水、钠的滞留、氧耗量的增加、子宫血管区含血量的增加、胎盘循环的形成以及因横膈上升使心脏位置改变等，均使心脏的负担随妊娠期的增长而逐渐加重。分娩期心脏负担的增加更为明显，第一产程每次宫缩时，增加了周围血循环的阻力和回心血量，临产后，每次宫缩约有300～500mL血液自宫壁进入中心循环，使心排出量增加约20%，平均动脉压增高约10%，致左心室负荷进一步加重。第二产程除宫缩外，腹肌与骨骼肌亦收缩，周围循环阻力更增，加上产时用

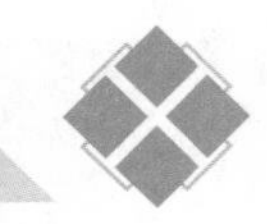

力迸气，肺循环压力显著增高，同时腹压加大，使内脏血涌向心脏，故心脏负担此时最重。第三产程胎儿娩出后子宫缩小，血窦关闭，胎盘循环停止。存在于子宫血窦内的大量血液突然进入血循环中，使回心血急剧涌向心脏，易引起心衰；另一方面，由于腹内压骤减，大量血液都郁滞于内脏血管床，回心血严重减少，造成周围循环衰竭。

简单来说，妊娠合并心脏病主要与原有的心脏病变和妊娠因素两方面的因素相关。

1. 原有的心脏病变（25%） 原先存在的心脏病，以风湿性及先天性心脏病居多，高血压性心脏病、二尖瓣脱垂和肥厚型心脏病少见。

2. 妊娠因素（35%） 由妊娠诱发的心脏病，如妊高征心脏病、围生期心脏病。

（1）妊娠期的血容量增加。

（2）心输出血量增加，在妊娠13～23周达高峰。

（3）妊娠期膈肌上升，大血管扭曲，心脏及血管位置改变，加重心脏负担。

（4）妊娠期新陈代谢增高。

二、临床表现

（一）心衰

心衰的早期表现为：轻微活动即有心慌、胸闷、气短，脉搏在110次/分以上，呼吸在24次/分以上及肺底部可听到少量持续性湿啰音等。较严重时表现为：咳嗽、咯血及粉红色泡沫样痰（其内可找到心衰细胞）、唇面发绀、颈静脉怒张、下肢明显浮肿、静卧休息时呼吸脉搏仍快、肺底部有持续性湿啰音及肝脾肿大、压痛等。最严重时表现为：端坐呼吸、口周颜面发绀更重、心动过速或心房纤颤等。

（二）心脏病对胎儿的影响

与病情严重程度及心脏功能代偿状态等有关。病情较轻、代偿机能良好者，对胎儿影响不大；如发生心衰，可因子宫瘀血及缺氧而引起流产、早产或死产。

（三）体征

（1）浮肿、心动过速；发绀、杵状指，持续颈静脉怒张。

（2）心脏听诊有Ⅲ级或以上的收缩期杂音或舒张期杂音。

（四）心电图检查

心电图有严重的心律失常，如心房颤动、心房扑动、Ⅲ度房室传导阻滞、ST段及T波异常改变等。

（五）X 线胸片检查

X线可显示心界扩大及心脏结构异常。

三、诊断要点

诊断多不困难，患者既往大都有心慌气短史，妊娠后加重。在心前区可听到舒张期

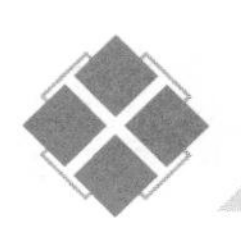

杂音或二级以上收缩期杂音，严重者可有奔马律或心房纤颤等。心脏病对妊娠和分娩的影响程度与心脏代偿功能有关，代偿功能的判定根据日常体力活动时的耐受力如何为标准，分为四级。

第一级：一般体力活动时无心脏功能不全表现。

第二级：一般体力活动略受限制，休息时正常，在日常体力活动后有疲乏无力、心慌气短等表现。

第三级：一般体力活动明显受限，操作少于日常体力活动时即出现明显症状。以往有过心衰史，均属此级。

第四级：休息时仍有心脏功能不全表现。

心脏代偿功能在三级以上者，常突然发生严重心衰，因此，早期诊断和处理极为重要。

四、治疗方案

（一）妊娠期处理

对心功二级以下患者应加强产前检查，至少每2周1次。患者应有足够的休息，避免较重的体力劳动，进低盐饮食，注意预防呼吸道感染，有贫血者应积极治疗，于预产期前2周入院待产。有心衰者应立即入院治疗。孕妇对毛地黄类药物耐受性较差，用药时（尤其在快速毛地黄化时）应注意毒性反应，如呕吐、脉搏缓慢及胸痛等。孕期最好服用作用及排泄较迅速的毛地黄类药物，如地高辛0.25mg，口服2次/日，2～3天后酌情改服一次，不要求达饱和量，以防万一发生心衰后，能有加大剂量的余地。因长期用维持量较难掌握，离预产期远者，病情好转后可停药，临产后如需要可快速毛地黄化。凡有以下情况者，应设法终止妊娠。

（1）心脏病较重，代偿功能在三级以上者。

（2）既往妊娠有心衰史或妊娠早期即发生心衰者。

（3）风湿性心脏病有中、重度二尖瓣病变伴有肺动脉高压者或紫绀型先心病。

（4）患有活动性风湿热、亚急性细菌性心内膜炎及有严重的心律失常者。

（5）严重的先天性心脏病及心肌炎。

终止妊娠的方法：妊娠在3个月以内可行人流术，>12周而<15周者，必要时可慎重考虑用钳刮术终止妊娠。中孕引产，尤其须手术时，有较大危险性，应尽量避免。如有条件，可在积极治疗观察下，使妊娠继续下去。凡出现心衰者，必须在控制心衰后，再终止妊娠。

（二）分娩期处理

近年来认为剖宫产时血液动力学的改变比阴道分娩小，心功不好者，可考虑在硬膜外麻醉下行剖宫产，同时心脏监护，术后心脏情况可好转。

1. 第一产程　做好产妇的思想工作，稳定其情绪。患者可取半坐卧位，每半小时测血压、脉搏、呼吸一次。适当应用镇静剂，如杜冷丁、非那根等，使产妇获得精神安慰，消除恐惧紧张心情。如脉搏每分钟超过120次及呼吸超过28次/分者，表示有心衰先

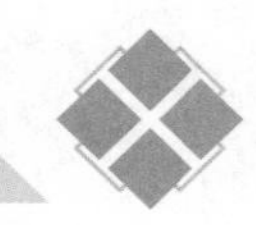

兆，应积极处理，如给氧及尽快给予强心药物等，可酌情注射氨茶碱、毒毛旋花子甙K或西地兰，必要时给吗啡。用法如下。

（1）氨茶碱250mg加于25%葡萄糖20mL内缓慢静注，4～6小时后可重复。

（2）毒毛旋花子甙K0.125～0.25mg加于25%葡萄糖20mL内缓慢静注（约10分钟注完）。注射时注意观察心跳及脉搏，如出现心律不齐、脉搏过缓者，应立即停用。必要时4小时后再给0.125mg。

（3）西地兰0.2～0.4mg加于25%葡萄糖20mL内缓慢静注。必要时4小时后再给0.2mg。注意事项同毒毛旋花子甙K。

（4）有肺水肿时，可给予50%酒精氧气吸入，每次20～30分钟，可消除肺与气管内泡沫，可与氧交替使用。速尿20～40mg加入25%葡萄糖20mL作静注。利尿剂多于注射后15分钟开始显效，1～2小时后达高峰。

2. 第二产程　宫口开全后，用胎头吸引器或产钳助产，尽快结束分娩，以免产妇过度用力。臀位产必要时行臀牵引术。

3. 第三产程　注意防治产后出血。胎儿娩出后，腹部立即置放1～2kg重的沙袋（或用手按压），以防因腹压骤减致大量血液倾注内脏血管引起周围循环衰竭。皮下注射吗啡10mg，或杜冷丁50～100mg，使安静休息。为防治产后出血，必要时可肌注催产素10～20U。麦角新碱能增加静脉压，应尽可能避免使用。产褥期处理产后勿立即移动产妇，严密观察，2小时后情况稳定，可送回病房。产后3天内，尤其是前24小时内必须加强观察，警惕发生心衰，并做好一切抢救准备。产后应卧床休息两周，有心衰者应酌情延长。一般以不哺乳为宜，无心衰者，可酌情哺乳。产后易并发感染及亚急性细菌性心内膜炎，可预防性应用抗生素。

五、预防

（一）未孕时

有器质性心脏病的育龄妇女，如有以下情况则不宜妊娠。

（1）心功能Ⅲ级或Ⅲ级以上，严重的二尖瓣狭窄伴有肺动脉高压或有较明显紫绀的先天性心脏病患者应先行修复手术，如不愿手术或不能手术者。

（2）风湿性心脏病伴有心房颤动者或心率快难以控制者。

（3）心脏明显扩大（提示有心肌损害或严重瓣膜病变）或曾有脑栓塞恢复不全者。

（4）曾有心力衰竭史或伴有严重的内科并发症，如慢性肾炎，肺结核等患者，上述患者应严格避孕。

（二）妊娠期

（1）治疗性人工流产患器质性心脏病的孕妇如有上述不宜妊娠的指征应尽早做人工流产，妊娠3个月内可行吸宫术，妊娠超过3个月，应选择适合的中止妊娠措施，孕期出现心力衰竭者，须待心衰控制后再做人工流产。

（2）加强产前检查心功能Ⅰ、Ⅱ级孕妇可继续妊娠，应从孕早期开始进行系统产

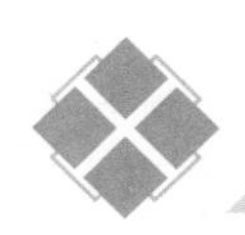

前检查，严密观察心功能情况，最好由产科和内科共同监护，临床看到心功能Ⅰ级或Ⅱ级患者孕期劳累或有上呼吸道感染时，可迅速恶化为Ⅲ级，甚至出现心力衰竭，必须住院治疗者并非罕见，本病患者往往精神紧张，应多予安慰，避免情绪波动。

（3）预防心衰。每天夜间保证睡眠10小时，日间餐后休息0.5～1小时，限制活动量，限制食盐量每天不超过4克，积极防治贫血，给予铁剂、叶酸、维生素B和C、钙剂等，加强营养，整个妊娠期体重增加不宜超过11kg。

（4）早期发现心衰。当体力突然下降，阵咳，心率加快，肺底持续湿性音且咳嗽后不消失，水肿加重或体重增长过快时，均应提高警惕。

（5）及时治疗急性心衰。取半卧位以利呼吸和减少回心血量，立即吸氧，给予镇静剂，利尿剂（一般以速尿静注或口服），静注强心药物西地兰或毒毛旋花子甙K，症状改善后可酌情口服毛地黄制剂地戈辛，每日0.25～0.5mg，做维持量。

（6）适时入院。即使无症状，也应于预产期前2周入院，孕期心功能恶化为Ⅲ级或有感染者应及时住院治疗。

（7）有心脏病手术史者的处理仍取决于手术后心脏功能情况。

（三）分娩期

（1）产程开始即应给抗生素，积极防治感染，每日4次测体温，勤数脉搏和呼吸。

（2）使产妇安静休息，可给少量镇静剂，间断吸氧，预防心衰和胎儿宫内窘迫。

（3）如无剖宫产指征，可经阴道分娩，但应尽量缩短产程，可行会阴侧切术，产钳术等，严密观察心功能情况，因产程延长可加重心脏负担，所以可适当放宽剖宫产指征，以硬膜外麻醉为宜，如发生心衰，须积极控制心衰后再行剖宫产术。

（4）胎儿娩出后腹部放置沙袋加压，防止腹压骤然降低发生心衰，并立即肌注吗啡0.01g或苯巴比妥钠0.2g，如产后出血超过300mL，肌注催产素10～20单位，需输血输液时，应注意速度勿过快。

（5）产褥期产妇应充分休息，严密观察体温、脉搏、心率、血压及阴道出血情况，警惕心衰及感染，继用抗生素，绝育术应予考虑。

第二节　妊娠合并病毒性肝炎

什么是妊娠合并肝炎

妊娠合并病毒性肝炎是产科常见的传染病，对母婴的影响均较大，日益受到重视，特别是近年来国内外有关病毒性肝炎的研究进展深入，从而使该病对母婴的影响，如母婴垂直传播、母婴死亡以及母乳喂养等方面更受到关注。妊娠合并病毒性肝炎的发病率为0.025%～0.08%，而妊娠晚期的发病率较高。常见的病原体有甲型（HAV）、乙型（HBV）、丙型（HCV）、丁型（HDV）、戊型（HEV）等肝炎病毒。近年来还提出己型（HFV）、庚型病毒性肝炎（HGV），以及输血传播病毒（TTV）感染等。这些病毒在一定条件下都可造成严重肝

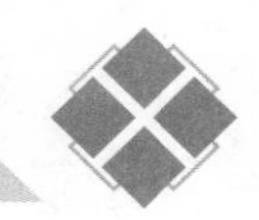

功能损害甚至肝功能衰竭。乙肝病毒是病毒性肝炎的最常见病原体，特别是在我国，单独HBV感染或与其他肝炎病毒混合感染是病毒性肝炎的主要原因。选择恰当的妊娠时机，保持孕期肝功能稳定以及阻断肝炎病毒的母婴传播是临床所重点关注的几个问题。

一、妊娠时机

妊娠是诱发肝炎活动的常见原因之一，与以下因素有关。

（1）妊娠期新陈代谢明显增加，营养消耗增加，肝内糖原储备减少，不利于疾病恢复。

（2）孕期大量雌激素需在肝内灭活并影响肝脏对脂肪的转运和对胆汁的排泄。

（3）胎儿的代谢产物需在母体肝脏内解毒。

（4）并发妊娠期高血压疾病等并发症常使肝脏受损，易发生急性肝坏死。

（5）分娩时体力消耗、精神紧张、缺氧、酸性代谢物质产生增加，应用麻醉剂及产后出血等均可加重肝损害。

（6）早孕时孕妇常有妊娠反应，出现恶心呕吐、进食困难等情况，一方面对肝脏造成一定损害，另一方面也可能对肝炎的诊断造成影响。

不恰当的妊娠时机，将增加孕期肝功异常的机会。应在停药后肝功能正常时进行计划妊娠。另外，不恰当的妊娠时机可增加肝炎病毒的母婴传播。病毒负荷是影响病毒母婴传播主要因素之一。计划妊娠前，慢性肝炎患者应行病毒负荷检测，选择病毒负荷量小的时候受孕有助于减少母婴传播。如病毒负荷量较大时，如有条件，可考虑在感染科进行抗病毒治疗。

二、孕期肝炎的评估

（一）肝炎的分度

按病情轻重分为轻、中、重度和重型肝炎。临床中发现，病情发展到重型肝炎之前预后良好。强调在病情发展到重型肝炎前，在分娩前转运到有条件的医疗单位进行处理。慢性肝炎分度标准如下。

既往有乙型、丙型、丁型肝炎或HBsAg携带史或急性肝炎病程超过6个月，而目前仍有肝炎症状、体征及肝功能异常者，可以诊断为慢性肝炎。常见症状为乏力、全身不适、食欲减退、肝区不适或疼痛、腹胀、低热，体征为面色晦暗、巩膜黄染、可有蜘蛛痣或肝掌、肝大、质地中等或充实感，有叩痛，脾大严重者，可有黄疸加深、腹腔积液、下肢水肿、出血倾向及肝性脑病，根据肝损害程度临床可分为3种。

1. 轻度　病情较轻，症状不明显或虽有症状体征，但生化指标仅1～2项轻度异常者。

2. 中度　症状、体征居于轻度和重度之间者。肝功能有异常改变。

3. 重度　有明显或持续的肝炎症状，如乏力、纳差、腹胀、便溏等，可伴有肝病面容、肝掌、蜘蛛痣或肝脾肿大，而排除其他原因且无门脉高压症者。实验室检查血清，谷丙转氨酶反复或持续升高：白蛋白减低或A/G比例异常，丙种球蛋白明显升高，凡

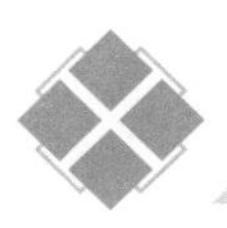

白蛋白≤32g/L，胆红素>85.5μmol/L，凝血酶原活动度60%～40%，三项检测中有一项者，即可诊断为慢性肝炎重度。

（二）肝功能各指标的临床意义

对以下指标应动态观察。

1. 转氨酶　血清转氨酶主要有丙氨酸转氨酶（ALT）和门冬氨酸转氨酶（AST）。肝脏富含这两种酶，只要有1%的肝细胞破坏，其所释放的转氨酶即足以使血清中转氨酶水平升高1倍，目前血清转氨酶测定仍被认为是反映肝细胞损害的标准试验。转氨酶的高低可在一定程度上反映肝脏受损程度。

2. 胆红素　肝脏在胆红素代谢中具有摄取、结合和排泄功能，肝脏功能受损时，引起胆红素代谢异常，可致血清总胆红素上升，在反映病情严重程度上较转氨酶更有价值。

3. 白蛋白　胆碱酯酶、血清胆固醇、凝血酶原时间等均为反映肝脏合成功能指标，与患者预后相关。

4. 血糖　肝脏是维持血糖正常的主要器官，大量肝组织坏死时肝内糖原耗竭，无法补充血糖，肝衰竭时可出现明显的低血糖。

5. 血清总胆汁酸　胆汁酸升高可反应肝脏损伤，更重要的是，胆汁酸升高与胎儿窘迫有关，是产科医生关注的重要指标。

三、临床表现

（一）妊娠合并甲型肝炎

甲肝对围生儿的影响：根据上海市第一妇婴保健院资料，甲肝产妇在孕中期与孕晚期的妊娠结局，围生儿病死率分别为42.3‰和125‰，即孕晚期围生儿病死率明显升高。与上海市同年正常产妇的围生儿病死率14.1‰相比较，两者有极显著的差异。虽然无甲肝孕产妇死亡，但其围生儿病死率之高却为不可忽视的问题。

临床中，其症状与非孕妇者相同，发病较急，除有消化道症状及黄疸外，血清学检查中抗HAV–IgM阳性则可确诊。

（二）妊娠合并乙型肝炎

1. 乙肝对妊娠的影响　乙肝孕产妇的流产、早产、死胎、死产、新生儿窒息率及新生儿病死率明显增高，此与妊娠晚期患急性黄疸型肝炎特别是重症或暴发性肝炎有关。暴发型肝炎的病死率孕妇较非孕妇高。妊娠期，特别是妊娠后期尤易发生暴发型肝炎。

2. 妊娠对病毒性肝炎的影响　有人认为妊娠期易于产生非特异超敏反应，且孕期是处于非特异性超敏反应的准备状态，所以在孕期发生重度或暴发性肝炎的概率显著增加。动物实验证明，孕兔在产前和产后的急性肝坏死更加严重，所以近年来主张在孕早期如HBsAg滴度高的同时HBeAg阳性者可行人工流产。在妊娠晚期由于肝脏血流量相对不足，而并发肝炎之后，肝脏血流量更相对降低，因而可使肝炎病情加剧甚至

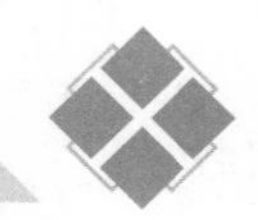

成为重症肝炎。乙肝会有消化系统症状（恶心、呕吐）及乏力、黄疸等，起病急，血清ALT升高。

3. 血清学检测指标

（1）乙肝表面抗原（HBsAg）：为最常用的乙肝感染指标。在感染潜伏期，血清ALT升高之前HBsAg即呈阳性；当HBsAg为高滴度时，则e抗原（HBeAg）也同时为阳性。临床只以单项HBsAg作为感染指标是不够的，应与临床表现及其他指标结合判断。

（2）乙肝表面抗体（抗HBs）：为有保护性的抗体。急性乙肝病毒感染时，经过一段时间，出现抗HBs提示机体获得了免疫力。

（3）乙肝e抗原（HBeAg）：是HBcAg的降解产物，急性感染时HBeAg的出现稍晚于HBsAg。e抗原的亚型e1、e2更能反映乙肝病毒复制的活性。

（4）乙肝e抗体（抗HBe）：一般当HBeAg在血中消失，而后出现抗HBe，提示病毒复制减少，传染性降低，病情多渐趋稳定。

（5）核心抗体（抗HBc）：在急性感染时，HBsAg出现后2～4周，临床症状出现之前即可检出。所以抗HBC-IgM多见于感染早期或慢性感染的活动期。

（6）乙肝病毒DNA（HBV-DNA）：HBV-DNA阳性是乙肝病毒复制的直接证据及传染性指标。HBV-DNA与HBeAg和DNA-多聚酶呈平衡关系。凡是HBeAg阳性的血中，86%～100%可检测到HBV-DNA。

根据临床症状、体征、肝功能测定和血清学指标的检测，对妊娠合并乙肝的诊断可很快明确。

应用血清学诊断乙肝病毒胎内感染应注意以下3项依据。

（1）新生儿脐血清HBsAg阳性可为参考指标。

（2）新生儿脐血清HBcAb-IgM阳性即可确定宫内感染。

（3）如有条件测脐血清，乙肝病毒DNA阳性，更可确诊，但此项指标在国内尚不能推广应用。

三、治疗

慢性肝炎患者孕期应减少工作量，注意休息，忌油腻食物，减轻肝脏负担；孕期应视肝功能情况定期复查肝功，如有异常应积极治疗。大部分护肝药物对胎儿影响不大。

（一）非重型肝炎的处理

（1）护肝：常用药物有葡醛内酯、谷胱甘肽、复方亮氨酸、复方甘草甜素、丁二磺酸腺苷蛋氨酸等。

（2）改善肝脏循环：常用丹参注射液250mL，每天静脉滴注，1次；门冬氨酸钾镁10～20mL加入5%葡萄糖250mL静脉滴注，每天1次。

（3）降酶：常用硫辛酸胶囊，每天3次，每次2～3粒；或齐墩果酸每天3次，每次2粒；或联苯双酯每天3次，每次10粒，控制后逐渐减量；垂盆草10～20g，每天3次。

（4）补充维生素微量元素。注意补充各种维生素、微量元素，根据病情，必要时

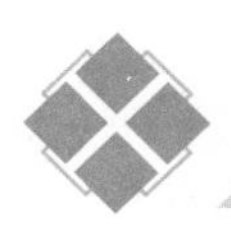

补充白蛋白、血浆、冷沉淀等血制品。

（5）营养支持营养支持改善宫内环境，可予维生素C2g、三磷酸腺苷（ATP）40mg、辅酶A100U加入10%葡萄糖500mL中静脉滴注，每天1次，氨基酸250～500mL每天1次静脉滴注。

（二）重型肝炎的处理

1.保肝治疗　肝细胞再生因子40～120mg/d分次肌内注射或加入10%葡萄糖250mL里静脉滴注。胰高血糖素加胰岛素疗法：胰高血糖素1mg，普通胰岛素8～10U，加入10%葡萄糖300mL静脉滴注，每天1～2次，疗程10～14天。人白蛋白和新鲜血浆可促进肝细胞再生，另外也可改善低蛋白血症和凝血功能。门冬氨酸钾镁10～20mL加入5%葡萄糖250mL静脉滴注，每天1次。复方甘草甜素30mL加入5%葡萄糖150mL中静脉滴注，每天1次。

2.防治肝性脑病　用庆大霉素、甲硝唑等抑制肠道菌群；乳果糖口服，可酸化肠道，减少氨吸收；乙酰谷氨酰胺0.5～1g加谷氨酸钠23g，稀释于葡萄糖液中，每天1～2次静脉滴注，可降低血氨；门冬氨酸鸟氨酸10g，每天1次静脉点滴；复方亮氨酸注射液（富含支链氨基酸的注射液）250mL加谷胱甘肽1.2g，每天1次静脉滴注。

3.防治凝血功能障碍　补充凝血因子，可输新鲜血浆、冷沉淀、纤维蛋白原和凝血酶原复物等。出现弥漫性血管内凝血（DIC）时，在凝血功能监测下，酌情应用肝素治疗。产前4小时至产后12小时内不宜应用肝素。

4.并发肾功能衰竭的处理　严格限制液体入量，避免使用对肾脏有损害的药物，纠正水电解质酸碱平衡紊乱；在心功能良好的情况下，渗透性利尿药物如20%甘露醇125～250mL，静脉滴注，用后仍无尿则要停用。呋塞米20～80mg，静脉滴注，需要时隔2～4小时可重复使用；血管扩张剂排除血容量不足后可用多巴胺20mg、甲磺酸酚妥拉明20mg及呋塞米80～160mg加入葡萄糖注射液250mL稀释后静脉滴注。无效时可考虑行血液透析。

5.防止并发症　注意防治感染、水电解质酸碱平衡紊乱等并发症。

（三）妊娠合并甲型肝炎的处理

目前对甲肝尚无特效药，一般多采取下列综合措施。

（1）休息、保肝支持疗法。常用茵陈冲剂、垂盆草冲剂以及维生素C和复合维生素B，或静脉滴注葡萄糖液等。

（2）由于甲肝病毒不通过胎盘屏障，不传给胎儿，所以不必进行人工流产或中期妊娠引产。由于肝功能受损可影响母体代谢、产生缺氧等，以致较易发生早产，所以在孕晚期必须加强胎动计数等自我监护。有早产先兆者需及早住院治疗，并行无激惹试验（NST）及B超等生物物理指标监护，临产过程中注意缩短第二产程、预防产后出血和产褥感染。

（3）哺乳。分娩后甲肝已痊愈者可以哺乳，如在急性期则应禁止哺乳，不仅可防止母婴垂直传播，还有利于母体的康复。

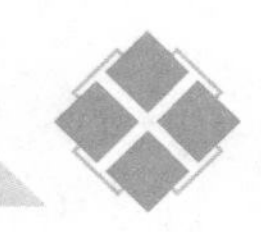

（四）妊娠合并乙型肝炎的处理

1. 一般治疗　除应在肝炎急性期予以隔离和卧床休息外，并予以清淡及低脂肪饮食，每日应供给足够热能，如消化道症状较剧，则应予葡萄糖液静脉滴注。

2. 保肝药物的应用　每天需给大量维生素C、维生素K_1及维生素B_1、B_6、B_{12}等。因维生素C为机体参与氧化还原过程的重要物质，有增加抗感染能力、促进肝细胞再生与改善肝功能的作用；维生素K_1可促进凝血酶原、纤维蛋白原和某些凝血因子（因子Ⅶ、Ⅹ）合成作用。一般采用维生素C 3g、维生素$K_1$40mg加5%或10%葡萄糖液500mL，静脉滴注，每日一次。同时给予能量合剂，如25%葡萄糖液250～500mL加辅酶A100U及维生素C3g。同时肌内注射维生素E50mg，对防止肝细胞坏死有益。对ALT高者可用强力宁80mL、门冬氨酸钾镁20mL加入葡萄糖液，静脉滴注。如有贫血或低蛋白血症者，可予适量输鲜血、人体白蛋白或血浆。

3. 中草药治疗　以清热利湿为主，常用茵陈汤加减。方剂：茵陈30g，山栀12～15g，生黄芪15～20g，黄芩12g，川连6g，茯苓15g，当归12g，败酱草12～15g，柴胡9g，陈皮9g。每日一贴煎服，对退黄疸、改善肝功能和临床症状有益。

四、产科处理

（一）非重型肝炎

1. 妊娠早期　由于妊娠剧吐等原因可诱发肝炎活动，妊娠合并肝炎应积极治疗，许多药物如谷胱甘肽、多烯磷脂酰胆碱、复方甘草甜素、门冬氨酸钾镁、复方丹参液等对胎儿影响不大，多数患者经治疗后病情好转，可继续妊娠。少数患者经积极治疗病情仍持续恶化才需考虑终止妊娠。

2. 中晚期妊娠　妊娠中晚期由于肝脏负担加重，易加重肝功能损害。经护肝治疗，即使为妊娠合并重度肝炎，病情也常可逐渐好转。所以中晚期妊娠合并肝炎也应积极保守治疗，不必急于终止妊娠。如病情持续加重发展到重型肝炎，则按重型肝炎处理。

3. 分娩方式　妊娠合并肝炎不是剖宫产指征，但相对阴道分娩来说，剖宫产可减轻肝功能损害，因而对于一般情况较差，肝炎病情较重特别是凝血功能欠佳的患者，可放宽剖宫产指征。另有报道，剖宫产可减少肝炎病毒母婴传播，但也有相反意见。一般认为，产后新生儿尽快洗去身上的血污和母亲分泌物等，尽早注射乙肝免疫球蛋白中和进入体内的病毒，分娩方式对母婴传播影响不大。

4. 分娩期注意事项　分娩前应加强护肝治疗，改善肝功能；注意患者凝血功能，视情况适当给予新鲜冰冻血浆、冷沉淀等改善凝血功能，肌内注射维生素K也有一定帮助；注意观察产程，防止产程过长加重肝功能损害；做好防治产后出血的准备，产前备血，视情况必要时行中心静脉置管，胎儿娩出后及时加强宫缩。

（二）重型肝炎

（1）早孕合并重肝妊娠未发生流产时积极内科治疗，待病情好转后再考虑人流。

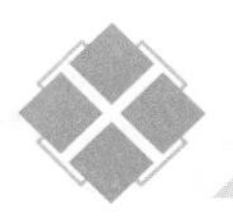

出现不全流产时给予清宫，此时宫腔小，清除胚胎组织后一般出血不多，对重型肝炎病情影响较小。

（2）中期妊娠，处理较棘手。妊娠合并重型肝炎时常见流产、死胎。入院时一般可先行积极内科保守治疗，改善患者全身情况特别是凝血功能。如出现流产、死胎，应尽快终止妊娠。无流产、死胎等情况出现，继续积极保守治疗。经积极治疗病情仍持续恶化，可试行剖宫取胎加子宫次全切除，对部分患者可能有一定帮助。

（3）晚期妊娠，此时妊娠对肝脏负担较大，妊娠合并重型肝炎产前内科保守治疗效果差，患者常自发临产或早产，病情发展常出现死胎，而且此时胎儿出生常可存活，产后有利于母亲病情好转，一般认为应积极治疗改善患者情况后及时终止妊娠。

终止妊娠时机：

①经治疗病情明显好转，肝功能恢复，可根据产科实际情况选择终止妊娠时机。

②治疗后病情无好转趋势，改善凝血功能后终止妊娠。

③出现严重产科并发症如胎儿窘迫、胎盘早剥等。

④早产临产、临产无法抑制。

分娩方式：晚期妊娠合并重型肝炎患者多有凝血功能严重障碍、低蛋白血症。由于凝血因子缺乏，胎盘创面不易止血，同时有组织水肿，子宫收缩力差，因而产后出血的发生率极高；产后出血又会使肝脏缺血、缺氧，进一步加重肝细胞损伤。若选择阴道试产，可能因分娩时间长、体能消耗大、疼痛等因素，加重肝脏负担；有研究数据表明，阴道分娩前后的肝功能多项指标差异有显著统计学意义。近年来，由于麻醉、输血、抗感染以及剖宫产手术技术的提高，相对而言，剖宫产的不利因素能在可控制的范围内。基于以上理由，目前多数学者认为，对晚期妊娠合并重型肝炎患者其分娩方式更倾向于选择剖宫产，一般剖宫产同时行子宫次全切除术。阴道分娩仅适用于经产妇已临产、宫颈条件成熟、估计短时间内可结束分娩者。资料数据证明，剖宫产分娩的晚期妊娠合并重型肝炎患者病死率低于阴道分娩；晚期妊娠合并重型肝炎死亡患者中阴道分娩居多。

（三）新生儿的处理

近年来主张对HBsAg阳性孕妇所生的婴儿，需在出生后24小时内、出生后1个月及6个月各皮内注射乙肝疫苗30μg，一般可阻断90%的母婴传播率。如有条件可于出生后再肌注一支人类HBs免疫球蛋白（HBIG）则更有利于防止母婴垂直传播。我国的乙肝疫苗作用能保持5年左右，所以在进入小学之前应再做一次加强免疫注射。

妊娠合并重症肝炎的处理如下。

（1）一般处理：①需专人护理，正确记录血压、呼吸、脉搏及出入水量；②予以低脂肪、低蛋白、高糖类流汁或半流汁饮食，保证热能为6276kJ/d（1500kcal/d），并予以大量维生素。

（2）输温鲜血600～800mL，以增加凝血因子，并需输人体白蛋白或冻干血浆，有利于防止肝细胞坏死和降低脑水肿的发生。

（3）胰高糖素1mg加胰岛素8U，10%氯化钾10～20mL加10%葡萄糖液500～

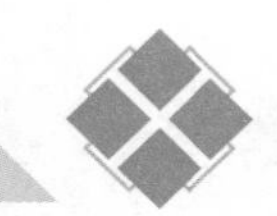

1000mL，静脉滴注。

（4）可用干扰素每日300万U，连续7～14天，肌内注射，也可每次100万U，每日3次肌内注射。

（5）胎肝细胞悬液200mL，静脉滴注，每日或隔日一次，可用3～5次，能收到极好效果。此也可称为胎肝细胞移植。

（6）14-氨基酸-800250mL或复方支链氨基酸250mL，静脉滴注，每日1～2次，可促进肝脏情况好转。

（7）10%门冬氨酸钾镁40mL溶于10%葡萄糖液250mL中，静脉缓滴。

（8）无论有无感染征象，均应予以对肝肾功能影响最小的广谱抗生素。

五、肝炎病毒母婴传播的阻断

由于乙型肝炎占我国病毒性肝炎的绝大多数，对乙肝母婴传播阻断的研究为目前的临床热点。

（一）乙型肝炎

1. 孕前预防　计划妊娠前应常规行乙肝筛查，非乙肝且乙肝抗体不足者应接种乙肝疫苗。慢性乙肝患者孕前应检测HBV-DNA，病毒负荷量大的患者考虑暂缓妊娠，有条件者可行抗病毒治疗。

2. 孕期阻断　将用药孕周提前到孕20周，用药间隔2～4周不等，用药剂量200～400IU等，认为可降低孕妇HBV-DNA，以及胎盘可主动将HBIG转移给胎儿，从而使胎儿获得被动免疫。但近年来许多专家提出反对意见，认为孕期注射乙肝免疫球蛋白对阻断宫内感染无效，且有潜在危险如诱发乙肝病毒变异、在体内发生免疫反应形成免疫复合物、有传播其他传染病可能性等。拉米夫定是具有强大的抑制病毒复制作用的新一代核苷类新药，孕期继续口服拉米夫定维持这种HBV-DNA浓度，婴儿出生后给予HBIG和乙肝疫苗主被动联合免疫，仍然发生了HBV母婴传播。拉米夫定预防母婴传播的有效性还需要大样本的对照研究。

3. 产时阻断　自然分娩时母亲血液渗透到婴儿的量较剖宫产时明显为多，有人提出通过剖宫产减少HBV母婴传播。临床资料表明，不同生产方式间免疫失败率差异无统计学意义，剖宫产未能降低HBV宫内感染。但阴道分娩者注意防止产程延长、胎儿窘迫，尽量减少产程中胎儿损伤。分娩时严格执行消毒隔离制度。一人接生，另一人处理新生儿；一人接生时，胎儿娩出后可更换手套再处理新生儿；断脐时用止血钳操作，以防新生儿皮肤上沾染的HBV从脐带断端进入新生儿体内。新生儿尽早沐浴，清洗身上的母血和羊水。

4. 产后阻断　产后新生儿联合使用乙肝疫苗和乙肝免疫球蛋白，可以明显降低母婴传播，方法如下：出生后6小时和产后3～4周各注射乙肝免疫球蛋白100～200IU，出生24小时内注射基因重组乙肝疫苗10μg，然后生后1月和6月各注射5μg。乙肝疫苗和乙肝免疫球蛋白不应在同一部位注射。产后应行母乳HBV-DNA检测，阳性者不应进行哺

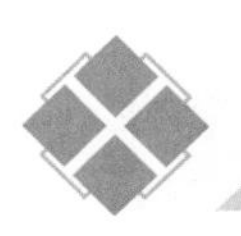

乳；如无法检测母乳HBV–DNA，可参考乙肝两对半，e抗原阳性者不应进行哺乳，阴性者如新生儿已进行联合免疫可考虑哺乳。

（二）甲型肝炎

有甲型肝炎密切接触史的孕妇，接触7天内可肌注丙种球蛋白。孕晚期患甲型肝炎，新生儿出生时及出生后1周各注射1次丙种球蛋白可预防感染。甲型肝炎急性期应禁止哺乳。

（三）丙型肝炎

尚无特异的免疫方法。减少医源性感染是预防丙肝的重要环节。保护易感人群可用丙种球蛋白进行被动免疫。对抗HCV阳性母亲的婴儿，在1岁前注射免疫球蛋白可对婴儿起保护作用。

六、预防

（1）甲肝为良性自限性疾病，甲肝病毒由粪便污染，经口传染，特别是对毛蚶类食品更应注意。

（2）加强饮食卫生宣传教育，注意餐具消毒，特别对生拌凉菜要注意卫生。

（3）如孕妇曾接触甲肝患者，力争能于2周内肌内注射丙种球蛋白，剂量一般为0.02～0.05mg/kg。Lerman等于1993年指出应用免疫血清球蛋白（ISG）0.02mL/kg，可获得2个月的保护期；若剂量为0.06mL/kg，则可延长保护期至6个月。他认为如欲短期内预防甲肝感染，注射2mL免疫血清球蛋白即可。若注射5mL免疫血清球蛋白，则能维持5～12个月的被动免疫力。

第三节　妊娠合并贫血

妊娠合并贫血

妊娠期由于血浆增加较红细胞增加相对为多，致血液稀释，血红蛋白值及红细胞数相对下降，出现所谓的“生理性贫血”。当血红蛋白低于10%，红细胞数低于350万/mm^{3}时，或细胞压积在30%以下时，则视为病理性贫血，应予治疗。常见的妊娠贫血可分为缺铁性及巨幼红细胞性贫血二类。缺铁性贫血较多见，发生的原因为对铁的需要量增加，但早孕常因胃肠功能失调，致恶心、呕吐、食欲不振或腹泻而影响铁的摄入，孕妇胃酸常过低，有碍铁的吸收；巨幼红细胞性贫血较少见，与孕期营养缺乏，尤其是与缺乏叶酸和维生素B_{12}有关。

一、贫血对妊娠的影响

（一）贫血对孕妇的影响

贫血会导致孕妇的抵抗力低下，对分娩、手术和麻醉的耐受能力也很差，即使是轻

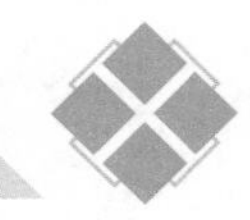

度或中度贫血，孕妇在妊娠和分娩期间的风险也会增加。世界卫生组织的资料表明，贫血使全世界每年约50万名孕产妇死亡。如重度贫血可因心肌缺氧导致贫血性心脏病；胎盘缺氧易发生妊娠期高血压疾病或妊娠期高血压疾病性心脏病；严重贫血对失血耐受性降低，易发生失血性休克；由于贫血降低产妇抵抗力，易并发产褥感染。

（二）贫血对胎儿的影响

孕妇骨髓和胎儿在竞争摄取孕妇血清铁的过程中，胎儿组织占优势。而铁通过胎盘由母亲运至胎儿是单向运输，不能逆向转运。因此，一般情况下，胎儿缺铁程度不会太严重。但当孕妇患重症贫血时，经过胎盘供氧和营养物质不足以补充胎儿生长所需，容易造成胎儿生长受限、胎儿窘迫、早产或死胎。

二、妊娠期贫血的诊断标准

由于妊娠期血液系统的生理变化，妊娠期贫血的诊断标准不同于非妊娠妇女。世界卫生组织的标准为，孕妇外周血血红蛋白<110g/L及血细胞比容妊娠期贫血。我国多年来一直沿用的标准是血红蛋白<100g/L、红细胞计数$<3.5\times10^{12}$/L或血细胞比容<0.30。

妊娠期贫血的程度一般可分为4度，轻度：rbc（3.0～3.5）$\times10^{12}$/L，hb 91～100g/L。中度：rbc：（2.0～3.0）$\times10^{12}$/L，hb 61～90g/L。重度：rbc（1.0～2.0）$\times10^{12}$/L，hb 31～60g/L。极重度：rbc$\leqslant1.0\times10^{12}$/L，hb≤30g/L。

对多数贫血孕妇来说，母儿预后并不主要取决于贫血程度，更重要的是贫血原因。部分重度贫血孕妇，发生贫血的原因是多方面的，巨幼细胞性贫血与缺铁性贫血可以并存，在诊断及治疗时应注意。

三、缺铁性贫血

（一）病因

1. 妊娠期铁的需要量增加　这是妊娠妇女缺铁的最主要的原因。妊娠期血容量增加共1 300～1 500mL，如果以每毫升血液含铁0.5mg计算，则因血容量增加而需铁650～750mg。此外，胎盘、胎儿生长发育共需铁250～300mg，所以妊娠期需增加铁总量共约1000mg。妊娠中期额外需铁3～4mg/d，妊娠后期为6～7mg/d，通过胎盘向胎儿输送铁在孕中期为0.4mg/d，到妊娠足月时可增加至4～7mg，而在双胎妊娠时，铁的需要增加更加显著。

2. 妇女体内储备铁不足　一般认为，正常成年男性体内总铁量约为4g，平均500mg/kg，而一个健康的中等身材的年轻妇女为2～2.5g，平均350mg/kg，不少妇女由于非妊娠时月经过多、食物中铁摄入不足、多次妊娠和哺乳等因素的影响，体内的储备铁已明显不足。实际上，许多妇女的可利用铁还不到100mg。

3. 食物中铁的摄入不够　一般食物中的铁为10～15mg/d，其中能被吸收的铁仅为5%～10%。因此，每天从食物中可吸收的铁仅为1～1.5mg。至妊娠末期，随着机体对铁的需求增加，铁的吸收率增高可达40%，但仍不能满足妊娠的需要。况且怀孕早期的恶

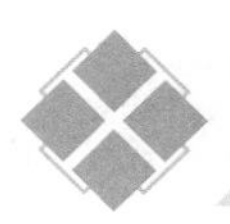

心、呕吐、进食不好、胃肠功能紊乱、胃酸缺乏、营养不良、食物中蛋白质不足等，都可能影响肠道铁的吸收。

4. 妊娠前及妊娠后的疾病 如慢性感染、寄生虫病、肝肾疾病、妊娠期高血压疾病、产前产后出血等，均可使铁的贮存、利用和代谢发生障碍，铁的需求或丢失过多，还可影响红细胞的生成过程或贫血的治疗效果。

（二）诊断

临床上主要应与巨幼红细胞性贫血、再生障碍性贫血和地中海性贫血进行鉴别，根据病史及临床表现以及血象、骨髓象的特点，一般鉴别诊断并不困难。但是，有时会发生几种贫血同时存在，则须进行综合分析判断，以便制订出合理的治疗方针。

1. 实验室检查

（1）外周血：血红蛋白<110g/L，血涂片典型小细胞低色素性贫血，红细胞平均容积（MCV）<80fl，红细胞平均血红蛋白含量（MCH）<28pg，红细胞平均血红蛋白浓度（MCHC）<30%，网织红细胞正常或减少，白细胞和血小板一般无特殊变化。

（2）骨髓象：红细胞系统增生活跃，以中、晚幼红细胞增生为主，可见红细胞分裂象，无可染色铁，各期幼红细胞体积较小，胞质少，染色较正常深，偏蓝或呈嗜多色性。边缘不规则，核小而致密，粒细胞及巨核细胞系统多无明显变化。

（3）血清铁<10.74μmol/L（60μg/dl），总铁结合力>53.7μmol/L（300μg/dl），铁饱和度明显减低到10%～15%以下，当Hb降低不明显时，血清铁降低为缺铁性贫血的早期重要表现。

（4）铁蛋白检查：血清铁蛋白<14μg/L。

2. 其他辅助检查 根据病情、临床表现症状体征选择做B超、心电图、生化全项等检查。

（三）预防

正常孕妇如未补充铁剂，妊娠28周以后有76.8%的孕妇血清铁蛋白下降至缺铁性贫血的水平，在纠正血液稀释的因素以后，仍有61%处于无贮备铁状态，说明妊娠后期贮备铁缺乏的现象是普遍的、必然的。如果从妊中期开始适当补充，则孕妇铁缺乏现象将明显改善。因此，国内外专家一致主张从妊娠20周以后，对所有孕妇常规补铁，即使饮食和营养摄取正常的孕妇也不例外，可口服硫酸亚铁0.3mg，每天1～2次，或使用其他可靠的孕期铁剂补充品。

（四）治疗

妊娠期缺铁性贫血的治疗原则是补充铁剂和去除导致缺铁加重的因素。

1. 一般治疗 加强营养，鼓励孕妇进高蛋白及含铁丰富的食物。如：黑木耳、海带、紫菜、猪（牛）肝、豆类、蛋类食品等。此类食品不但含铁丰富，而且容易吸收。教育孕、产妇改变不良的饮食习惯，避免偏食、挑食。孕期适当休息，积极预防早产。如有特殊的疾病（如寄生虫病等）应同时针对病因适当治疗。如果胃肠功能紊乱、消化不良可给予药物对症治疗。

2. 药物治疗　补充铁剂具有满意的疗效，还有鉴别诊断的作用。

（1）口服给药：一般均主张以口服给药为主，其安全有效、简单易行、价格低廉。

1）硫酸亚铁：0.3g，3次/天，如果同时服用1%稀盐酸10mL和维生素C100mg更有助于铁的吸收。制酸剂、鸡蛋、奶制品、面包和其他谷类食物等，如与铁剂同服可影响铁的吸收，因此，在饭前1小时和饭后2小时内不宜口服硫酸亚铁。如果服后恶心、胃肠反应较重，也可饭后服用。但对铁的吸收率有一定影响。

2）富马酸亚铁：0.2～0.4g，3次/天，含铁量较高。对胃肠道刺激性小，但有时也有上腹不适、腹泻或便秘等。

3）枸橼酸铁胺：10%枸橼酸铁10～20mL，3次/天，适用于吞服药片有困难者，但其为三价铁不易吸收，治疗效果较差一些，不宜用于重症贫血的患者。上述口服铁剂补充后5～7天，血网织红细胞开始上升，7～12天达高峰，可达10%～15%，随之Hb和血细胞比容逐渐升高，表示服铁剂有效。待Hb明显上升以后，则可逐渐减少用量，为满足妊娠的需要，并充分补充体内铁的贮存，应维持治疗到产后3个月。如果规则用药后3周，血象仍无明显改善，则应考虑是否为缺铁性贫血。

（2）注射用药：注射用铁剂多用在妊娠后期重度缺铁性贫血或患者因严重胃肠道反应而不能接受口服给药者。使用后吸收快。其缺点是注射局部疼痛。约有5%的患者可有全身负反应或毒性反应，如头痛、头晕等，偶可发生致命的过敏性反应。常用的制剂有以下几种。

1）右旋糖酐铁：每毫升含铁50mg，首次肌内注射50mg，如无反应可增加到100mg，每天或隔天1次肌注，15～20天为1个疗程，一般每注射300mg可提高Hb10g/L。

2）山梨醇铁：每毫升含铁50mg，每次50～100mg深部肌内注射，局部反应较少，但全身反应较重。

3. 输血疗法　大多数缺铁性贫血的孕妇经补充铁剂以后临床症状及血象很快改善，不需要输血，对重度贫血的孕妇，妊娠足月面临分娩处理，须尽快提高Hb。需要输血时，宜采取小量、多次、慢速输新鲜血或者压积红细胞150mL（从1 500mL血中提取），以避免血容量增加过多而加重心脏负担。据报道，重度贫血的孕妇常伴有心功能不全，输血可诱发或加重心衰、肺水肿，以压积红细胞代替新鲜血输入，可使输血的危险大大减少而症状很快改善。国内报道，应用基因重组红细胞生成素（宁红欣）同时补充铁剂，可使孕期和产后贫血患者的血红蛋白明显上升，症状迅速改善，从而避免或减少一些中重度贫血患者对输血的需求。

4. 产时及产后的处理　临产后：鼓励产妇进食，保证足够入量，避免产程过长或急产，加强胎心监护，低流量持续吸氧。中度或重度贫血者，应配新鲜血备用，并开放静脉。宫口开全后，可助产缩短第2产程，但应尽量避免意外的产伤。产后积极预防产后出血，胎儿肩娩出后立即静脉注射缩宫素10～20U，如无禁忌证时，胎盘娩出后可肌内或静脉注射麦角新碱0.2mg，同时用缩宫素20U加入5%葡萄糖中静滴，持续至少2小时。胎儿娩出后，仔细检查并认真缝合会阴阴道伤口，严格无菌操作技术。产后

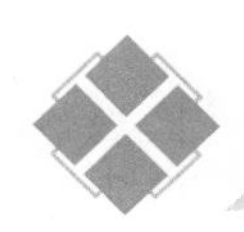

使用抗生素预防产道感染。如有适应证需行剖宫产时，术中应尽量减少出血，注意掌握好输液或输血的总量和速度。

四、妊娠合并巨幼红细胞性贫血

巨幼红细胞性贫血又称营养性巨幼红细胞性贫血。在临床上较为少见，占所有贫血的7%～8%。世界各地均有发病，国内多发生于山西、陕西等北方地区，以营养不良为主要病因，不但影响造血，而且累及神经、消化、循环、免疫及内分泌系统，表现为全身性疾病。

（一）病因

叶酸和维生素B_{12}是细胞核的DNA合成过程中的重要辅酶，当其缺乏或代谢紊乱时，则DNA合成发生障碍，全身多种组织细胞均可受累，但以造血组织最严重，特别是红系细胞，由于核成熟延缓，核分裂受阻，核的发育和成熟落后于胞质，骨髓中出现大量形态和功能异常的各阶段幼稚红细胞。这些异常的巨幼细胞寿命较正常红细胞短，往往过早死亡，因此造成贫血。此外，粒细胞和巨核细胞也可有形态上的改变及成熟细胞数量的减少。非造血组织如胃肠道的黏膜细胞也显示核成熟延迟，造成胃肠功能紊乱和吸收不良。维生素B_{12}不但是生物合成核酸和蛋白质所必需的物质，血红蛋白合成所必需的辅酶，而且还参与叶酸在体内的生化过程，使甲基四氢叶酸去甲基而转化为四氢叶酸，直接影响DNA和RNA合成。因此，在巨幼红细胞性贫血发生过程中，叶酸和维生素B_{12}互相影响，关系密切，起着重要的作用。

1. 妊娠期叶酸缺乏的原因

（1）需要量增加：妊娠期叶酸的需要量比非妊娠时增加5～10倍。

（2）摄入减少：妊娠时胃酸分泌减少，胃肠道蠕动减弱，影响叶酸摄入，新鲜蔬菜及动物蛋白摄入不足者，更加重缺乏。

（3）排出增多：妊娠期肾小管重吸收减少，使尿中叶酸的排出量增多。若并发感染或其他妊娠合并症，叶酸损失更多，所以易发生巨幼红细胞性贫血。

（4）叶酸拮抗剂的应用：如氨基蝶啶、乙醇和口服避孕药等，均可能影响对叶酸的吸收和利用。

2. 妊娠期维生素B_{12}缺乏的原因　主要是因胃黏膜壁细胞分泌内因子减少，导致维生素B_{12}吸收障碍，加之胎儿大量需要，导致发生维生素B_{12}缺乏性的巨幼红细胞性贫血。

（二）临床表现

除一般贫血症状外，有以下特点。

（1）多发生于妊娠晚期，约50%发生于孕31周后，其余发生于产褥期；一般常见于30岁左右，经产妇多于初产妇，多胎多于单胎，25%的患者在下次妊娠时易再发。

（2）起病急，贫血多为中度或重度，多表现为头昏、疲乏无力、全身水肿。

（3）消化道症状明显，1/2患者有恶心、食欲不振、呕吐及腹泻，1/3患者伴有舌唇疼痛，急性发作时舌尖及舌边缘疼痛明显，舌面呈鲜红色，所谓“牛肉样舌”，可出现

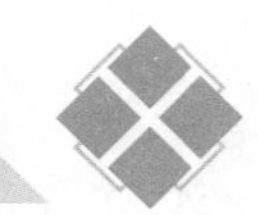

血性小泡或浅小溃疡，进一步舌乳头萎缩成“光舌”。

（4）因维生素B_{12}缺乏可致周围神经炎，表现为乏力、手足麻木、感觉障碍、行走困难等周围神经炎及亚急性或慢性脊髓后束侧束联合病变等神经系统症状。

（5）对妊娠的影响：如及时处理预后较好；如不及时处理，重症者可引起流产、早产、胎盘早剥、胎儿生长受限、死胎等并发症，常伴有呕吐、水肿、高血压、蛋白尿；在产褥期发生贫血的，多于产后第1周，因在原有缺乏叶酸的基础上哺乳期加重叶酸的缺少，如不及时补充则常诱发贫血症状。有明显出血和感染倾向、胎儿神经管畸形发生率明显增加。

（三）诊断

1. 血象　为大细胞正色素性贫血（MCV>100fl），血象往往呈现全血细胞减少。中性粒细胞及血小板均可减少，但比贫血的程度轻。血涂片中可见多数大卵圆形的红细胞，中性粒细胞分叶过多，可有5叶或6叶以上的分叶。偶可见到巨大血小板。网织红细胞计数正常或轻度增高。

2. 骨髓象　骨髓呈增生活跃，红系细胞增生明显增多，各系细胞均有巨幼变，以红系细胞最为显著。红系各阶段细胞均较正常大，胞质比胞核发育成熟（核质发育不平衡），核染色质呈分散的颗粒状浓缩。类似的形态改变也可见于粒细胞及巨核细胞系，以晚幼和杆状核粒细胞更为明显。

3. 生化检查

（1）血清叶酸和维生素B_{12}水平测定：目前二者均可用微生物法或放射免疫法测定。血清叶酸的正常范围为5.7～45.4nmol/L（2.5～20ng/mL），血清维生素B_{12}的正常范围为150～666pmol/L（200～900pg/mL）。由于部分正常人中可有血清维生素B_{12}低于150pmol/L（200pg/mL）；又因为这两类维生素的作用均在细胞内，而不是在血浆中，所以此项测定仅可作为初筛试验。单纯的血清叶酸或维生素B_{12}测定不能确定叶酸或维生素B_{12}缺乏的诊断。

（2）红细胞叶酸测定：可用微生物法或放射免疫法测定。正常范围是317.8～567.5nmol/L（140～250ng/mL）。红细胞叶酸不受短期内叶酸摄入的影响，能较准确地反映体内叶酸的储备量。小于227nmol/L（100ng/mL）时表示叶酸缺乏。

（3）血清高半胱氨酸和甲基丙二酸水平测定：用以诊断及鉴别叶酸缺乏或维生素B_{12}缺乏。血清高半胱氨酸（正常值为5～16μmol/L）水平在叶酸缺乏及维生素B_{12}缺乏时均升高，可达50～70μmol/L。而血清甲基丙二酸水平升高（正常值为70～270nmol/L）仅见于维生素B_{12}缺乏时，可达3 500nmol/L。

4. 其他辅助检查

（1）脱氧尿嘧啶核苷抑制试验：方法是取患者的骨髓细胞（或PHA激活的淋巴细胞）加入脱氧尿嘧啶核苷孵育后，再加入3H标记的胸腺嘧啶核苷（3H–TdR）。一定时间后，测定掺入细胞核中DNA的3H–TdR量。当叶酸或维生素B_{12}缺乏时，脱氧尿嘧啶核苷利用减少，3H–TdR的掺入量较正常人（<10%）明显增多（>20%）。还可加入叶酸

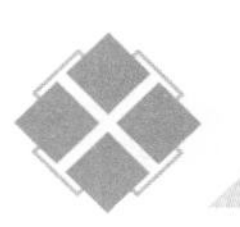

或维生素B_{12}以纠正。3H-TdR的掺入来判断患者是缺乏叶酸抑或维生素B_{12}。此试验较为敏感，可在血清甲基丙二酸及高半胱氨酸水平升高之前的早期阶段出现异常。

（2）内因子抗体测定：在恶性贫血患者的血清中内因子阻断抗体（Ⅰ型抗体）的检出率在50%以上，故内因子阻断抗体测定为恶性贫血的筛选方法之一。如阳性，应做维生素B_{12}吸收试验。

（3）维生素B_{12}吸收试验：主要用来判断维生素B_{12}缺乏的病因。方法是：给患者肌内注射维生素B_{12}1000μg，同时或1小时后口服57Co标记的维生素B_{12}0.5μC。收集24小时尿，测定尿中57Co维生素B_{12}的含量。正常人应>8%，巨幼细胞贫血患者及维生素B_{12}吸收不良者<7%，恶性贫血患者<5%。如在5天后重复此项试验，同时口服内因子60mg，尿中57Co维生素B_{12}的排出量恢复正常，表示患者的维生素B_{12}缺乏是由于内因子缺乏，否则是其他原因所致。如果给患者服用抗生素7～10天后试验得到纠正，表示维生素B_{12}的吸收障碍是由于肠道细菌过量繁殖所致。此试验结果与尿量有关，准确收集24小时的尿量及事先了解试验者的肾功能是否正常，非常重要。

（4）胃液中游离胃酸消失，注射组胺后也不会出现。

（四）治疗

（1）改善饮食结构，改变不良饮食习惯，积极治疗原发疾病。

（2）补充叶酸，维生素B_{12}。

1）叶酸：常用量每天口服叶酸10mg，治疗后4～7天网织红细胞数量明显增加，同时白细胞及血小板减少的现象也可迅速纠正，但有时血红蛋白浓度和血细胞比容增加不明显，妊娠期严重的巨幼红细胞贫血伴有血容量减少，但是叶酸治疗后不久，血容量迅速增加，因此，即使血红蛋白量增加也不能准确地反映出增加血红蛋白的总量。因常同时缺铁，补充铁剂后使血红蛋白合成更快，一般于产后2周或症状消失后可停止治疗。若不能明确是叶酸缺乏还是因缺少内生性因子而引起维生素B_{12}缺乏时，治疗时则可两药合用。

2）维生素B_{12}：由于妊娠期维生素B_{12}运载蛋白浓度下降，因此，维生素B_{12}浓度低于非孕期。对有胃全部切除的妇女应肌注维生素B_{12} 1000μg，隔月1次。胃部分切除患者在孕期应检测维生素B_{12}水平。

五、妊娠合并再生障碍性贫血

（一）发病特点

再生障碍性贫血（简称再障）是由于生物、化学、物理等多种因素导致造血组织功能减退或衰竭而引起的全血细胞（红细胞计数、白细胞计数、血小板）减少，妊娠合并再障的发生率国内报道为0.03%～0.08%。妊娠不是再障的原因，但妊娠可使再障的病情加剧，再加上妊娠期间生理性血液稀释，易发生贫血性心脏病，甚至心力衰竭。再障孕妇发生妊娠期高血压、感染和出血的概率增加，是孕产妇的重要死因。妊娠严重贫血（血红蛋白<60g/L）对胎儿不利，可导致流产、早产、胎儿生长受限、死

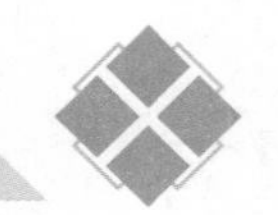

胎和死产等。

（二）临床表现

妊娠合并再生障碍性贫血以慢性型居多。急性型者病情重，贫血呈进行性加重，常伴严重感染、内脏出血，而慢性者起病缓慢，主要表现为进行性贫血，感染、出血等症状均相对较轻。再障孕妇易发生妊娠期高血压疾病，使病情进一步加重。分娩后宫腔内胎盘剥离，创面易发生感染，甚至引起败血症。这些易引起胎儿生长受限、胎儿宫内窘迫、早产和死胎等。

（三）诊断要点

诊断标准与依据如下。

（1）外周血呈现全血细胞减少，包括白细胞计数（以中性粒细胞为主）、红细胞计数和血小板均不同程度减少。

（2）骨髓象示增生减低或重度减低，非造血细胞增多。骨髓活检示造血组织减少，脂肪组织增加。

（3）无肝脾大。能除外其他全血细胞减少的疾病（如阵发性睡眠性血红蛋白尿症、骨髓增生异常综合征、急性造血停滞、骨髓纤维化、低增生性白血病及恶性组织细胞病等）。

（4）重型再生障碍性贫血除临床表现起病急，进展迅速外，还需中性粒细胞绝对值$<0.5\times10^9$/L、血小板$<20\times10^9$/L及网织红细胞绝对值$<15\times10^9$/L。

（四）治疗

1. 孕期　妊娠合并再障无特效治疗方法，以支持及对症治疗为主。在病情未缓解之前应避孕。若已妊娠，应在早期做好输血准备的同时行人工流产。随着再生障碍性贫血治疗手段的进展，近50%慢性再障患者经恰当治疗后病情缓解，可以妊娠。但妊娠期间病情可能加重，因此，孕期应严密监护，注意休息，减少感染机会，间断吸氧，少量间断多次输血，以保证母儿安全。

2. 分娩期　如无产科指征，应尽量阴道分娩，减少手术产，最好实行计划分娩。在宫颈成熟以后，经过输全血或成分血，血红蛋白达到80g/L左右，血小板达到20×10^9/L（2万）以上，在准备足够新鲜血的情况下促分娩发动。缩短第二产程，防止第二产程用力过度，造成脑等重要脏器出血。可适当助产，分娩时尽量避免组织损伤，仔细检查并完善缝合伤口。

3. 产褥期　产后及时地使用宫缩剂，加速胎盘剥离和排出。有效地促进子宫收缩，减少产后出血。临床产后常规使用抗生素预防感染。在产褥期更应密切观察有无感染的临床表现，继续予抗生素，辅以适当的促进子宫复旧的中药治疗。有产科手术指征者行剖宫产术。

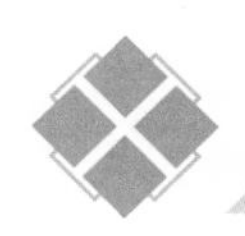

第四节　妊娠合并糖尿病

妊娠合并糖尿病

妊娠合并糖尿病包括糖尿病患者妊娠（即糖尿病合并妊娠），以及妊娠期糖尿病。妊娠期糖尿病是妊娠期间发现或发病的由不同程度糖耐量异常及糖尿病引起的不同程度的高血糖。根据其定义，该类糖尿病包括妊娠前即已存在但妊娠期间才诊断的和随着妊娠期而发生的二类，同时它既包括糖尿病，又包括糖耐量减低和空腹血糖不良。部分患者在妊娠前即已经诊断糖尿病或糖耐量减低，妊娠后持续存在或进行性加重。

为方便研究妊娠与糖尿病的关系，提高临床诊断和防治水平，分类时应该按照如下原则进行。

第1步，按照糖耐量减低或糖尿病的诊断与妊娠的时间关系，分为妊娠期糖尿病（妊娠期间诊断，GDM）和糖尿病合并妊娠（妊娠前即已诊断，PGDM）。

第2步，将糖尿病合并妊娠患者的糖尿病按照1997年WHO公布的标准进行分类，如1型、2型和特殊类型糖尿病。

第3步，将妊娠期糖尿病分为妊娠前即已经发生但未诊断和随妊娠而发生的两类，前者按照第2步的方式进行分类。妊娠期糖尿病患者，大多数分娩后血糖恢复正常，所以GDM患者产后6周都要重新检测血糖或进行葡萄糖耐量（OGTT）试验，以便分为糖尿病、IGT、IFG和正常血糖。

一、妊娠期糖代谢特点

在妊娠早中期，随孕周增加，胎儿对营养物质需求量增加，通过胎盘从母体获取葡萄糖是胎儿能量的主要来源，孕妇血浆葡萄糖水平随妊娠进展而降低，空腹血糖约降低10%。原因：①胎儿从母体获取葡萄糖增加；②孕期肾血浆流量及肾小球滤过率均增加，但肾小管对糖的再吸收率不能相应增加，导致部分孕妇排糖量增加；③雌激素和孕激素增加对母体对葡萄糖的利用。

因此，空腹时孕妇清除葡萄糖的能力较非孕期增强。孕妇空腹血糖较非孕妇低，这也是孕妇长时间空腹易发生低血糖及酮症酸中毒的病理基础。到妊娠中晚期，孕妇体内抗胰岛素样物质增加，如胎盘生乳素、雌激素、孕酮、皮质醇和胎盘胰岛素酶等使孕妇对胰岛素的敏感性随孕周增加而下降，为维持正常糖代谢水平，胰岛素需求量必须相应增加。对于胰岛素分泌受限的孕妇，妊娠期不能正常代偿这一生理变化而使血糖升高，使原有糖尿病加重或出现GDM。

二、妊娠与糖尿病的相互影响

（一）妊娠对糖尿病的影响

1. 空腹血糖低　正常妊娠早期，胎儿不断从母体内摄取葡萄糖，或因早孕反应以及

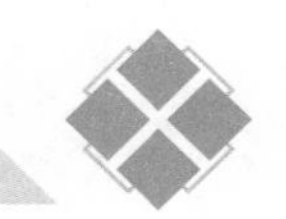

妊娠后孕妇体内激素水平变化刺激胰岛素分泌等因素，使孕妇的血糖，尤其是空腹血糖低于非孕时的水平。

2. 胰岛素需要量增加和糖耐量减低　妊娠后血容量增加，血液稀释，胰岛素相对不足；胎盘分泌的激素，使机体对胰岛素的抵抗作用增强；胎盘分泌胎盘胰岛素酶，使胰岛素降解加快。以上因素引起孕妇对胰岛素的需要量增加，糖耐量减低，糖尿病的发生率随孕期进展而增加。

3. 肾糖阈下降　妊娠期妇女肾血流量及肾小球对糖的利用率增加，肾小管对糖的回吸收率下降，导致肾糖阈下降。

4. 酮症酸中毒　分娩期子宫收缩时大量消耗糖原，易发生酮症酸中毒。

5. 低血糖症　产褥期产妇体内激素逐渐恢复至非孕水平，对胰岛素的需要量减少，如产后不及时调整胰岛素的用量，易致低血糖症。

（二）糖尿病对妊娠及胎儿、婴儿的影响

1. 对妊娠的影响

（1）生育率降低。

（2）流产率升高。

（3）妊娠高血压综合征发生率升高。

（4）羊水过多发生率增高。

（5）产科感染率增加。

2. 对胎儿、婴儿的影响

（1）畸胎儿发生率增高。

（2）巨大胎儿发生率增高。

（3）胎儿宫内发育迟缓及低体重儿增多。

（4）胎儿红细胞增多症增多，新生儿高胆红素血症增多。

（5）易并发新生儿低血糖。

（6）新生儿呼吸窘迫综合征发病率增加。

（7）胎儿及新生儿病死率高。

三、致病机理

妊娠期糖尿病是指妊娠期间发现或发病的糖耐量异常、空腹血糖异常和糖尿病的总称，妊娠期糖尿病的控制不良可以导致严重的母体和胎儿近期与远期并发症及合并症。目前研究表明，年龄、肥胖、种族、不良生育史和糖尿病家族史是影响妊娠期糖尿病的主要因素。

（一）年龄因素

高龄妊娠是目前公认的妊娠期糖尿病的主要危险因素。Vereellini等发现，年龄在40岁及以上的孕妇发生妊娠期糖尿病的危险是20～30岁孕妇的8.2倍。其他学者还有较多的类似发现。年龄因素除影响糖尿病的发生外，年龄越大，孕妇被诊断为妊娠期糖尿病

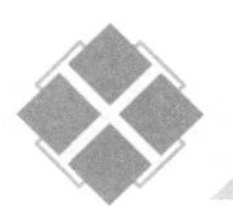

的孕周越小。Berkovitz等发现，在孕24周前诊断糖尿病的孕妇中，30岁及以上的孕妇占63.7%，而孕24周以后诊断的仅占45.2%（P<0.01）。

（二）肥胖

肥胖是发生糖耐量减低和糖尿病的重要危险因素，对于妊娠期糖尿病也不例外。其他环境因素如年龄、经济、文化水平及饮食结构等因素都与肥胖有协同作用。

目前，衡量肥胖的指标常用体质指数（BMI）。由于目前向心性肥胖越来越受到重视，腰围、髋围和腰髋比（waist-hipratio，WHR）已经成为重要的指标，特别是WHR。Jang等研究结果显示，BMI≥20.9的孕妇患妊娠期糖尿病的危险是BMI≤19.1者的2倍。Berkovitz等研究发现，BMI>32.9的孕妇的糖尿病的危险是BMI处于27.3～32.9组的2.82倍，是BMI<27.3者的3.82倍。Branchtein等对孕28周既往无糖尿病病史的孕妇的一项研究显示，WHR和腰围每增加1个标准差，前者为0.06cm，后者为8cm，血糖水平分别升高0.11mmol/L和0.13mmol/L。Zhang等以WHR0.629～0.705为参考对妊娠前孕妇WHR与妊娠期糖尿病的关系进行研究发现，WHR0.706～0.742组相对危险度为2.74，WHR0.743～1.020组为4.02。该研究说明，WHR可能是妊娠期糖尿病极其重要的危险因素。

（三）种族

和成人的2型糖尿病与种族的关系类似，妊娠期糖尿病具有明显的地域性和种族相关性。与欧洲白人妇女的妊娠期糖尿病的患病率相比，印度次大陆、亚洲、阿拉伯和黑人分别为前者的11倍、8倍、6倍和6倍。种族因素除由遗传因素造成外，不能排除经济文化、饮食习惯等因素在其中的作用。

（四）糖尿病家族史和不良产科病史

糖尿病家族史是妊娠期糖尿病的危险因素，有糖尿病家族史者妊娠期糖尿病的危险是无糖尿病家族史者的1.55倍，一级亲属中有糖尿病家族史者升高到2.89倍。

产科因素中与妊娠期糖尿病有关的因素有高产次、巨大儿、死产史、重要的先天畸形和妊娠期糖尿病史，具有这些病史的孕妇患糖尿病的危险是正常孕妇的2.0倍、5.8倍、8.5倍、22.5倍和23.2倍。

四、发病特点

妊娠期间的糖尿病有两种情况，一种为妊娠前已确诊患糖尿病，称为“糖尿病合并妊娠”；另一种为妊娠前糖代谢正常或有潜在糖耐量减退、妊娠期才出现或确诊的糖尿病，又称为“妊娠期糖尿病（GDM）”。糖尿病孕妇中80%以上为GDM，糖尿病合并妊娠者不足20%。GDM发生率世界各国报道为1%～14%，我国发生率为1%～5%，近年有明显增高趋势。GDM患者糖代谢多数于产后能恢复正常，但将来患2型糖尿病概率增加。糖尿病孕妇的临床经过复杂，母子都有风险，应该给予重视。

五、临床表现

妊娠期有三多症状（多饮、多食、多尿），或外阴、阴道假丝酵母菌感染反复发作，孕妇体重>90kg，本次妊娠并发羊水过多或巨大胎儿。

六、诊断

糖尿病家族史、年龄>30岁、肥胖、巨大儿分娩史、无原因反复流产史、死胎、死产、足月新生儿呼吸窘迫综合征分娩史、胎儿畸形史等。依据患者发生糖尿病的年龄、病程以及是否存在血管并发症等进行分期（white分类法），有助于判断病情的严重程度及预后。

A级：经控制饮食，空腹血糖<5.8mmol/L，餐后2小时血糖<6.7mmol/L。

B级：显性糖尿病，20岁以后发病，病程<10年。

C级：发病年龄10～19岁，或病程达10～19年。

D级：10岁前发病，或病程≥20年，或合并单纯性视网膜病。

F级：糖尿病性肾病。

R级：眼底有增生性视网膜病变或玻璃体出血。

H级：冠状动脉粥样硬化性心脏病。

T级：有肾移植史。

（一）实验室检查

1. 血糖测定　血糖是指血液中的葡萄糖。食物中的碳水化合物经消化后主要以葡萄糖的形式在小肠吸收，经门静脉进入肝脏。肝脏是调节糖代谢的重要器官。在正常情况下，体内糖的分解与合成保持动态平衡，所以血糖的浓度相对稳定。

（1）空腹血糖：血清葡萄糖经氧化为组织提供能量，血糖过高时可转变为肝糖原和脂肪储存，需要时脂肪与蛋白质也可转变为葡萄糖。空腹血糖浓度反映胰岛β细胞分泌胰岛素的能力。

参考值：非妊娠期为3.9～6.4mmol/L，孕期为3.1～5.6mmol/L。妊娠导致空腹血糖下降的原因为：①孕妇除本身需要外，尚须供应胎儿生长所需要的能量，而且胎儿本身不具备促进糖原异生所需要的肝酶系统活性，因此，无法利用脂肪和蛋白质作为能源，所需能量必须来自母体血葡萄糖。②妊娠期肾血流量及肾小球滤过率均增加，但肾小管对糖的再吸收率不能相应增加，导致部分孕妇尿中排糖量增加，引起血糖下降。

糖尿病合并妊娠时，孕期空腹血糖升高；妊娠期糖尿病患者空腹血糖可能正常。因此，常规空腹血糖检查常容易漏诊。糖耐量减低时，空腹血糖正常。建议具有下列高危因素的妊娠妇女应尽早进行血糖测定：明显肥胖、妊娠期糖尿病病史、糖尿及明确的糖尿病家族史。

（2）糖筛查试验：GDM孕妇常无明显症状，空腹血糖可能正常，常规空腹血糖检查常容易漏诊。建议对所有非糖尿病孕妇应做50g葡萄糖筛查。该方法简单易行，敏感性及特异性均高。美国糖尿病协会将年龄、肥胖、一级亲属有糖尿病患者、有GDM

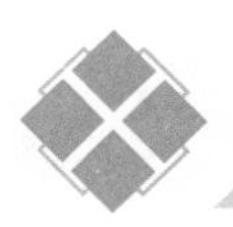

史、巨大胎儿生产史及难以解释的死胎史列为GDM危险因素，有上述危险因素者应作为GDM筛查的重点人群。

糖筛查试验时间：由于胎盘分泌的胎盘生乳素、雌激素及孕激素等多种拮抗胰岛素的激素在妊娠24～28周快速升高，孕32～34周达高峰，此时妊娠妇女对胰岛素的需要量明显增加，表现为糖耐量受损，在此期间容易检出GDM。所以，孕期常规血糖筛查时间定为妊娠24～28周；如该次筛查正常但又有糖尿病高危因素存在，应在妊娠32～34周复查。对有症状者，应在孕早期即进行糖筛查，以便对孕前漏诊的糖尿病患者及早诊断。

糖筛查试验方法：随意口服50g葡萄糖（将50g葡萄糖溶于200mL水中，5分钟内服下），服糖后1小时取静脉血测血糖，血糖值≥7.8mmol/L为糖筛查异常，应进一步进行口服葡萄糖耐量试验。当血糖值在7.20～7.79mmol/L时，应结合高危因素考虑是否行OGTT。糖筛查试验的敏感度为59%，特异性为91%，临床上80%的GDM可经此方法诊断。

（3）口服葡萄糖耐量试验（OGTT）：OGTT是检查人体血糖调节功能的一种方法。正常人口服一定量葡萄糖后，在短时间内暂时升高的血糖随后不久即可降至空腹水平，该现象称为耐量现象。当糖代谢紊乱时，口服一定量的葡萄糖后则血糖急剧升高，经久不能恢复至空腹水平；或血糖升高虽不明显，在短时间内不能降至原来的水平，称为耐量异常或糖耐量降低。糖筛查异常，但血糖<11.1mmol/L，或糖筛查血糖≥11.2mmol/L但空腹血糖正常者，应尽早做OGTT。

OGTT前3天正常饮食，每天碳水化合物在150～200g以上，以避免禁食碳水化合物对结果的影响。禁食8～14小时后查空腹血糖，然后服75g葡萄糖（将75g葡萄糖溶于400mL水中，5分钟内服下）或进食100g标准面粉制作的馒头，自开始服糖水计时，1小时、2小时、3小时分别取静脉血测血糖。取血后应尽快离心，测定应在2小时内完成，以免葡萄糖分解。

参考值：空腹血糖<5.8mmol/L。进食后1小时血糖水平达高峰，一般在7.8～9.0mmol/L，峰值不超过11.1mmol/L；2小时不超过7.8mmol/L；3小时可恢复至空腹血糖水平。各次尿糖均为阴性。

诊断标准：OGTT是确诊糖尿病的诊断方法。当口服葡萄糖后1小时血糖≥7.8mmol/L或2小时血糖≥11.1mmol/L时，即可诊断GDM。如果口服葡萄糖后2小时血糖为7.8～11.1mmol/L，诊断妊娠期糖耐量受损。

2. 尿液检查与测定

（1）尿液葡萄糖检查：先行尿液葡萄糖定性检查，正常人尿液葡萄糖为阴性，糖尿病时尿糖可为阳性。当尿糖阳性时再行尿糖定量测定。但GDM孕妇监测尿糖无益。

（2）尿酮体测定：正常人尿液酮体为阴性。尿酮体测定对糖尿病酮症及酮症酸中毒患者极为重要。当酮体产生增多时，尿中排出的酮体也相应增多。一般尿中酮体量为血酮体量的5～10倍。胰岛素严重缺乏时，尤其是伴有对抗胰岛素的激素，如胰高血糖素、肾上腺素、糖皮质激素、甲状腺激素、生长激素等分泌增多时，可有靶细胞对葡萄

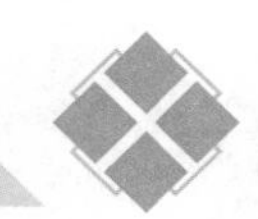

糖摄取和利用减低，脂肪分解亢进，游离脂肪酸释放增加，经β氧化代谢而产生β羟丁酸、乙酰乙酸、丙酮，统称为酮体。尿酮体阳性见于1型糖尿病、糖尿病酮症酸中毒、2型糖尿病处于感染、应激、创伤、手术等情况。酮体阳性也见于长期饥饿、妊娠哺乳、高脂肪饮食、酒精中毒、发热等。

3. 糖化血红蛋白测定　糖化血红蛋白测定用于评价糖尿病的控制程度。当糖尿病控制不佳时，糖化血红蛋白可升高。

（二）其他辅助检查

根据病情、临床表现选择做B超、心电图、X线眼底等检查。

七、治疗

（一）糖尿病患者可否妊娠的条件

（1）糖尿病患者于妊娠前应确定糖尿病的严重程度。D、F、R级糖尿病一旦妊娠，对母儿危险均较大，不宜妊娠。

（2）器质性病变较轻、血糖控制良好者，可在积极治疗、密切监护下妊娠。

（3）从孕前开始，在内科医师协助下严格控制血糖值。

（二）糖代谢异常孕妇的治疗

1. 妊娠期血糖控制满意标准　孕妇无明显饥饿感，空腹血糖控制为3.3～5.6mmol/L；餐前30分钟为3.3～5.8mmo1/L；餐后2小时为4.4～6.7mmol/L；夜间为4.4～6.7mmol/L。

2. 饮食治疗　饮食控制很重要。理想的饮食控制目标：既能保证和提供妊娠期间热量及营养需要，又能避免餐后高血糖或饥饿酮症出现，保证胎儿正常生长发育。

3. 药物治疗　对饮食治疗不能控制的糖尿病，胰岛素是主要的治疗药物。

4. 妊娠期糖尿病酮症酸中毒治疗　在监测血气、血糖、电解质并给予相应治疗的同时，主张应用小剂量胰岛素O.1U/（kg·h）静滴。每1～2小时监测血糖一次。血糖>13.9mmol/L，应将胰岛素加入0.9%氯化钠注射液静滴。血糖≤13.9mmo1/L，开始将胰岛素加入5%葡萄糖氯化钠注射液中静滴，酮体转阴后可改为皮下注射。

（三）孕期母儿监护

每周检查一次直至妊娠第10周。妊娠中期应每两周检查一次，一般妊娠20周时胰岛素需要量开始增加，需及时进行调整。每月测定肾功能及糖化血红蛋白含量，同时进行眼底检查。妊娠32周以后应每周检查一次。注意血压、水肿、尿蛋白情况。注意对胎儿发育、胎儿成熟度、胎儿胎盘功能等监测，必要时及早住院。

（四）分娩时机

原则上应尽量推迟终止妊娠的时间。血糖控制良好，孕晚期无合并症，胎儿宫内状况良好，应等待至妊娠38～39周终止妊娠。血糖控制不满意，伴血管病变、合并重度子痫前期、严重感染、胎儿生长受限、胎儿窘迫等，应及早抽取羊水，并注入地塞米松促

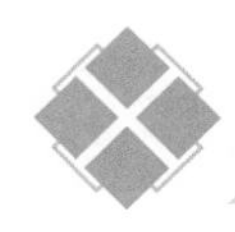

胎儿肺成熟，胎肺成熟后应立即终止妊娠。

（五）分娩方式

妊娠合并糖尿病，有巨大胎儿、胎盘功能不良、胎位异常或其他产科指征者，应行剖宫产。对糖尿病病程>10年，伴有视网膜病变及肾功能损害、重度子痫前期、死胎史的孕妇，应放宽剖宫产指征。

（六）分娩期处理

1. 严密观察　严密观察血糖、尿糖及酮体变化，及时调整胰岛素用量，加强胎儿监护。

2. 阴道分娩　临产时情绪紧张及疼痛可使血糖波动。胰岛素用量不易掌握，严格控制产时血糖水平对母儿均十分重要。临产后仍采用糖尿病饮食。产程中一般应停用皮下注射胰岛素，静脉输注0.9%氯化钠注射液加胰岛素，根据产程中测得的血糖值调整静脉输液速度。应在12小时内结束分娩，产程过长会增加酮症酸中毒、胎儿缺氧和感染危险。

3. 剖宫产　在手术前一日停止应用晚餐前精蛋白锌胰岛素，手术日停止皮下注射胰岛素，一般在早上监测血糖、尿糖及尿酮体。根据其空腹血糖水平及每日胰岛素用量，改为小剂量胰岛素持续静脉滴注。术后每2～4小时测一次血糖，直到饮食恢复。

4. 产后处理　产褥期胎盘排出后。体内抗胰岛素物质迅速减少，大部分GDM患者在分娩后即不再需要使用胰岛素，仅少数患者仍需胰岛素治疗。

5. 新生儿出生时处理　新生儿出生时应进行血糖、胰岛素、胆红素、血细胞比容、血红蛋白、钙、磷、镁的测定。尤其是孕期血糖控制不满意者需给予监护，重点防止新生儿低血糖，应在哺乳开始同时，定期滴服葡萄糖液。

八、预防

疾病的预防通常是针对病因和诱发因素制定针对性的预防措施，从而在尚未发病时或疾病的早期防止疾病发生和继续进展。然而对于妊娠期糖尿病的患者，由于其发病的特殊性，预防措施应该针对以下两方面。

（一）糖耐量异常发展成为糖尿病

根据家族史、过去不良生产史、年龄、种族、肥胖程度等将孕妇分为妊娠期糖尿病的高危人群和正常人群。对正常人群定期进行糖耐量筛查试验，对高危人群制订详细的筛查和严密监测的方案，以便及早发现糖耐量减低和糖尿病的孕妇。对上述孕妇应早期制订包括精神、饮食、运动和胰岛素等治疗措施组成的综合治疗方案。

（1）使糖耐量减低者糖耐量恢复正常，避免发展成为糖尿病；对糖尿病患者实施以胰岛素为基础的治疗，使血糖维持正常水平。

（2）最终目的是降低或完全避免孕母和产妇并发症及合并症，降低和避免胎儿与新生儿的各种异常。

（二）再次妊娠和多年以后发生糖尿病

妊娠期糖尿病患者妊娠结束后，糖耐量通常恢复正常，但再次妊娠再次发病的概率高，多年后发展成糖尿病的概率高，对妊娠期糖尿病患者产后应该多年跟踪。

第五节 妊娠合并急性阑尾炎

急性阑尾炎是妊娠期最常见的外科合并症。孕妇急性阑尾炎的发病率与非孕期相同，可发生在妊娠各期，以妊娠中期最为多见。因妊娠期急性阑尾炎不易诊断，病情发展较快，并发症多，所以早期诊断与及时处理极为重要。

一、发病特点

急性阑尾炎是妊娠期较常见的外科并发症。妊娠各期均可发生急性阑尾炎，但以妊娠前6个月内居多。因妊娠期病程发展快，易形成穿孔和腹膜炎，因而是一种严重的合并症，因此，早期诊断和处理极为重要。妊娠期间，随着子宫的增大，盲肠和阑尾向上向外移位，临床表现不典型，给诊断造成困难。常因延误诊疗发生坏疽和穿孔，其穿孔率比非孕期升高2～3倍。又因增大的子宫把大网膜向上推，不能包围感染病源，炎症不易局限而扩散、造成广泛性腹膜炎。当炎症波及子宫浆膜层时，可刺激子宫收缩，发生流产或早产，或刺激子宫强直性收缩，致胎儿缺氧而死亡。

二、致病机理

阑尾炎症的病因是阑尾管腔的堵塞和细菌的侵入或慢性阑尾炎的急性发作。妊娠中期后宫体增大对阑尾管壁的压迫使阑尾管腔易于堵塞，盲肠阑尾随宫体增大位置逐渐上移也造成了阑尾的扭曲、粘连、缺血及管腔堵塞，使妊娠中期后阑尾炎的发病率相对增加。

三、临床表现

妊娠合并急性阑尾炎的特点包括以下几点。

1. *阑尾压痛点上移*　由于妊娠子宫的逐渐增大，阑尾的位置逐渐上移，阑尾炎时压痛点也随妊娠月份的增加而上升，所以阑尾压痛点不固定、不典型。

2. *腹部触痛不明显*　妊娠早期合并急性阑尾炎时，腹部触痛与非妊娠期阑尾炎基本相同。妊娠中晚期合并急性阑尾炎时，前腹壁触痛不明显，而腰部可有明显触痛。

3. *腹壁无肌紧张和反跳痛*　妊娠期妇女腹壁变薄，腹肌松弛，如有阑尾穿孔并发弥散性腹膜炎时，腹部两侧可有压痛。

4. *感染扩散迅速*　妊娠期合并阑尾穿孔后不易局限化，除引起弥散性腹膜炎外，还可能引起膈下脓肿，感染侵入子宫、胎盘而引起流产、早产、死胎，危及产妇生命。

5. *极易误诊误治*　妊娠中晚期合并急性阑尾炎时，其临床症状和体征多不典型，使

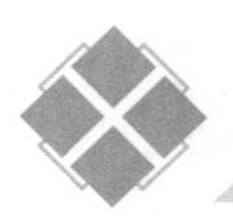

急性阑尾炎的诊断发生困难，常易延误诊治。

四、诊断要点

（一）诊断要点

（1）妊娠期出现转移性右下腹痛，可伴腰痛。

（2）右下腹压痛和反跳痛，随子宫增大，压痛区域也增大。

（3）可伴发冷、发热，严重时全腹均有压痛及反跳痛、腹肌紧张、腹水征可阳性。

（4）血常规：白细胞计数及分类中性升高。

（5）排除右侧卵巢肿瘤蒂扭转、异位妊娠、右输尿管结石、胆囊炎，右侧急性肾盂肾炎。

（二）诊断方法

1. 实验室检查　血白细胞计数。正常妊娠期白细胞在（6～16）$\times 10^9$/L。分娩期可高达（20～30）$\times 10^9$/L，因此，白细胞计数对诊断帮助不大。如白细胞持续$\geqslant 18\times 10^9$/L或计数在正常范围但分类有核左移也有意义。

2. 其他辅助检查

（1）超声检查：超声检查可发现肿大的阑尾呈多层管状结构，准确性与非孕期相同，且方便安全，但以妊娠前半期诊断效果较好，妊娠晚期由于子宫增大，盲肠移动使检查有一定困难。

（2）腹腔镜检查：对疑有阑尾炎的患者既可用于诊断和鉴别诊断，同时又可行治疗，国外文献报道对疑有阑尾炎的非孕妇腹腔镜检查是普遍而且安全的，但对妊娠期阑尾炎，多数人认为腹腔镜对妊娠中期前患单纯性阑尾炎或化脓性阑尾炎尚无穿孔或脓肿形成时是可行的，并可进行鉴别诊断，但操作时间不宜过长，以免对母婴造成危害，晚期妊娠因子宫过大，暴露困难，对母儿有一定危险性不宜使用。

CT及X线应用于妊娠期阑尾炎诊断和鉴别诊断时须慎重选择。

五、治疗方案

一经确诊，在给予大剂量广谱抗生素的同时，为防止炎症扩散，应尽快行手术治疗。对高度怀疑患急性阑尾炎的孕妇，也有剖宫探查的指征，可以手术。

（一）麻醉

多选择硬膜外连续阻滞麻醉，术中吸氧和输液，防止孕妇缺氧及低血压。

（二）手术要点

妊娠早期取右下腹斜切口，妊娠中期以后应取高于麦氏点的右侧腹直肌旁切口。手术时孕妇体位稍向左侧倾斜，使妊娠子宫向左移，便于寻找阑尾，减少在手术时过多刺

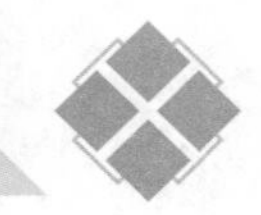

激子宫。阑尾切除后最好不放腹腔引流，以减少对子宫的刺激。

手术注意事项：

（1）手术切口：早妊期可采取麦氏切口，中孕期及晚期取右腹直肌旁切口为宜，同时将手术床向左倾斜30° ，使增大的子宫左移，便于暴露阑尾。

（2）手术操作轻柔，用纱布保护切口，尽量避免刺激子宫。手术中尽量避免缺氧与低血压，以免胎儿受损。

（3）如阑尾已穿孔应切除阑尾，如阑尾坏死形成脓肿，则应在腹腔放引流，不要做阴道引流。

（4）除非有产科指征，原则上仅处理阑尾炎而不同时做剖宫产。孕末期如已发展成腹膜炎或腹腔脓肿时，可以同时做剖宫产，但这样可能明显增加产妇的病死率。

（5）术后给大量抗生素。如已近产期可任其自然分娩，如离产期尚远则可给镇静药保胎治疗。在选用宫缩抑制剂时要慎用β受体兴奋剂，如利托君或沙丁胺醇等，现已发现妊娠期急性阑尾炎并肺损害与上述药物有关。

（6）分娩后子宫缩小，可使原来局限的脓肿扩散到腹腔，此时应急诊开腹引流。

（三）若阑尾已穿孔

切除阑尾后尽量吸净脓液，并放腹腔引流。术后脓液细菌培养，并做药敏试验，给予大剂量广谱抗生素。若妊娠已近预产期，术中暴露阑尾困难，应先行剖宫产术，随后再切除阑尾。先行腹膜外剖宫产术，随后再切开腹膜切除阑尾更好。如为阑尾穿孔并发弥漫性腹膜炎、盆腔感染严重或子宫、胎盘已有感染征象时，应考虑剖宫产，同时行子宫次全切除术，并需放引流。

（四）若孕妇需继续妊娠

阑尾手术后3～4日内，给予宫缩抑制药及镇静药，如静脉滴注利托君、硫酸镁，也可口服沙丁胺醇，肌注黄体酮注射液，口服维生素E和肌注绒促性素等，以减少流产与早产的发生。

【案例评析】

孕妇张女士，32 岁，初次怀孕，孕 16 周出现心慌、气短，经检查发现心功能属于Ⅱ级。经过增加产前检查次数，严密监测孕期经过等，目前孕 37 周，自然临产。

解析　该孕妇检查心功能属于Ⅱ级，表明患有轻度心脏病。在分娩期应注意常规吸氧、保暖、注意补充营养，必要时可采取产钳助产。在产褥期护理时，应注意产后的第一天，最容易发生心衰。

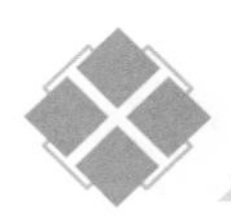

思考与训练

一、名词解释

1. 妊娠合并缺铁性贫血
2. 妊娠合并心脏病

二、选择题

（一）A1 型题

1. 妊娠合并心脏病的产妇，产褥期使用广谱抗生素。停药的指征是（　　）。
   A. 产后 3 天，无感染征象
   B. 产后 4 天，无感染征象
   C. 产后 5 天，无感染征象
   D. 产后 6 天，无感染征象
   E. 产后 7 天，无感染征象
2. 妊娠合并心脏病的产妇，产褥期最容易发生心衰的时间是（　　）。
   A. 产后 6 天内
   B. 产后 5 天内
   C. 产后 4 天内
   D. 产后 3 天内
   E. 产后 2 天内
3. 确诊妊娠合并糖尿病，空腹血糖应（　　）。
   A. 2 次或 2 次以上空腹血糖≥ 5.8mmol/L
   B. 1 次空腹血糖≥ 5.8mmol/L
   C. 2 次或 2 次以上空腹血糖 <5.8mmol/L
   D. 2 次或 2 次以上空腹血糖≥ 6.8mmol/L
   E. 2 次或 2 次以上空腹血糖≥ 7.8mmol/L
4. 孕妇进行糖筛查试验的时间是（　　）。
   A. 22 ～ 24 周
   B. 24 ～ 28 周
   C. 28 ～ 30 周
   D. 30 ～ 32 周
   E. 32 ～ 34 周

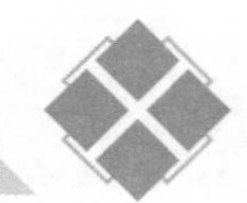

5. 某妊娠合并糖尿病产妇，孕期无其他合并症。于妊娠 39 周剖宫产一健康男婴，对于该新生儿应重点监测的内容是（　　）。

A. 大小便

B. 体重

C. 黄疸

D. 血糖

E. 体温

6. 对于妊娠合并糖尿病的产妇，胎盘娩出后胰岛素的用量应（　　）。

A. 及时下调

B. 维持原量

C. 增加 1 倍

D. 增加 2 倍

E. 增加 3 倍

7. 妊娠合并糖尿病产妇的新生儿，娩出 30 分钟应（　　）。

A. 早吸吮

B. 母乳喂养

C. 喂白开水

D. 不需喂哺

E. 滴服 10% 的葡萄糖液

8. 剖宫产的适应证不包括（　　）

A. 骨盆狭窄

B. 巨大胎儿

C. 前置胎盘

D. 妊娠合并心脏病

E. 妊娠合并糖尿病

9. 风湿性心脏病孕妇发生左心衰竭的可靠依据是（　　）。

A. 踝部有凹陷性水肿

B. 休息时心率超过 100 次 / 分

C. 夜里睡眠时常感胸闷

D. 肺底部有持续性湿啰音

E. 休息时呼吸超过 20 次 / 分

10. 妊娠合并糖尿病需使用药物治疗时应选用（　　）。

A. 优降糖

B. 消渴丸

C. 胰岛素

D. 降糖灵

E. 以上都可以

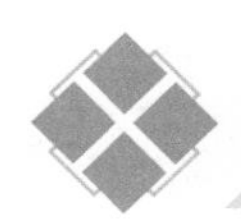

（二）A2 型题

1. 某孕妇，妊娠 27 周，在产前检查中发现其血红蛋白偏低，需要补充铁剂，正确的服药时间是（　　）。

A. 餐前半小时

B. 餐后 20 分钟

C. 空腹时

D. 睡前

E. 晨起后

2. 初产妇，妊娠 38 周，合并心脏病已临产。心率 100 次 / 分，心功能Ⅲ级，骨盆测量正常。宫口开大 5cm，正枕前位，先露 S+1。下列分娩方式最适宜的是（　　）。

A. 严密观察产程，等待自然分娩

B. 待宫口开全后行阴道助产

C. 适当加腹压缩短第二产程

D. 应行剖宫产结束分娩

E. 静脉滴注缩宫素加速产程

3. 患者女性，31 岁。初次怀孕，孕 16 周出现心慌、气短，经检查发现心功能Ⅱ级。经过增加产前检查次数，严密监测孕期经过等，目前孕 37 周，自然临产。该产妇的体位最好是（　　）。

A. 平卧位

B. 右侧卧位

C. 随意卧位

D. 左侧卧位上半身抬高

E. 仰卧位

4. 患者女性，23 岁。初次怀孕，孕 15 周出现心慌、气短，经检查发现心功能Ⅱ级。经过增加产前检查次数，严密监测孕期经过等，目前孕 38 周，自然临产。该产妇的产褥期护理正确的是（　　）。

A. 产后前 3 天容易发生心衰，需严密观察

B. 为了早期母子感情的建立，不要让别人帮忙

C. 积极下床活动，防止便秘

D. 为避免菌群失调，不能使用抗生素治疗

E. 住院观察 2 周

5. 患者女性，28 岁，风湿性心脏病、二尖瓣狭窄病史 3 年，平时不用药，登三楼无明显不适。孕 5 月起活动时常有轻度心慌、气促。现孕 38 周，因心悸，咳嗽，夜间不能平卧，心功能Ⅲ级而急诊入院。在制订治疗计划时，最佳的方案是（　　）。

A. 积极控制心衰后终止妊娠

B. 积极控制心衰，同时行剖宫产术

C. 积极控制心衰，同时行引产术

D. 适量应用抗生素后继续妊娠

E. 纠正心功能，等待自然临产

三、简答题

1. 试述早期心衰的临床表现。

2. 妊娠合并心脏病妇女妊娠期应如何预防心衰和感染？

3. 妊娠合并糖尿病新生儿的护理措施有哪些？

四、案例分析

初孕妇，妊娠 38 周，合并心脏病已临产。心率每分钟 100 次，心功能Ⅱ级。头盆相称，宫口开大 5cm，胎心 140 次 / 分。

问题：

（1）该患者宜采用哪种分娩方式？

（2）主要护理措施有哪些？

第九章
分娩期并发症产妇的护理

学习目标

1. 了解胎膜早破等分娩期并发症的病因及对母儿妊娠的影响。
2. 掌握产后出血、羊水栓塞等并发症的临床诊断与处理方法。
3. 了解不同分娩期并发症的预防护理手段。

预习案例

某女士，第一胎，足月顺产，当胎儿娩出后，即阴道出血约600mL，血液呈鲜红色，很快凝成血块，此时胎盘尚未娩出，问：出血的原因是什么？

思考

1. 分娩期并发症的体征有哪些？
2. 针对产后出血等分娩期并发症提出处理计划。

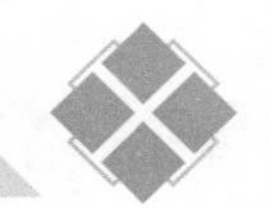

分娩期并发症是助产科学中较为重要的一部分。常见的分娩期并发症包括子宫破裂、产后出血、胎膜早破，以及脐带脱垂等，经过本章的学习，可以了解它们的致病机理以及对母儿的危害，明确不同并发症所对应的不同的临床表现，并对各类并发症提出针对性护理措施。

第一节　胎膜早破

如何判断胎膜早破

在临产前胎膜破裂称为胎膜早破，是常见的分娩期并发症。胎膜早破以孕妇突感较多液体自阴道流出，继而少量间断性排出为主要临床表现。其发生率各家报道不一，占分娩总数的2.7%～17%。发生在早产者约为足月产的2.5～3倍。胎膜早破常致早产、围产儿死亡，宫内及产后感染率升高，对妊娠、分娩非常不利。

一、病因

（一）生殖道病原微生物上行性感染

胎膜早破患者经腹羊膜腔穿刺，羊水细菌培养28%～50%呈阳性，其微生物分离结果往往与宫颈内口分泌物培养结果相同，提示生殖道病原微生物上行性感染是引起胎膜早破的主要原因之一。其机制可能是微生物附着于胎膜，趋化中性粒细胞，浸润于胎膜中的中性粒细胞脱颗粒，释放弹性蛋白酶，分解胶原蛋白成碎片，使局部胎膜抗张能力下降，导致胎膜早破。

（二）羊膜腔压力增高

双胎妊娠、羊水过多等使羊膜腔内压力增高，加上胎膜局部缺陷，如弹性降低、胶原减少，增加的压力作用于薄弱的胎膜处，引起胎膜早破。

（三）胎膜受力不均

胎位异常、头盆不称等可使胎儿先露部不能与骨盆入口衔接，盆腔空虚致使前羊水囊所受压力不均，引起胎膜早破。

（四）部分营养素缺乏

母血维生素C浓度降低者，胎膜早破发病率较正常孕妇增高近10倍。

体外研究证明，在培养基中增加维生素C浓度，能降低胶原酶及其活性，而胶原是维持羊膜韧性的主要物质。铜元素缺乏能抑制胶原纤维与弹性硬蛋白的成熟。胎膜早破者常发现母、脐血清中铜元素降低。所以维生素C、铜元素缺乏，使胎膜抗张能力下降，易引起胎膜早破。

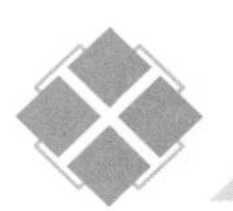

（五）宫颈内口松弛

常因手术机械性扩张宫颈、产伤或先天性宫颈局部组织结构薄弱等，使宫颈内口括约功能破坏，宫颈内口松弛，前羊水囊易于楔入，使该处羊水囊受压不均，加之此处胎膜最接近阴道，缺乏宫颈黏液保护，常首先受到病原微生物感染，造成胎膜早破。

二、对母儿的影响

（一）对母体的影响

1. 绒毛膜羊膜炎　孕妇体温升至37.8℃或38℃以上，脉搏增快至100次/分或以上，胎心率快于160次/分。子宫无压痛，如羊水有臭味提示感染已较严重。

2. 难产率增加　如发生胎膜早破，应检查有无骨盆狭窄、头盆不称及头位异常。若有难产发生，产程必定延长，肛门及阴道检查次数增多，容易导致宫内感染，宫内感染又使子宫肌层对催产素的敏感性下降，宫颈扩张迟缓，产程停滞，手术产率增高。

3. 产后出血　由于炎症侵袭羊膜绒毛膜，严重者可累及蜕膜、子宫肌层，影响子宫收缩而使出血增加，严重者需切除子宫。

4. 羊水栓塞　胎膜破裂是发生羊水栓塞的常见原因。胎膜破裂后若无头盆不称，常以催产素促使产程，若催产素使用不当，可迫使羊水特别是含有胎粪的羊水从子宫静脉进入母体血循环，发生羊水栓塞，严重威胁产妇的生命。

（二）对胎儿的影响

1. 早产　胎膜早破是造成早产的重要因素，在早产中约有1/3并发胎膜早破。研究认为早产与临床感染有关。

2. 羊水过少　胎膜早破，羊水不断外溢，以致羊水减少，脐带受压发生胎儿缺氧，羊水中出现明显的胎粪污染。

3. 脐带脱垂　脐带脱垂多与早产儿臀位多有关。

4. 感染　新生儿感染性疾病增多。

三、诊断

（一）临床表现

90%患者突感较多液体从阴道流出，无腹痛等其他产兆。肛门检查上推胎儿先露部时，见液体从阴道流出，有时可见到流出的液体中有胎脂或被胎粪污染，呈黄绿色。如并发明显羊膜腔感染，则阴道流出液体有臭味，并伴发热、母儿心率增快、子宫压痛、白细胞计数增高、C反应蛋白阳性等急性感染表现。隐匿性羊膜腔感染时，虽无明显发热，但常出现母儿心率增快。患者在流液后，常很快出现宫缩及宫口扩张。

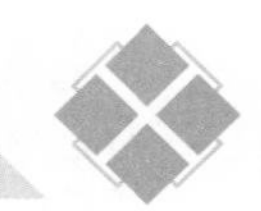

（二）辅助检查

1. 阴道酸碱度检查　阴道pH值为4.5～5.5，羊水pH值为7.0～7.5，尿液pH值为5.5～6.5，以碱试纸测试阴道液。如pH值≥7.0，则胎膜早破的可能性极大。如阴道混有血液则影响pH值测试结果。

2. 阴道液涂片检查　阴道液干燥片可见羊齿状结晶者为羊水，羊水悬滴液可见成堆的胎儿皮肤上皮细胞和毳毛，苏丹Ⅲ染色羊水可见橘黄色脂肪小粒。

3. 羊膜镜检查　直视胎先露部，未见前羊膜囊，即可确诊。

4. 胎儿纤维连接素、胎甲球蛋白　因在羊水中的含量远高于血液，可作为羊水的标记物用于诊断。

5. 超声检查　羊水量减少可协助诊断。

四、治疗

胎膜早破分为两种情况，一种是还没有到37周时胎膜突然破裂，这往往是因为有感染增加了胎膜的脆性，造成早破水，这时胎儿还没有足月，需要保胎。还有一种情况就是37周后胎膜早破，这往往是因为胎位不正，前羊水囊受力不均造成破水，这些就需要及时引产，尽早结束妊娠。

胎膜早破者，必须立即住院，卧床休息，如胎头高浮或臀位、横位，应抬高床尾，以防脐带脱垂；要严密观察羊水性状及胎心情况，防止胎儿窘迫的发生；羊膜破裂后重要的是预防感染，破膜超过12小时后，应该酌情给予抗生素预防感染，还应该注意保持外阴的清洁卫生。

（1）胎膜早破接近预产期，胎儿已成熟，如果无胎位异常、骨盆狭窄、脐带脱垂，而胎儿先露部较低者，多不影响产程进展，可自然经阴道分娩。

（2）破膜12小时尚未临产者，如果无胎位不正及头盆不称，可在抗感染的情况下进行引产。如果感染情况不能完全排除，胎位不正，有胎儿窘迫等情况存在，应该立即剖宫产，手术后应给予广谱有效抗生素预防感染。

（3）胎膜破裂距预产期尚远，胎儿不成熟，孕妇迫切要求保胎者，医生应在排除感染的情况下行保胎治疗，并积极促胎肺成熟。应严密观察孕妇的体温、脉搏，子宫有无压痛，流出的羊水有无臭味，胎心胎动的变化，并给予对胎儿无害的抗生素如青霉素类药物治疗。保持外阴清洁，避免不必要的肛查或阴道检查。一旦发现胎心不规律，或有感染可能，不管孕周应立即终止妊娠。

五、预防护理

（1）坚持定期做产前检查，4～6个月每个月去检查1次；7～9个月每半个月检查1次；9个月以上每周检查1次；有特殊情况随时去做检查。

（2）孕中晚期不要进行剧烈活动，生活和工作都不宜过于劳累，每天保持愉快的心情，适当地到外面散步，

（3）不宜走长路或跑步，走路要当心，防止摔倒，特别是上下楼梯时，切勿提重

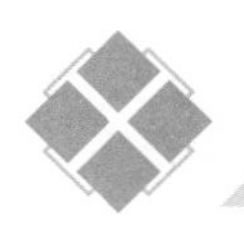

东西以及长时间在路途上颠簸。

（4）孕期减少性生活，特别是怀孕晚期3个月，怀孕最后1个月禁止性生活，以免刺激子宫造成羊水早破。

造成早产的原因有哪些

第二节　早产

早产是指在满28孕周至37孕周之间（196～258天）的分娩。在此期间出生的体重为1 000～2 499g，身体各器官未成熟的新生儿，称为早产儿。早产儿病死率国内为12.7%～20.8%，国外则胎龄越小，体重越低，病死率越高。死亡原因主要是围生期窒息、颅内出血、畸形。早产儿即使存活，也多有神经智力发育缺陷。我国早产占分娩总数的5%～15%，约15%的早产儿于新生儿期死亡。近年来，由于早产儿治疗学及监护手段的进步，其生存率明显提高，伤残率下降。国外学者建议将早产定义事件上限提前到妊娠20周。因此，防止早产是降低围生儿病死率和提高新生儿素质的主要措施之一。

一、病因

约30%的早产无明显原因。常见诱因一般有以下几种。

1. 感染　绒毛膜羊膜感染是早产的重要原因，感染的来源是宫颈、阴道的微生物，部分来自宫内感染。不少报告认为在需氧菌中B链球菌及厌氧菌中的类杆菌是导致感染的常见菌种。支原体中解脲支原体是常见的病原体。

2. 胎膜早破　感染也是导致胎膜早破的重要因素，早产常与胎膜早破合并存在，胎膜早破使得早产成为不可避免的诱因之一。

3. 子宫过度膨胀　双胎或多胎妊娠，羊水过多可使宫腔内压力高，提早临产而发生早产。

4. 子宫颈口关闭不全　在解剖上，子宫颈部位并无真正的括约肌样的排列，结缔组织的成分中主要是胶原纤维，弹性强，对妊娠宫颈有括约肌样作用。妊娠中期，子宫峡部延伸而形成子宫下段过程中，宫颈内口松弛而羊膜腔内压逐渐增加，宫颈口被动扩张，羊膜囊向颈管膨出，因张力改变或感染因素以致胎膜破裂，发生胎膜早破而致早产。

5. 子宫发育不全　单角子宫、双子宫、子宫纵隔及马鞍形子宫等子宫畸形均因子宫发育不良而导致晚期流产或早产。

6. 妊娠并发症　前置胎盘、胎盘早期剥离、妊娠高血压综合征、妊娠肝内胆汁淤积症。

7. 妊娠合并症　妊娠合并慢性肾炎，妊娠合并心脏病，妊娠合并肝炎及妊娠合并红斑狼疮等，一方面由于内科合并症均可引起孕妇全身缺血缺氧，胎盘灌注量也不足，易诱发早产；另一方面，疾病的严重性给孕妇带来危险，为了孕妇安全造成医源性早产。

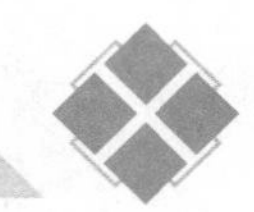

8.环境因素

（1）吸烟：吸烟多少与早产发生率成正比，吸烟越多，早产率越高。

（2）饮酒与吸毒：孕期如过多饮酒，尤其是烈酒，或为吸毒者，均直接增加早产发生率。

（3）其他：空气污染、水质污染、气候变化、地区差别、家庭搬迁、情绪波动等，均可使孕妇体内儿茶酚胺分泌增加，促进子宫收缩引发早产。

值得注意的是，心理负担可能导致早产。人的情绪与大脑皮层、边缘系统和植物神经关系密切。情绪的变化会引起生理上的变化，医学临床研究表明，许多疾病都与患者的情绪有关，而孕妇的心理状态对胎儿的影响更为敏感。当孕妇的精神愉快、情绪稳定时，血液中有利于胎儿健康发育的激素和化学物质增加，胎儿的活动便更加有规律性，利于胎儿神经系统发育。相反，孕妇的情绪悲伤或恐惧，会使血液中增加有害神经系统和心血管系统的化学物质，引起肾上腺激素分泌过多，可能导致胎儿颌发育不全而形成腭裂；有的还可能会造成胎儿早产，甚至胎死腹中。

二、临床表现及诊断

（一）临床表现

出现子宫收缩，最初为不规则宫缩，常伴有少许阴道流血或血性分泌物，以后可发展为规则宫缩，其过程与足月临产相似，胎膜早破较足月临产多。宫颈管先逐渐消退，然后扩张。

（二）诊断

妊娠满28周至不足37周出现至少10分钟一次的规则宫缩，伴宫颈管缩短可诊断为先兆早产。妊娠满28周至不足37周，出现规则宫缩（20分钟≥4次，持续≥30秒），伴宫颈缩短≥75%，宫颈扩张2cm以上，诊断为早产临产。部分患者可伴有少量阴道流血或阴道流液。

三、早产的预测

当妊娠不足37周，孕妇出现宫缩可以应用以下几种方法进行早产临产的预测。

（一）超声检测宫颈长度及宫颈内口有无开大

利用宫颈长度预测早产应首选经阴道测量，但在可疑前置胎盘和胎膜早破及生殖道感染时，应选择经会阴测量或经腹测量。妊娠期宫颈长度的正常值为：经腹测量为3.2～5.3cm；经阴道测量为3.2～4.8cm，经会阴测量为2.9～3.5cm。对先兆早产孕妇或具有早产高危因素孕妇的早产预测认为：宫颈长度>3.0cm是排除早产发生的较可靠指标。对有先兆早产症状者应动态监测宫颈长度。漏斗状宫颈内口，可能是暂时的，伴有宫颈长度的缩短才有临床预测意义（图9-1）。

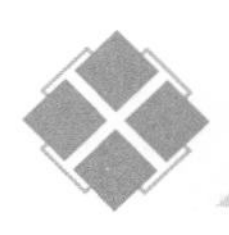

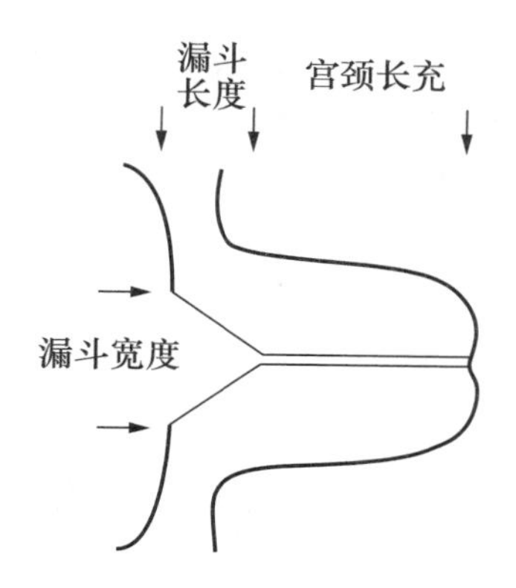

图 9-1　超声检测宫颈长度

（二）阴道后穹窿分泌物中胎儿纤维连接蛋白（fFN）的测定

fFN为糖蛋白，由羊膜、蜕膜和绒毛膜合成分泌，对胎膜起到黏附作用。正常妊娠20周前阴道后穹窿分泌物中可以呈阳性改变，但妊娠22～35周时，阴道后穹窿分泌物中应为阴性，孕36周后可以为阳性。孕24～35周有先兆早产症状者如果fFN为阳性，预测早产的敏感度为50%左右，特异度为80%～90%。1周内分娩的敏感度为71%，特异度为89%。孕24～35周有先兆早产症状，但fFN为阴性，1周内不分娩的阴性预测值为98%，2周之内不分娩为95%。其重要意义在于它的阴性预测值和近期预测的意义。

注意事项：fFN检测前不能行阴道检查及阴道超声检测，24小时内禁止性交。

（三）宫颈长度和 fFN 检测联合应用

有先兆早产症状者，胎膜未破，宫颈长度<3.0cm者可以进一步检测fFN，如果fFN为阳性，则早产风险增加。

四、治疗

早产临产的治疗包括卧床休息、糖皮质激素、宫缩抑制剂、广谱抗生素的应用及母胎监护等。

（一）卧床休息

左侧卧位可减少自发性宫缩频率，增加子宫血流量，增加胎盘对氧气、营养物质和代谢废物的交换。

（二）糖皮质激素

糖皮质激素的作用是促胎肺成熟，同时也能促进胎儿其他组织发育。对于有早产风险的孕妇应用糖皮质激素可以降低新生儿呼吸窘迫综合征（NRDS）、脑室内出血（IVH）、新生儿坏死性小肠结肠炎等风险，降低新生儿病死率，并不增加感染率。

1. 糖皮质激素的应用指征　妊娠未满34周、7天内有早产分娩可能者；孕周>34周，但有临床证据证实胎肺未成熟者；妊娠期糖尿病血糖控制不满意者。

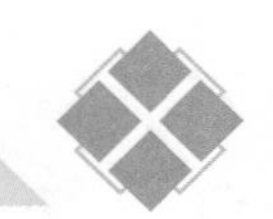

2. 糖皮质激素的应用方法　地塞米松5mg，肌内注射，每12小时1次连续2天，或倍他米松12mg，肌内注射，每天1次，连续2天，或羊膜腔内注射地塞米松10mg1次，羊膜腔内注射地塞米松的方法适用于妊娠合并糖尿病患者。多胎妊娠则适用地塞米松5mg，肌内注射，每8小时1次，连续2天，或倍他米松12mg，肌内注射，每18小时1次，连续3次。

3. 糖皮质激素的副作用　①孕妇血糖升高；②降低母、儿免疫力。多疗程应用可能对胎儿神经系统发育产生一定的影响，所以，不推荐产前反复、多疗程应用。

4. 糖皮质激素的禁忌证　临床已有宫内感染证据者。

（三）宫缩抑制剂

宫缩抑制剂能使孕周延长2～7天，但并不降低早产率。使用宫缩抑制剂有助于将胎儿在宫内及时转运到有新生儿重症监护室（NICU）设备的医疗中心，并能保证产前糖皮质激素应用。所有宫缩抑制剂均有不同程度的副作用而不宜长期应用，目前无一线用药。常用的宫缩抑制剂包括硫酸镁、β肾上腺素能受体激动剂、吲哚美辛、硝苯地平和缩宫素拮抗剂等。

1. 硫酸镁　钙离子拮抗剂，抑制神经肌肉冲动，松弛平滑肌。孕期用药属于B类。

（1）用法：硫酸镁的首次剂量为5g，半小时内静脉滴入，此后以静脉点滴2g/h的速度滴入，宫缩抑制后继续维持4～6小时后可改为1g/h，宫缩消失后继续点滴12小时，同时监测呼吸、心率、尿量、膝腱反射。有条件者监测血镁浓度。血镁浓度1.5～2.5mmol/L可抑制宫缩，但血镁浓度过高可抑制呼吸，严重者可使心跳停止。

（2）禁忌证：重症肌无力、肾功能不全、近期心肌梗死史和心肌病史。

（3）副作用：①孕妇：发热、潮红、头痛、恶心、呕吐、肌无力、低血压、运动反射减弱，严重者呼吸抑制、肺水肿、心跳停止。②胎儿：无负荷试验（NST）无反应型增加，胎心率变异减少，基线下降，呼吸运动减少。③新生儿：呼吸抑制、低Apgar评分、肠蠕动降低、腹胀。

（4）监测指标：孕妇尿量、呼吸、心率、膝腱反射，镁 浓度；应用硫酸镁时需准备10%葡萄糖酸钙10mL用于解毒备用。

2. β肾上腺素能受体激动剂　利托君（羟苄羟麻黄碱）刺激子宫及全身的肾上腺素能β受体，降低细胞内钙离子浓度，从而抑制子宫平滑肌的收缩。孕期用药属于B类。

（1）用法：将利托君100mg溶于500mL葡萄糖液体中，开始时0.05mg/min的速度静脉滴注，以后每隔10～15分钟增加0.05mg，直至0.35mg/min，至宫缩停止。其后继续维持12 小时，逐渐减量后改口服。如心率≥140次应停药。

（2）绝对禁忌证：孕妇心脏病、肝功能异常、子痫前期、产前出血、未控制的糖尿病、心动过速、低血钾、肺动脉高压、甲状腺功能亢进症、绒毛膜羊膜炎。

（3）相对禁忌证：糖尿病、偏头痛，偶发心动过速。

（4）副作用：①孕妇：心动过速、震颤、心悸、心肌缺血、焦虑、气短、头痛、恶心、呕吐、低血钾、高血糖、肺水肿。②胎儿：心动过速、心律失常、心肌缺血、高胰岛

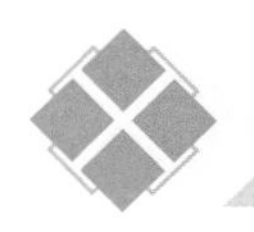

素血症。③新生儿：心动过速、低血糖、低钙、高胆红素血症、低血压、颅内出血。

（5）监测指标：心电图、血糖、血钾、心率、血压、肺部情况、用药前后动态监测心绞痛症状及尿量，总液体限制在2 400mL/24h。

3. 硝苯地平　钙通道阻滞剂，使细胞内钙离子浓度下降而抑制宫缩。孕期用药属于C类。

（1）用法：首次负荷量为30mg口服或10mg舌下含，1次20分钟连续4次。90分钟后改为10～20mg/4～6h口服，或10mg/4～6h舌下含，应用不超过3天。

（2）副作用：血压下降、心悸、胎盘血流减少、胎心率减慢。

（3）禁忌证：心脏病、低血压和肾脏病。

4. 吲哚美辛　吲哚美辛为非甾体类抗炎药，前列腺素（PG）合成酶抑制剂，有使PG水平下降、减少宫缩的作用。孕期用药属于B/D类。

（1）用法：150～300mg/d，首次负荷量为100～200mg，直肠给药，吸收快；或50～100mg口服，以后25～50mg/4～6h，限于妊娠32周前短期内应用。

（2）副作用：①孕妇：主要是消化道反应，恶心、呕吐和上腹部不适等，阴道出血时间延长，分娩时出血增加。②胎儿：如果在妊娠34周后使用，PG水平下降使动脉导管收缩、狭窄，胎儿心脏衰竭和肢体水肿，肾脏血流减少，羊水过少等。

（3）禁忌证：消化道溃疡、吲哚美辛过敏者、凝血功能障碍及肝肾疾病。

5. 阿托西班（缩宫素受体拮抗剂）　阿托西班为缩宫素衍生物，与缩宫素竞争缩宫素受体而起到抑制宫缩的作用。与其他3种不同的β拟交感神经药物相比，阿托西班的副反应发生率较低，在欧洲已作为子宫收缩抑制剂应用于临床，但其更广泛的应用有待进一步评估。

（四）抗生素

虽然早产的主要原因是感染，但研究显示，抗生素并不能延长孕周及降低早产率。

（1）对有早产史或其他早产高危孕妇，应结合病情个体化地应用抗生素。

（2）对胎膜早破的先兆早产孕妇建议常规应用抗生素预防感染（见早产的胎膜早破处理）。

（五）胎儿的监测

对胎儿的检测主要是监护胎儿状态，包括羊水量和脐动脉血流监测及胎儿生物、物理评分，及时发现胎儿窘迫，并可通过超声测量评价胎儿生长发育和估计胎儿体重。

（六）孕妇的监测

对孕妇的监测包括生命体征的监测，尤其体温和脉搏的监测，常可早期发现感染的迹象。定期复查血、尿常规及C反应蛋白等。

（七）分娩时机的选择

分娩时机的选择包括：对于不可避免的早产，应停用一切宫缩抑制剂。当延长妊娠

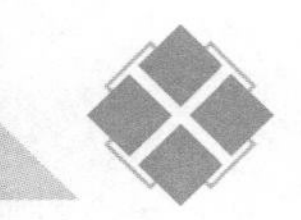

的风险大于胎儿不成熟的风险时，应选择及时终止妊娠。妊娠<34周时根据个体情况决定是否终止妊娠。如有明确的宫内感染则应尽快终止妊娠。对于≥34周的患者可以顺其自然。

（八）分娩方式的选择

分娩方式的选择应与孕妇及其家属充分沟通。

（1）有剖宫产指征者可行剖宫产术结束分娩，但应在估计早产儿有存活可能性的基础上实施。

（2）阴道分娩应密切监测胎心，慎用可能抑制胎儿呼吸的镇静剂。第二产程常规行会阴侧切术。

（九）其他

应用宫缩抑制剂者，需防止产后出血。早产儿转新生儿重症监护室（NmU）或请有经验医师进行新生儿诊治。

五、预防

阻断早产的发生在于3个方面：①消除病因，使其根本不发生；②预测早产的发生，对高危人群重点监测；③及时诊治已经发生的早产，使之不再继续发展。

（一）定期产前检查

定期产前检查以指导孕期卫生、孕期营养及孕期保健。如保持心情愉快，防止精神创伤；戒烟；妊娠晚期减少性生活等。同时发现内科合并症或产科并发症，及时治疗。胎位异常时及时予以纠正。确定为宫颈内口关闭不全者，应于孕14～16周行宫颈缝合术。把可能引起早产的因素降到最低程度。有无产前检查与早产发生率直接相关，未按时产前检查者早产率为17.8%，而严格按规定做产前检查者早产率仅为5.9%。

（二）预防胎膜早破

预防胎膜早破也是预防早产的一个重要措施。除了孕期做好各种宣教工作外，一定要避免性生活而导致外伤、感染，最终发生胎膜早破；注意孕期均衡营养，避免维生素、铜、锌等的缺乏。

（三）早期处理阴道感染

在某些人群中至少40%的早产与阴道感染有关，如滴虫阴道炎、解脲支原体及各类细菌阴道炎都可能引起各类细胞因子的产生以致发生早产。因此，及早治疗阴道炎症是十分重要的，这也是早期妊娠检查及教育的重要内容。

（四）早产预测

早产预测，即尽早识别早产高危孕妇，预防早产。

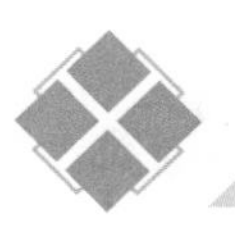

第三节　脐带脱垂

脐带脱垂指当胎膜破裂，脐带脱出于胎先露部下方，经宫颈进入阴道内，甚至经阴道显露于外阴部。脐带先露又称隐性脐带脱垂，指胎膜未破时脐带位于胎先露部前方或一侧。其发生率为0.4%～10%。脐带脱垂对胎儿危害极大，因宫缩时脐带在先露与盆壁之间受挤压，致脐带血液循环受阻，胎儿缺氧，发生严重的宫内窘迫，如血流完全阻断超过7～8分钟，则胎儿迅速窒息死亡。

一、病因

（一）发病原因

凡胎儿先露部与骨盆入口平面不能严密衔接，在两者之间留有空隙者，均可发生脐带脱垂。主要原因有如下几点。

1. 异常胎先露　异常胎先露是发生脐带脱垂的主要原因。据统计，头先露约500例中有1例发生（仅占0.2%），臀先露则每25例中有1例发生（占4%），肩先露发生率更高，每7例中就有1例（占14%）。头位、臀位、横位三者发生脐带脱垂的比例约为1∶20∶70，可见脐带脱垂与异常先露有密切关系。臀先露中大多发生于足先露，而单臀先露常能与盆腔密切衔接，发生脐带脱垂者较少。枕后位、颜面位等异常头先露或复合先露，常不完全填满骨盆入口，在破膜后胎头才衔接，容易诱发脐带脱垂。

2. 胎头浮动　骨盆狭窄或胎儿过度发育，胎头与骨盆入口不相适应（头盆不称），或经产妇腹壁松弛常在临产开始后胎头仍高浮，胎膜破裂，羊水流出的冲力可使脐带脱出。尤其扁平骨盆，在先露部和骨盆入口之间常有空隙，且胎头入盆困难，胎膜早破，容易诱发脐带脱垂。

3. 脐带过长或胎盘低置（或兼有脐带边缘性附着）　如先露部与骨盆相称时，脐带长短并非脐带脱垂的主要原因，但当胎头不能接时，脐带过长即容易发生脱垂。据统计每10例脐带脱垂中有1例脐带长度超过75cm。脐带长度超过75cm者，发生脱垂可能性较脐带长度正常（50～55cm）者多10倍。

4. 早产或双胎妊娠　后者易发生于第二胎儿娩出前，可能均与胎儿过小、胎先露不能与骨盆入口严密衔接或胎位异常发生率高有关。

5. 其他　如早期破膜、羊水过多。后者在胎膜破裂时，因宫腔内压力过高，羊水流出太急，脐带可被羊水冲出而形成脐带脱垂。

（二）发病机制

临产前有影响先露衔接，致胎先露与骨盆入口之间存在较多空隙的因素均可引起脐带脱垂，如臀位、横位、骨盆狭窄、头盆不称以及胎儿较小等。还有一些促成因素，如胎膜早破脐带过长、羊水过多等。脐带长度超过75cm发生脐带脱垂的机会为正常者的

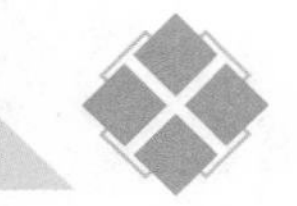

10倍。羊水过多时，羊膜腔内压力高，破膜时脐带易被冲出。

二、对母儿的影响

（一）对产妇影响

脐带脱垂会导致剖宫产率提高。

（二）对胎儿影响

脐带先露宫缩时胎先露下降，压迫脐带导致胎心率异常。胎膜已破者，脐带受压于胎先露部与骨盆之间，引起胎儿缺氧，甚至胎心消失；以头先露最严重。脐带血循环阻断超过7～8分钟，胎死宫内。

三、临床表现与诊断

脐带完全脱垂，掉出阴道口外，肉眼可见不难诊断。通过阴道检查可以发现脱出宫颈口在阴道内的脐带。如果胎膜未破，通过阴道或肛门检查于先露部前方触及条索状物。脐带有或没有搏动视胎心情况而定，搏动与胎心一致，是脐带先露时检查所见。脐带隐性脱垂或受压常常是在阴道检查时，企图摸清胎位或手转胎头纠正胎位时，触摸胎头侧方而发现有脐带存在。

腹部听诊，由于脐带受压时多出现胎心变化，突然胎心变化快迅，即变慢和不规律，而后消失。

胎心监护可发现胎儿心动过缓，可变减速，晚减速或延长自发减速等图形，表明有脐带受压及胎儿宫内缺氧表现，视血液循环中断情况不同而有不同改变。

如若脐带掉出阴道口外，产妇常常主诉有物掉出。于胎儿缺氧初始，胎动常频繁，产妇感到胎动活跃，当胎心消失、胎死宫内，产妇感到胎动减少并迅即消失。

四、治疗

（一）早期发现，正确处理，是围生儿能否存活的关键

1. 胎膜未破　发现隐性脐带脱垂时，产妇应卧床休息，取臀高头低位，密切观察胎心率。由于重力作用，先露退出盆腔，减轻脐带受压，且改变体位后，脐带有退回的可能。如为头先露，宫缩良好，先露入盆而胎心率正常，宫口进行性扩张，可经阴道分娩。否则以剖宫产较为安全。

2. 破膜后　发现脐带脱垂时，应争分夺秒地进行抢救。根据宫口扩张程度及胎儿情况进行处理。

（1）宫口开全，胎心存在，应在数分钟内娩出胎儿。头盆相称者立即行产钳或吸引器助产，臀位则行臀牵引，肩先露可行内倒转及臀牵引术协助分娩。后两者有困难者，应立即行剖宫产。

（2）宫口尚未开大，估计短期内胎儿不能娩出者，应从速剖宫产。在准备手术

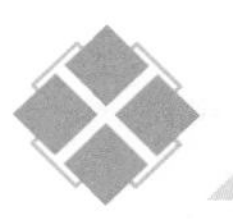

时，必须抬高产妇的臀部，以防脐带进一步脱出。阴道检查者的手可在阴道内将胎儿先露部上推，并分开手指置于先露与盆壁之间，使脐带由指缝通过而避免受压，根据触摸脐带搏动监测胎儿情况以指导抢救，直至胎儿娩出为止。脐带则应消毒后回纳阴道内。

（3）若宫颈未完全扩张，胎心好，无剖宫产条件或产妇及其家属不同意行剖宫产者，脐带则应消毒后行脐带还纳术。常用方法是产妇取头低臀高位，用一加大旁孔的肛管，内置一金属条，将一消毒纱布条轻系于脱出脐带的下部，然后在肛管旁孔处，以金属条插入棉布条圈内，然后将肛管送入宫腔底部，使脱出的脐带随肛管重新放入宫腔内，随后先抽出金属条，再抽出肛管，脐带与所系的纱布条留于胎先露部以上。仔细听胎心及密切观察脐带是否再次脱出，确定脐带还纳成功，应迅速转送至有条件的医院行剖宫产或进行催产处理。施行脐带还纳术前，应先把胎先露部推上，防止脐带受压。因脐带还纳术的成功率不高，术前应向产妇及其家属说明。胎心已消失超过10分钟，确定胎死宫内，应将情况通告家属，任其经阴道自然分娩，为避免会阴裂伤，可行穿颅术（cephalotomy）。

（4）在以上处理的基础上，均应做好抢救新生儿窒息的准备工作。

（二）早期诊断又在于严密观察产程，密切注意胎心的变化

在具体处理方面，当时宫颈扩张程度至关紧要，其次如胎位、产次、骨盆等，皆应考虑。

1. 脐带先露　由于胎膜完整，先露脐带为前羊水所保护，在宫缩时脐带也不致受到严重压迫，宫缩间隙压迫即可全部缓解。如已足月，胎心良好，应行剖宫产术。如坚决不被接受时，则垫高臀部，侧卧于脐带旁置的对侧位，并尽可能防止胎膜破裂。宫口未开全前，劝阻产妇施用腹压，不向下屏气。待宫口开全后，再根据当时脐带部位以及先露高低实行内倒转，臀位牵引还是产钳牵引。但这种处理对胎儿危险性很大，对母体也有影响，应反复向患者及其家属说明。

2. 脐带脱垂　一经诊断应立即使产妇取臀高位或胸膝卧位，如脐带脱垂程度重或胎儿窘迫情况严重，则用内诊手上推胎头至骨盆入口以上，以减轻先露部对脐带的压迫。脱出外阴的脐带暂用无菌纱布覆盖，尽可能少触动，并给以胎儿窘迫的一切治疗，同时做好进一步处理准备。

经过倒卧位后，胎心转好，宫口如仅部分扩张者，应立即进行剖宫产术。如胎心消失，则等待自然分娩，免得产妇遭受无可救助的手术。但必须审慎，并与家属说明情况。

如发现脐带脱垂时，宫口已完全开大或近开全，胎头已位于坐骨棘间径平面下，应迅速应用胎头负压吸引术、产钳术加速分娩，但手术中仍应细致从事，避免过于急促草率，防止对胎儿及产妇造成损伤。一般宫口开全或近开全时发现脐带脱垂、胎心存在，对抢救胎儿较有利。

虽然臀先露时对脐带压迫的危险性较小，但其处理原则仍同头位一致。发现时胎心好，宫口部分扩张，应行剖宫产术；宫口开全者应做臀牵引术。胎心不好者，等待经阴

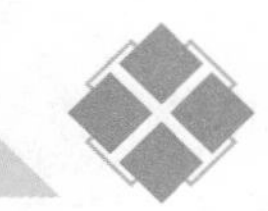

道分娩，但仍应密切注意胎心变化，一旦宫口开全，早行臀牵引术。

双胎的第一胎儿娩出后，第二胎儿脐带脱垂，则应根据胎先露，立即行内倒转术（头先露，多在高位）或臀牵引术。在农村或产妇家庭接生，不能转送院，又无条件进行剖宫产术，对胎心音尚好者，一方面采取臀高位，另一方面根据宫口开大情况行还纳术。如破膜不久又无头盆不称，宫口已近扩张完全，则内倒转术仍不失为一抢救胎儿的措施，但必须具有一定的经验。在还纳或转向完成，而子宫口又未开全前不能立即牵引，在等待宫口开全前，应勤听胎心音，再根据情况做相应处理。如胎儿已死亡，则等待其自然分娩。如有骨盆狭窄、头盆不称、异常先露，分娩有困难者，可采取毁胎术。

（三）产后

产后应检查有无产道损伤，及时缝合；并给抗感染药物。

五、预防

做好产前检查，准确估计先露与骨盆的比例，及时发现与纠正异常胎位。加强产程观察和严密听取胎心音，平时即配备好抢救用的器材药物。对临产胎头浮动及臀位产妇，应卧床休息，不灌肠，检查要轻柔，避免早破膜。破膜后要立即听胎心，如有异常并怀疑有脐带脱垂可能时，立即做阴道检查。肛查不能明确诊断，轻度脱垂产例常易漏诊，且发现脐带脱垂也不能立即进行有力的处理。严格掌握人工破膜引产适应证：宫颈成熟、完全展平，顶先露、胎头衔接。如胎头稍浮动而又必须引产时，应排除头盆不称，刺破胎膜后将胎头推进骨盆入口，包扎腹部，注意取卧势，经常听取胎心音。

第四节　软产道损伤

软产道损伤是指分娩过程中软产道（子宫下段、阴道、会阴）发生的裂伤，按部位不同可分为子宫破裂、宫颈裂伤和会阴阴道裂伤（会阴裂伤），其中以会阴裂伤最常见。软产道损伤的原因为分娩过程中骨盆狭窄、胎位不正造成梗阻性难产或使用催产素不当造成子宫破裂；宫颈口未开全时产妇用力屏气，宫缩过强或阴道手术助产造成宫颈裂伤；产程过快、胎儿过大或接产时保护会阴手法不当造成会阴裂伤。产后经仔细检查软产道，可以确诊。一旦确诊，应立即进行手术缝合。

一、病因

（一）高危人群

软产道损伤多见于初产妇以及高龄经产妇。初产妇会阴较紧，尤其20岁以下的初产妇，其发育尚欠成熟，加之精神紧张，神情焦虑，往往不能与接产者密切配合，而导致会阴撕裂，而高龄经产妇由于软产道的弹性及韧性相对较差，合并症较多，所以也容易发生损伤。产时急剧扩张易致深层组织的血管断裂形成血肿。

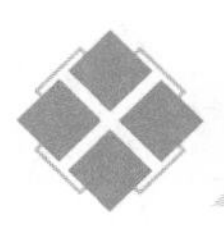

（二）妊娠合并症

有妊娠合并症者易发生软产道损伤，有妊高征、妊娠合并血液病和肝肾功能损害的产妇，易发生外阴阴道水肿，扩张性差，脆性增加，血液凝固功能降低，易发生裂伤及血肿。

（三）分娩异常

如急产、滞产、第二产程延长、胎头位置异常、使用缩宫素不恰当，第二产程外加腹压致使胎先露下降的冲击力直接造成组织损伤。

（四）侧切指征和时机掌握不好、保护会阴不当

造成软产道损伤的医源性因素有会阴切开征及切开时机掌握不好，会阴切开过小，胎儿娩出时易形成会阴严重裂伤，过早会阴侧切也可致切口流血过多。

（五）助产手术操作不当

术者手法不正确或者着力点偏差，或术者与产妇配合差，不相协调，动作迟缓等都是直接造成产道软组织撕裂的主要因素。具体包括吸引器和产钳助产，尤其是产钳对产道的损伤较明显。

（六）侧切伤口缝合

侧切伤口缝合时止血不彻底，宫颈或阴道穹窿的裂伤未及时发现，对于会阴撕裂和会阴侧切者在修补缝合时，如留有死腔，或未正确缝合，伤口未缝到顶端。

二、临床表现

（一）会阴裂伤

会阴分裂在分娩时最为常见，根据损伤的深浅分为三度（图9–2）。

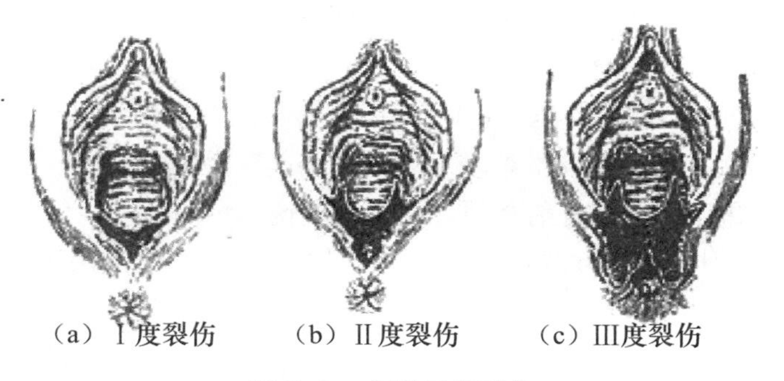

（a）Ⅰ度裂伤　（b）Ⅱ度裂伤　（c）Ⅲ度裂伤

图 9–2　会阴三度裂伤

会阴Ⅰ度裂伤：是指会阴皮肤处女膜阴道口黏膜的裂伤，未达肌层，一般出血不多。

会阴Ⅱ度裂伤：是指裂伤已达会阴体肌层，可累及阴道后壁甚至阴道后壁侧沟撕

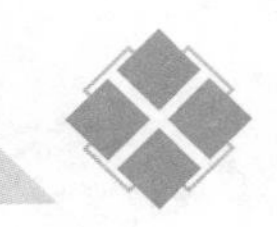

裂。裂伤常不规则，出血常较多。

会阴Ⅲ度裂伤：是指肛门括约肌部分或全部撕裂，甚至阴道直肠膈及部分直肠前壁裂伤。

（二）阴道黏膜裂伤

多在阴道后壁裂伤，可延至阴道侧沟，甚至达阴道穹窿。

（三）宫颈裂伤

宫颈裂伤多在两侧发生。宫颈前唇水肿者可在前唇发生断裂。宫颈裂伤严重者可达子宫下段，也可能损伤及膀胱，偶可见子宫阴道部环形撕裂脱落。

三、治疗

（一）会阴裂伤

处理浅层的会阴阴道裂伤（Ⅰ度、Ⅱ度），一般以缝合止血为原则；如果裂伤深及肛门括约肌或直肠黏膜（Ⅲ度），就必须特别注意组织结构的复原，即直肠黏膜层的修补和肛门括约肌断端的接合，如此才不致引起严重后遗症，甚至影响大小便的功能。

1. 浅表的Ⅰ度裂伤　用2～0的肠线间断缝合，日后不用拆线。也可用1号丝线缝合，术后2～3天拆线。

2. 对Ⅱ度裂伤　阴道壁用0号肠线间断缝合。

手术步骤：首先阴道内放入一带尾纱布卷，以免子宫内的出血影响缝合裂伤。注意第一针缝合裂伤顶端以上约0.5cm，将断裂回缩的血管扎住，以免漏扎发生血肿。注意黏膜下深层组织止血，同时不要穿透直肠壁。裂伤简单的可连续性缝合，较复杂的最好间断缝合。

术后处理：术毕行肛诊，检查是否有缝线穿透直肠壁，若有则立即拆除，重新缝合。肌层组织用0号肠线间断缝合，皮下组织及皮肤可一起用4号丝线间断缝合，皮边回针，以使伤口对合好，利于愈合。对阴道裂伤不整齐，且裂伤较深者，缝合后为预防渗血，可置入阴道一油纱布卷，起压迫止血作用，于产后24小时取出。

3. Ⅲ度裂伤损伤　这个裂伤部位较多，有直肠前壁黏膜、肌层、肛门括约肌、会阴体浅层肌肉及皮肤黏膜。在修复前必须仔细检查裂伤的情况，弄清解剖关系，然后按其解剖层次进行缝合。术前给予0.5%～1%普鲁卡因局麻，必要时加用哌替啶100mg止痛。

（二）宫颈裂伤

如果裂伤发生在宫颈，会选择缝合的方法止血，且宫颈裂伤严重者要检查子宫下段，除外子宫破裂。（注：所有裂伤都会缝合，且在刚分娩后暴露十分方便）

处理：宫颈如有半月形或环形坏死组织清除，残端用0号或1号肠线将残端的内外缘缝合或做锁边缝合。术后给予抗生素预防感染。

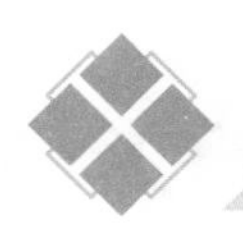

宫颈裂伤缝合手术操作：用两把卵圆钳钳夹宫颈裂伤的两侧，并向外牵拉，充分暴露裂伤的顶端，用0号或1号肠线间断缝合宫颈全层，第一针超越裂口顶端0.5cm，最后一针距宫颈边缘约0.5cm即可，以免宫颈回缩后引起狭窄。

（三）术后处理

（1）用1：1000苯扎溴铵冲洗外阴，然后用75%酒精擦洗，每日2次，保持外阴清洁。如有大便溢出，则立即冲洗及消毒外阴。

（2）术后3～5天进无渣饮食。

（3）给予阿片酊（TO）0.5mL，每日3次，或用复方樟脑酊2mL，每日3次，以控制5日内不大便，利于伤口愈合。

第五节　子宫破裂

子宫破裂是指子宫体部或子宫下段于分娩期或妊娠期发生裂伤，为产科严重并发症，可威胁母儿生命。随着产科质量的提高，城乡妇幼卫生保健网的建立和逐步健全，子宫破裂的发生率显著下降。子宫破裂绝大多数发生于妊娠28周之后，分娩期最多见。

一、病因

（一）分娩梗阻

在骨盆狭窄、头盆不称、胎位不正（特别是忽略性横位）、胎儿或软产道畸形等情况下，胎儿下降受阻，宫缩亢进过强，子宫上段肌层因收缩和缩复而越来越厚，下段被动伸长撑薄，此时如不处理，或处理不当（如暴力行阴道助产手术、内倒转术或毁胎术等），极易造成子宫破裂。

（二）子宫肌层薄弱

如前次剖宫产（尤其是古典式）或肌瘤剜除术后的子宫疤痕以及多胎经产妇多次刮宫所致的宫壁纤维组织增多，弹性缺乏，均可在强烈宫缩甚至在正常宫缩时发生破裂。

（三）分娩时滥用催产素

不注意使用催产素的适应证和使用的方法，致产生强烈宫缩，而宫口一时不能扩大或先露下降受阻，也可造成子宫破裂。

二、临床表现

子宫破裂多数可分为先兆子宫破裂和子宫破裂两个阶段。

（一）先兆子宫破裂

先兆子宫破裂常见于产程长、有梗阻性难产因素的产妇。在临产过程中，当胎儿先露部下降受阻时，强有力的阵缩使子宫下段逐渐变薄而宫体更加增厚变短，两者间形成明显的环状凹陷，此凹陷会逐渐上升达脐平或脐部以上，称为病理缩复环。此时，下段膨隆，压痛明显，子宫圆韧带极度紧张，可明显触及并有压痛。产妇自诉下腹疼痛难忍、烦躁不安、呼叫、脉搏和呼吸加快。由于胎先露部位紧压膀胱使之充血，出现排尿困难，血尿形成。由于子宫过频收缩，胎儿供血受阻，胎心改变或听不清。这种情况若不立即解除，子宫将很快在病理缩复环处及其下方发生破裂。

（二）子宫破裂

根据破裂程度，可分为不完全性子宫破裂与完全性子宫破裂两种。

1. 不完全性子宫破裂　表现为子宫肌层部分或全层破裂，浆膜层完整，宫腔与腹腔不通，胎儿及其附属物仍在宫腔内。多见于子宫下段剖宫产切口瘢痕破裂，常缺乏先兆破裂症状，腹部检查仅在子宫不完全破裂处有压痛，体征也不明显。若破裂发生在子宫侧壁阔韧带两叶之间，可形成阔韧带内血肿，此时在宫体一侧可触及逐渐增大且有压痛的包块，胎心音多不规则。

2. 完全性子宫破裂　表现为宫壁全层破裂，使宫腔与腹腔相通。继先兆子宫破裂症状后，子宫完全破裂一瞬间，产妇常感撕裂样剧烈腹痛，随之子宫收缩骤然停止，疼痛缓解，但随着血液、羊水及胎儿进入腹腔，很快又感到全腹持续性疼痛，伴有面色苍白、脉搏加快或脉搏微弱、呼吸急促、血压下降等休克症状。

三、诊断检查

（一）诊断要点

（1）诊断完全性子宫破裂一般困难不大，根据病史、分娩经过、临床表现及体征可做出诊断。不完全性子宫破裂只有在严密观察下方能发现。个别晚期妊娠破裂者，只有出现子宫破裂的症状和体征时方能确诊。

（2）患者出现下腹痛、血尿、面色苍白等休克症状，检查可发现病理性的缩复环、子宫压痛、胎儿窘迫等，B超可确诊。

（3）子宫不完全破裂，由于症状、体征不明显，诊断有一定困难。此时进行阴道检查发现宫口开放较前缩小，已下降的胎先露部又上升，有时甚至可触及子宫下段的破裂口。B型超声检查可显示胎儿与子宫的关系，确定子宫破裂的部位。

（二）检查方法

1. 实验室检查　动态观察血常规的变化在部分情况下也可以协助诊断子宫破裂，特别是阔韧带内子宫破裂和不典型的子宫破裂。对于可疑的阔韧带内子宫破裂，动态监测血常规变化可以协助诊断，并且可以粗略估计失血量，注意事项如下：即刻血红蛋白和红细胞与入院时的进行比较；定时复查血红蛋白和红细胞的动态变化；血常规降低10g/L（1g/dl）的血红蛋白相当于约500mL的失血，注意休克早期，血液浓缩，估计失血量可能少于实际失血量；与阴道失血综合分析；注意血小板的进行性下降；如有

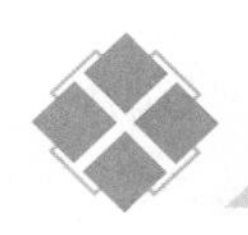

可能动态监测凝血功能和D–二聚体的动态变化。

2. 其他辅助检查

（1）腹腔穿刺或后穹窿穿刺：可明确腹腔内有无出血，腹部叩诊移动性浊音阳性，结合病史，体征多可诊断，就不必进行此项检查。

（2）B型超声检查：可协助诊断子宫有无破裂及其部位，可疑病例时可行此项检查。

四、治疗

一旦确诊，需立即在抗休克治疗的同时，进行手术，手术方式视术中具体情况而定。

（一）先兆子宫破裂

立即采取措施抑制子宫收缩：可给予吸入或静脉全身麻醉，肌内注射药物缓解宫缩疼痛。如给乙醚全麻、肌内注射度冷丁100mg等，以缓解子宫破裂的进程，并给产妇吸氧。立即备血的同时，尽快行剖宫产手术，防止子宫破裂。

（二）子宫破裂

一旦确诊，无论胎儿是否存活均应在积极抢救休克的同时，尽快手术治疗。根据产妇状态、子宫破裂的程度、破裂时间及感染的程度决定手术方式。若破裂边缘整齐，无明显感染征象，可行破裂口修补术。若破裂口大切边缘不整齐或感染明显，多行子宫次全切除术。若破裂口累及宫颈，应做子宫全切除术。术中应仔细检查宫颈、阴道，在直视下钳夹出血的血管，避免盲目钳夹而损伤临近的脏器（如输尿管、膀胱），若有损伤应做相应修补手术。也可行双侧髂内动脉结扎法。

（三）子宫破裂多伴有严重的出血及存在感染

术前应输血、输液，给予乳酸钠，积极进行抗休克治疗，术中、术后应用较大剂量广谱抗生素控制感染。

第六节　产后出血

胎儿娩出后24小时内出血量超过500mL者称为产后出血，其中80%发生在产后2小时内。晚期产后出血是指分娩24小时以后，在产褥期内发生的子宫大量出血，多见于产后1～2周。产后出血是分娩期严重的并发症，是导致孕产妇死亡的四大原因之一。

一、病因

产后出血的发病原因依次为宫缩乏力、软产道裂伤、胎盘因素及凝血功能障碍。四大原因可以合并存在，也可以互为因果。

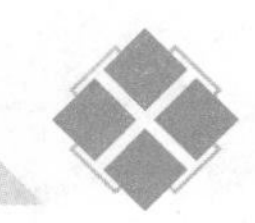

（一）宫缩乏力

胎儿娩出后，胎盘自宫壁剥离及排出，母体宫壁血窦开放致出血。在正常情况下，由于产后宫腔容积缩小，肌纤维收缩加强，使交织于肌纤维间的子宫壁内血管被压迫止血，与此同时血窦关闭，出血停止。同时由于孕产妇的血液呈高凝状态，粘在胎盘剥离后损伤血管的内皮胶原纤维上的血小板大量聚集形成血栓，纤维蛋白沉积在血小板栓上，形成更大的血凝块，有效地堵塞子宫血管，使肌纤维收缩后放松时也不再出血。若胎儿娩出后宫缩乏力使子宫不能正常收缩和缩复，胎盘若未剥离、血窦未开放时尚不致发生出血，若胎盘有部分剥离或剥离排出后，宫缩乏力不能有效关闭胎盘附着部子宫壁血窦而致流血过多，是产后出血的主要原因。宫缩乏力可由于产妇精神过度紧张，分娩过程中过多使用镇静剂、麻醉剂；异常头先露或其他阻塞性难产，致使产程过长，产妇衰竭；产妇子宫肌纤维发育不良；子宫过度膨胀，如双胎、巨大胎儿、羊水过多，使子宫肌纤维过度伸展；产妇贫血、妊高征或妊娠合并子宫肌瘤等，均可影响宫缩。

（二）软产道裂伤

软产道裂伤为产后出血的另一重要原因。子宫收缩力过强，产程进展过快，胎儿过大，往往可致胎儿尚未娩出时宫颈和（或）阴道已有裂伤。保护会阴不当、助产手术操作不当也可致会阴阴道裂伤。而会阴切开过小、胎儿娩出时易形成会阴严重裂伤、过早会阴侧切也可致切口流血过多。会阴阴道严重裂伤可上延达穹窿、阴道旁间隙，甚至深达盆壁，阴道深部近穹窿处严重撕裂，其血肿可向上扩展至阔韧带内。分娩过程中，宫颈发生轻微裂伤几乎不可避免，通常裂伤浅且无明显出血，不作宫颈裂伤诊断。出血较多的宫颈裂伤发生在胎儿过快通过尚未开全的宫颈时，严重时可向下累及阴道穹窿，上延可达子宫下段而致大量出血。

（三）胎盘因素

胎儿娩出后30分钟胎盘未娩出者，称为胎盘滞留，主要包括胎盘剥离不全、胎盘剥离后滞留、胎盘嵌顿、胎盘粘连、胎盘植入、胎盘和（或）胎膜残留等。

（四）凝血功能障碍

凝血功能障碍引起的产后出血较少见，包括两种情况：一是产妇原有凝血功能障碍性疾病，如重症肝炎、血小板减少症、白血病、再生障碍性贫血等；二是妊娠并发症导致凝血功能障碍，如重度妊高征、重型胎盘早剥、羊水栓塞、死胎滞留过久等，发生弥散性血管内凝血。

二、临床表现与诊断

（一）临床表现

产后出血多发生在胎儿娩出后2小时内，可发生在胎盘娩出之前、之后或前后兼有。阴道流血可为短期内大出血，也可长时间持续少量出血。一般为显性，但也有隐性

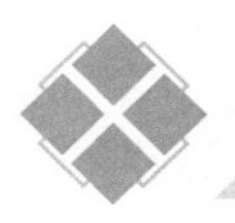

出血者。临床表现主要为阴道流血、失血性休克、继发性贫血，若失血过多可并发弥散性血管内凝血。症状的轻重视失血量、速度及合并贫血与否而不同。短期内大出血，可迅速出现休克。需要注意在休克早期由于机体内的代偿机制患者生命体征如脉搏、血压等可能均在正常范围内，但此时仍需要严密监测，对风险因素进行早期识别，评估出血量并进行积极救治。临床中往往存在当失血到一定程度出现代偿表现，如脉搏增快、血压下降才引起重视，这样已经失去了最佳救治时机。此外，如产妇原已患贫血，即使出血不多，也可发生休克，且不易纠正。因此，对每个产妇必须做全面仔细地观察和分析，以免延误抢救时机。

（二）诊断要点

诊断产后出血的关键在于对失血量正确的测量和估计。临床上常用的估计失血量的方法有：容积法、称重法、面积法、休克指数法等。出血量测量不准确将丧失产后出血的最佳抢救时机。突然大量的产后出血易得到重视和早期诊断，而缓慢的持续少量出血（如软产道裂伤缝合时间长）和未被发现的血肿常常是延误诊治的重要原因。

根据阴道出血时间、数量和胎儿、胎盘娩出的关系，可初步判断造成产后出血的原因，几种原因常常互为因果。

三、止血治疗

产后出血的处理原则为针对病因，迅速止血，补充血容量，纠正休克及防治感染。

（一）子宫收缩乏力性出血

对于子宫收缩乏力性出血，加强宫缩是最迅速有效的止血方法。

1. 去除引起宫缩乏力的原因　改善全身状况，导尿缓解膀胱过度充盈。

2. 按摩子宫　腹部按摩子宫是最简单有效地促使子宫收缩以减少出血的方法。出血停止后，还需间歇性均匀节律的按摩，以防子宫再度松弛出血。必要时需要双手按摩子宫，可置一手于阴道前穹窿，顶住子宫前壁，另有一手在腹部按压子宫后壁，同时进行按摩。按摩手法应轻柔、有节奏地进行，切忌持续长时间过度用力按摩而损伤子宫肌肉而导致无效。

3. 宫缩剂

（1）缩宫素为预防和治疗产后出血的一线药物。给药速度应根据患者子宫收缩和出血情况调整。静脉滴注能立即起效，但半衰期短，所以需持续静脉滴注。如果催产素受体过饱和后不发挥作用，因此，24小时内总量应控制在60U。

（2）卡前列素氨丁三醇为前列腺素F2α衍生物（15-甲基PGF2α），引起全子宫协调有力的收缩。哮喘、心脏病和青光眼患者禁用，高血压患者慎用。常见副反应为恶心、呕吐、腹泻等。

（3）米索前列醇是前列腺素PGE1的衍生物，引起全子宫有力收缩，但米索前列醇副反应较大，恶心、呕吐、腹泻、寒战和体温升高较常见；高血压、活动性心肝肾病及肾上腺皮质功能不全者慎用，青光眼、哮喘及过敏体质者禁用。

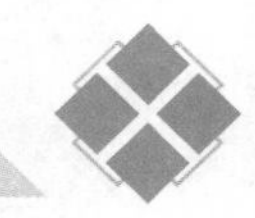

4. 宫腔填塞　以上治疗无效时，为保留子宫或为减少术前失血，可行宫腔填塞纱布压迫止血。注意自宫底及两侧角向宫腔填塞，要塞紧填满，不留空隙，以达到压迫止血的目的。如出血停止，纱条可于24～48小时后取出。填塞后需用抗生素预防感染，取出前应注射宫缩剂。

5. B-Lynch缝合　适用于宫缩乏力、胎盘因素和凝血功能异常性产后出血，手法按摩和宫缩剂无效并有可能切除子宫的患者。先试用两手加压观察出血量是否减少以估计B-Lynch缝合成功止血的可能性，应用可吸收线缝合。B-Lynch术后并发症的报道较为罕见，但有感染和组织坏死的可能，应掌握手术适应证。

6. 结扎　双侧子宫动脉上、下行支及髂内动脉妊娠时90%的子宫血流经过子宫动脉，结扎双侧上、下行支及髂内动脉，出血多被控制。以上措施均可保留子宫，保留生育机能。

7. 压迫腹主动脉　出血不止时，可经腹壁向脊柱方向压迫腹主动脉，也可经子宫后壁压迫腹主动脉。当子宫肌肉缺氧时，可诱发宫缩减少出血。获得暂时效果，为采取其他措施争得时间。

8. 经导管动脉栓塞术（TAE）　局麻下经皮从股动脉插管造影，显示髂内动脉后，注射一种能被吸收的栓塞剂，使髂内动脉栓塞从而达到止血目的。操作所耗时间与操作者熟练程度有关。

9. 子宫切除　子宫切除是控制产科出血最有效的手段。各种止血措施无明显效果，出血未能控制，为挽救生命在输血、抗休克的同时，即行子宫次全或全子宫切除术。

（二）软产道损伤所致出血

（1）在充分暴露软产道的情况下，查明裂伤部位，注意有无多处裂伤。缝合时尽量恢复原解剖关系，并应超过撕裂顶端0.5cm缝合。裂伤超过1cm，即使无活动出血，也应当进行缝合。血肿应切开，清除积血，缝扎止血或碘纺纱条填塞血肿压迫止血，24～48小时后取出。小血肿可密切观察，采用冷敷、压迫等保守治疗。

（2）如子宫内翻及时发现，产妇无严重性休克或出血，子宫颈环尚未缩紧，可立即将内翻子宫体还纳（必要时可麻醉后还纳），还纳后静脉点滴缩宫素，直至宫缩良好后将手撤出。由于产妇疼痛剧烈并多有休克表现，临床中常需在麻醉及生命体征监测下进行复位。如经阴道还纳失败，可改为经腹部子宫还纳术，如果患者血压不稳定，在抗休克同时行还纳术。

（3）对完全性子宫破裂或不全性子宫破裂立即开腹行手术修补术或行子宫切除术。

（三）胎盘因素所致出血

（1）胎盘滞留或胎盘胎膜残留所致的出血胎儿娩出后超过30分钟，虽经一般处理胎盘仍未剥离，或伴大出血者，应尽快徒手剥离胎盘。胎盘自然娩出或人工剥离后，检查胎盘胎膜有残留者，可用大刮匙轻轻搔刮清除。若胎盘已经完全剥离但嵌顿于宫腔

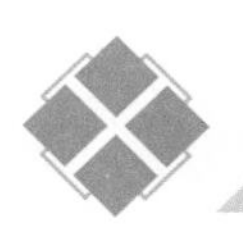

内，宫颈口紧、挛缩，可以在麻醉状态下徒手取出。

（2）胎盘植入或胎盘穿透已明确胎盘植入者，不要强行钳夹或刮宫以免引起致命性产后大出血。可以根据胎盘植入面积大小及所在医院条件选择宫腔填塞纱布压迫止血、水囊压迫止血、子宫动脉或髂内动脉结扎或栓塞止血，如果出血过多且经上述方法止血无效，为挽救产妇生命应及时选择子宫次全切或全子宫切除术。

（四）凝血功能障碍所致出血

应在积极救治原发病的基础上确诊；应迅速补充相应的凝血因子。

血小板：血小板低于（20～50）$\times 10^9$/L或血小板降低出现不可控制渗血时使用。

新鲜冰冻血浆：是新鲜抗凝全血于6～8小时内分离血浆并快速冰冻，几乎保存了血液中所有凝血因子、血浆蛋白、纤维蛋白原。

冷沉淀：输注冷沉淀主要为纠正纤维蛋白原的缺乏，如纤维蛋白原浓度高于150mg/dL不必输注冷沉淀。

纤维蛋白原：输入纤维蛋白原1g可提升血液中纤维蛋白原25g/L；凝血酶原复合物。

四、其他治疗方法

（一）防治休克

（1）发生产后出血时，应在止血的同时，酌情输液、输血，注意保温，给予适量镇静剂等，以防休克发生。出现休克后就按失血性休克抢救。失血所致低血容量休克的主要死因是组织低灌注以及大出血、感染和再灌注损伤等原因导致的多器官功能障碍综合征（MODS）。因此，救治关键在于尽早去除休克病因的同时，尽快恢复有效的组织灌注，以改善组织细胞的氧供，重建氧的供需平衡和恢复正常的细胞功能。

（2）低血容量休克的早期诊断对预后至关重要。传统的诊断主要依据为病史、症状、体征，包括精神状态改变、皮肤湿冷、收缩压下降（40mmHg）或脉压差减少（<20mmHg，心率>100次/分、中心静脉压（CVP）<5mmHg或肺动脉楔压（PAWP）<8mmHg等指标。有研究证实，血乳酸和碱缺失在低血容量休克的监测和预后判断中具有重要意义。

（3）有效的监测可以对低血容量休克患者的病情和治疗反应做出正确、及时的评估与判断，以利于指导和调整治疗计划，改善休克患者的预后。一般临床监测包括皮温与色泽、心率、血压、尿量和精神状态等监测指标。心率加快通常是休克的早期诊断指标之一。血压至少维持平均动脉压（MAP）为60～80mmHg比较恰当。尿量是反映肾灌注较好的指标，可以间接反映循环状态。当尿量<0.5mL/（kg•h）时，应继续进行液体复苏。体温监测也十分重要，当中心体温<34℃时，可导致严重的凝血功能障碍。强调在产后出血1 000mL左右时，由于机体代偿机制可能产妇的生命体征仍在正常范围内，不容忽视观察产妇早期休克表现并及时救治，同时应加强实验室监测。

（4）在紧急容量复苏时必须迅速建立有效的静脉通路。液体复苏治疗时可以选择晶体溶液和胶体溶液。由于5%葡萄糖溶液很快分布到细胞内间隙，因此，不推荐用于

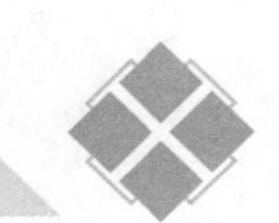

液体复苏治疗。临床上低血容量休克复苏治疗中应用的胶体液主要有羟乙基淀粉和白蛋白。在使用安全性方面应关注对肾功能的影响、对凝血的影响以及可能的过敏反应，并且具有一定的剂量相关性。白蛋白价格昂贵，并有传播血源性疾病的潜在风险，临床应用较少。

（二）输血治疗

输血及输注血制品在低血容量休克中应用广泛。产后出血、失血性休克时，机体发生自身输血（即血液重新分布以保证重要脏器心及脑的供应）和自身输液的病理生理改变以达到机体代偿作用。尤其是当机体处于失代偿阶段时，原则上应快速输入晶体以保证组织间隙液体的丢失量和组织间隙微环境的酸碱平衡，然后最重要的是提高血红蛋白浓度以保证组织细胞能够进行正常的氧合代谢。因为在子宫肌纤维处于严重缺血缺氧状态下对宫缩剂及各种止血方法均不敏感。

（三）预防感染

由于失血多，机体抵抗力下降，加之多有经阴道宫腔操作等，产妇易发生产褥感染，应积极防治。

第七节　羊水栓塞

羊水栓塞（AFE)是指在分娩过程中羊水突然进入母体血液循环引起急性肺栓塞，过敏性休克，弥散性血管内凝血，肾功能衰竭或猝死的严重的分娩期并发症。发病率为4/10万～6/10万，羊水栓塞是由于污染羊水中的有形物质（胎儿毳毛，角化上皮，胎脂，胎粪）和促凝物质进入母体血液循环引起。

一、病因

（一）病原及致病因素

羊水栓塞的病因与羊水进入母体循环有关是学者们的共识，但是对致病机制的看法则有不同，晚期妊娠时，羊水中水分占98%，其他为无机盐、碳水化合物及蛋白质，如白蛋白、免疫球蛋白（A、G）等，此外尚有脂质，如脂肪酸以及胆红素、尿素、肌酐、各种激素和酶。如果已进入产程，羊水中还含有大量在产程中产生的各种前列腺素，但重要的是还有胎脂块、自胎儿皮肤上脱落的鳞形细胞、毳毛及胎粪，在胎粪中含有大量的组胺、玻璃酸酶。

很多学者认为这一类有形物质进入血流是在AFE中引起肺血管机械性阻塞的主要原因。而产程中产生的前列腺素类物质进入人体血流，由于其缩血管作用，加强了羊水栓塞病理生理变化的进程；羊水中物质进入母体的致敏问题也成为人们关注的焦点，人们早就提出AFE的重要原因之一就是羊水所致的过敏性休克。

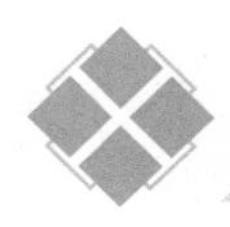

在20世纪60年代，一些学者发现在子宫的静脉内出现鳞形细胞，但患者无羊水栓塞的临床症状；另外，又有一些患者有典型的羊水栓塞的急性心、肺功能衰竭及肺水肿症状，而尸检时并未找到羊水中所含的胎儿物质；Clark等（1995）在46例AFE病例中发现有40%的患者有药物过敏史，基于以上理由，Clark认为过敏可能也是导致发病的主要原因，他甚至建议用妊娠过敏样综合征取代羊水栓塞这个名称。

Clark认为羊水栓塞的表现与过敏及中毒性休克（内毒素性）相似，这些进入循环的物质，通过内源性介质，诸如组胺、缓激肽、细胞活素、前列腺素、白细胞三烯、血栓烷等导致临床症状的产生。不过，败血症患者有高热症状，AFE则无此表现；过敏性反应中经常出现的皮肤表现、上呼吸道血管神经性水肿等表现，AFE患者也无此表现；而且过敏性反应应先有致敏的过程，AFE患者则同样地可以发生在初产妇。

所以也有人对此提出质疑。重要的是近几年中，有很多学者着重研究了内源性介质在AFE发病过程中所起的作用，如Agegami等（1986）对兔注射含有白细胞三烯的羊水，兔经常以死亡为结局，若对兔先以白细胞三烯的抑制剂预处理，则兔可免于死亡。Kitzmiller等（1972）则认为PGF2α在AFE中起了重要作用，PGF2α只在临产后的羊水中可以测到，对注射PGF和妇女在产程中取得的羊水可以出现AFE的表现。Maradny等（1995）则认为在AFE复杂的病理生理过程中，血管内皮素使血流动力学受到一定影响，血管内皮素是人的冠状动脉和肺动脉及人类支气管强有力的收缩剂，对兔及培养中人上皮细胞给以人羊水处理后，血管上皮素水平升高，特别是在注射含有胎粪的羊水后升高更为明显，而注射生理盐水则无此表现。

Khong等（1998）最近提出血管上皮素-1（endothelin-1）可能在AFE的发病上起一定作用，血管上皮素-1是一种强而有力的血管及支气管收缩物质，他们用免疫组织化学染色法证实在2例AFE死亡病例的肺小叶上皮、支气管上皮及小叶中巨噬细胞均有表达，其染色较浅，而在羊水中鳞形细胞有广泛表达。因此，血管上皮素可能在AFE的早期引起短暂的肺动脉高压的血流动力学变化。所以AFE的病因十分复杂，目前尚难以一种学说来解释其所有变化，所以研究尚须不断深入。

（二）羊水进入母体的途径

进入母体循环的羊水量至今无法计算，但羊水进入母体的途径有以下几种。

1. 宫颈内静脉：在产程中，宫颈扩张使宫颈内静脉有可能撕裂，或在手术扩张宫颈、剥离胎膜时，安置内监护器引起宫颈内静脉损伤，静脉壁的破裂、开放是羊水进入母体的一个重要途径。

2. 胎盘附着处或其附近：胎盘附着处有丰富的静脉窦，如胎盘附着处附近胎膜破裂，羊水则有可能通过此裂隙进入子宫静脉。

3. 胎膜周围血管：如胎膜已破裂，胎膜下蜕膜血窦开放，强烈的宫缩也有可能将羊水挤入血窦而进入母体循环。另外，剖宫产子宫切口也日益成为羊水进入母体的重要途径之一。Clark（1995）所报道的46例羊水栓塞中，8例在剖宫产刚结束时发生，Gilbert（1999）报道的53例羊水栓塞中，32例（60%）有剖宫产史。

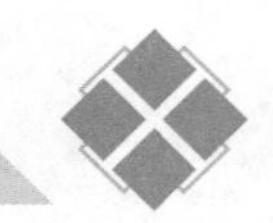

（三）羊水进入母体循环的条件

一般情况下，羊水很难进入母体循环；但若存在以下条件，羊水则有可能直接进入母体循环。

（1）损伤：产程中，宫颈扩张过程过速或某些手术操作损伤宫颈内静脉或剥离胎膜时蜕膜血窦破裂。

（2）过高的宫内压：不恰当或不正确地使用缩宫素以致宫缩过强。最近用米索前列醇引产，已有剂量大而宫缩过强以致发生AFE的报道；另外在第二产程中强力压迫子宫以迫使胎儿娩出，这些都是人为地导致AFE的重要因素；而双胎、巨大儿、羊水过多则系病理性因素的宫腔内压过高而使羊水经破裂的胎膜从开放的血窦进入母体血循环。

（3）某些病理性妊娠因素：胎盘早期剥离、前置胎盘、胎盘边缘血窦破裂，羊水可经破裂的羊膜及已开放的血窦进入母血循环。

二、临床表现

羊水栓塞发病迅猛，常来不及做许多实验室检查患者已经死亡，因此，早期诊断极其重要。多数病例在发病时常首先出现一些前驱症状，如寒战、烦躁不安、咳嗽、气急、发绀、呕吐等症状。如羊水侵入量极少，则症状较轻，有时可自行恢复，如羊水混浊或入量较多时相继出现典型的临床表现。

（一）呼吸循环衰竭

根据病情分为暴发型和缓慢型两种。暴发型为前驱症状之后，很快出现呼吸困难、发绀。急性肺水肿时有咳嗽、吐粉红色泡沫痰、心率快、血压下降甚至消失。少数病例仅尖叫一声后心跳呼吸骤停而死亡。缓慢型的呼吸循环系统症状较轻，甚至无明显症状，待至产后出现流血不止、血液不凝时才被诊断。

（二）全身出血倾向

部分羊水栓塞患者经抢救渡过了呼吸循环衰竭时期，继而出现弥散性血管内凝血（DIC），表现为以大量阴道流血为主的全身出血倾向，如黏膜、皮肤、针眼出血及血尿等，且血液不凝。但是部分羊水栓塞病例在临床上缺少呼吸循环系统的症状，起病即以产后不易控制的阴道流血为主要表现，容易被误认为是子宫收缩乏力引起的产后出血。

（三）多系统脏器损伤

本病全身脏器均受损害，除心脏外，肾脏是最常受损害的器官。由于肾脏缺氧，出现尿少、尿闭、血尿、氮质血症，可因肾功能衰竭而死亡；脑缺氧时患者可发生烦躁、抽搐、昏迷症状。

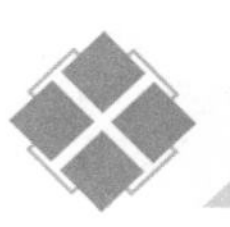

三、诊断

可发生于胎膜破裂后、分娩时或分娩后，以及在催产素静滴引产或在中孕钳挟等情况下，产妇突然烦躁不安、寒战、呕吐、呛咳、呼吸困难、紫绀、迅速休克。发病急骤者，可于数分钟内死亡。部分患者血压回升后，往往出现产后大出血，血不凝，有时有全身出血倾向，最后可出现肾、肺、心功能衰竭。

四、治疗

羊水栓塞抢救成功的关键在于早诊断、早处理，以及早用肝素和及早处理妊娠子宫，具体可归纳为以下几方面。

（一）抗过敏

出现过敏性休克需应用大剂量皮质激素，常选用地塞米松静脉滴注。但激素可抑制网状内皮系统功能，使已激活的凝血因子不能及时被清除而加重DIC，所以反复应用时应注意，在使用肝素治疗的基础上应用本药为好。

（二）吸氧

应争取行正压持续给氧，至少用面罩给氧或使用人工呼吸机，供氧可减轻肺水肿，改善脑缺氧及其他组织缺氧。

（三）解除肺动脉高压

供氧只能解决肺泡氧压，而不能解决肺血流低灌注，必须尽早解除肺动脉高压，才能根本改善缺氧，预防急性右心衰竭、末梢循环衰竭和急性呼吸衰竭。常用药物包括以下几种。

（1）氨茶碱具有解除肺血管痉挛，扩张冠状动脉及利尿作用，还有解除支气管平滑肌痉挛作用。

（2）罂粟碱对冠状血管和肺、脑血管均有扩张作用，是解除肺动脉高压的理想药物。

（3）阿托品不仅可以解除肺血管痉挛，还能抑制支气管的分泌功能，改善微循环。

（4）酚妥拉明解除肺血管痉挛。

（四）抗休克

羊水栓塞引起的休克比较复杂，与过敏、肺源性、心源性及DIC等多种因素有关，所以处理时必须综合考虑。

（1）扩充血容量休克时都存在有效血容量不足，应尽早、尽快扩充血容量。有条件者最好用肺动脉漂浮导管，测定肺毛细管楔压（PCWP），边监测心脏负荷，边补充血容量。如无条件测量PCWP，可根据中心静脉压指导输液。无论用哪种监护方法，都应在插管的同时抽血5mL，做血液沉淀试验，涂片染色寻找羊水成分，并做有关DIC实验室检查。扩容液的选择，开始多用右旋糖酐-40，静脉滴注，伴失血者应补充新鲜血

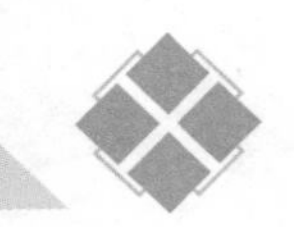

及平衡液。

（2）纠正酸中毒首次可给5%碳酸氢钠，先注入计算量的1/2～2/3。最好做动脉血血气及酸碱测定，按失衡情况给药。

（3）调整血管紧张度休克症状急骤而严重或血容量虽已补足但血压仍不稳定者，可选用血管活性药物，常用多巴胺静脉滴注，可保证重要脏器血供。

（五）防治 DIC

羊水栓塞诊断一旦确立，就应开始抗凝治疗，尽早使用肝素，以抑制血管内凝血，保护肾脏功能。应用肝素静脉滴注。羊水栓塞可发生在产前、产时或产后。应警惕严重的产后出血发生，最安全的措施是在给肝素的基础上输新鲜血，并补充纤维蛋白原、血小板悬液及鲜冻干血浆等，以补充凝血因子，制止产后出血不凝。

（六）预防心力衰竭

可用快速洋地黄制剂静脉注射，必要时4～6小时重复1次。另辅以呋塞米静脉注射，防治心力衰竭，对提高抢救成功率具有重要意义。

（七）防治多器官损伤

羊水栓塞时受累器官除肺与心脏外，其次便是肾脏。为防止肾功能衰竭，在抗休克时必须注意肾的血灌注量，血容量未补充前不用或慎用缩血管药物，当血容量补足后，血压回升而每小时尿量仍少于17mL时，应给予利尿药物治疗。无效者常提示急性肾功能衰竭，应尽早采用血液透析等急救措施。

（八）预防感染

及时正确使用抗生素，以预防感染。

（九）产科处理

及时的产科处理对于抢救成功与否极为重要。羊水栓塞发生于胎儿娩出前，应积极改善呼吸循环功能，防止DIC，抢救休克等。如子宫颈口未开或未开全者，应行剖宫产术，以解除病因，防止病情恶化；子宫颈口开全，胎先露位于坐骨棘下者，可行产钳助产。术时及产后密切注意子宫出血等情况，如无出血，继续保守治疗；如有难以控制的产后大出血且血液不凝者，应当机立断行子宫切除术，以控制胎盘剥离面血窦出血，并阻断羊水沉渣继续进入血循环，使病情加重。对宫缩剂的使用意见尚不一致，不同意使用者认为加强宫缩，可促使贮留在子宫壁内的羊水进入母血循环，导致病情恶化。

【案例评析】

某孕妇妊娠超过42周，医院医生做出终止妊娠的决定，而孕妇及其家属担心终止妊娠对胎儿不利，相信“瓜熟蒂落”。

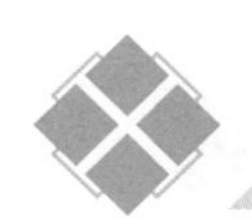

解析　妊娠超过42周，属于过期妊娠。此时不应该盲目同意孕妇及其家属的意见，应该积极向家属讲解终止妊娠的方法并解释过期妊娠对胎儿的危害，同时检查胎盘功能、监测胎心，确保胎儿的安全与正常。

思考与训练

一、名词解释

1. 胎膜早破
2. 子宫破裂
3. 产后出血
4. 羊水栓塞

二、选择题

（一）A1 型题

1. 胎膜早破是指（　　）。
   A. 胎膜在临产前破裂
   B. 胎膜在潜伏期破裂
   C. 胎膜破裂发生在活跃期
   D. 胎膜破裂发生在第一产程末
   E. 胎膜破裂发生在第二产程末
2. 最易引起脐带脱垂的是（　　）。
   A. 脐带先露
   B. 枕左前
   C. 骶左前
   D. 枕后位
   E. 横位
3. 确诊破膜后下述措施不须立即要完成的是（　　）。
   A. 记录胎心率
   B. 记录破膜时间
   C. 观察羊水量和颜色
   D. 垫上消毒会阴垫
   E. 阴道检查
4. 下列情况不是先兆子宫破裂的表现的是（　　）。
   A. 子宫强直性收缩
   B. 病理性缩复环
   C. 呼吸急促、脉搏加快

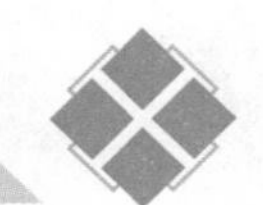

D. 血尿

E. 血压下降

5. 下述不支持胎膜早破诊断的是（　　）。

A. 阴道持续性流液

B. 宫缩时肛查触不到前羊膜囊

C. 羊水涂片镜检可见羊齿状结晶

D. 石蕊试纸测定阴道排液呈弱酸性

E. 羊水涂片染色可见毳毛

6. 分娩期产妇一旦发生子宫先兆破裂，首选的措施是（　　）。

A. 抗休克，静脉输液、输血

B. 停止一切操作，抑制宫缩

C. 行阴道助产，尽快结束分娩

D. 大量抗生素预防感染

E. 以上全正确

7. 产后出血是指（　　）。

A. 胎盘娩出后 24 小时内出血量达 400mL

B. 胎儿娩出后 24 小时内出血量达 500mL

C. 产后 10 天内出血达 500mL

D. 产后 2 周内阴道出血达 500mL

E. 产褥期出血达 500mL

8. 下列可以预防产后出血的措施是（　　）。

A. 胎儿娩出前肌内注射催产素

B. 有宫缩乏力者，胎肩娩出后，立即肌内注射催产素

C. 胎儿娩出后，迅速徒手取出胎盘

D. 双胎妊娠者，于第一胎娩出后，立即静脉滴注催产素

E. 胎头娩出后，即可给予催产素，加强宫缩

9. 处理产后出血，使用宫腔填塞纱布条的情形是（　　）。

A. 软产道裂伤

B. 胎盘因素导致的产后出血

C. 凝血功能障碍

D. 子宫全部松弛无力，缺乏输血条件，病情危急时

E. 按摩子宫无效时

（二）A2 型题

1. 患者女，31 岁。妊娠 38 周，因阴道持续流液 2 小时入院。医生诊断为胎膜早破，护士协助其采用的卧位应为（　　）。

A. 平卧位

B. 头低足高位

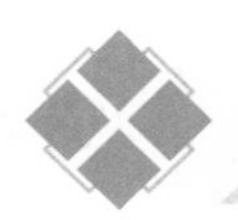

C. 头高足低位

D. 截石位

E. 膝胸卧位

2. 初产妇，孕35周，因有液体从阴道流出而入院，无腹痛。行肛查：触不到前羊膜囊，上推胎先露部可见到流液量增多。胎心音正常。最可能的诊断是（　　）。

A. 先兆流产

B. 先兆早产

C. 临产

D. 胎膜早破

E. 胎盘早剥

3. 一产妇，孕3产1，因怀疑前置胎盘行剖宫产，胎儿娩出后行人工剥离胎盘很困难，发现胎盘部分绒毛植入子宫肌层，出血不止。下面各项处理恰当的是（　　）。

A. 立即用力将胎盘拉出

B. 刮宫术

C. 按摩子宫

D. 立即给予缩宫素

E. 子宫全切

4. 某产妇，孕1产0，26岁，妊娠29周，胎膜早破。在医院保胎治疗过程中，突发寒战、恶心、呕吐和气急等症状，继而出现呛咳、呼吸困难和发绀，进入昏迷状态，以后皮肤出现血斑。最可能是（　　）。

A. 胎盘早剥

B. 胎膜早破

C. 羊水栓塞

D. 先兆子宫破裂

E. 早产

5. 某孕妇，妊娠32周，因“胎膜早破”14小时入院，检查发现胎心正常，无腹痛。错误的处理措施是（　　）。

A. 给予抗生素

B. 严密观察孕妇生命体征

C. 监测白细胞计数

D. 监测胎儿宫内安危

E. 无须使用抗生素

三、简答题

1. 胎膜早破对母儿有哪些影响？

2. 如何预防子宫破裂？

3. 发生脐带脱垂，如何进行急救？

四、案例分析

某初产妇，妊娠 36 周，2 天来阴道持续流液，阴道检查触不到前羊水囊，液体不断从宫流出，临床诊断为胎膜早破。

1. 此孕妇不可能出现的并发症是（　　）。

A. 胎儿窘迫

B. 早产

C. 流产

D. 宫腔感染

E. 脐带脱垂

2. 下列各项中，不能预防该孕妇胎膜早破发生的是（　　）。

A. 妊娠最后 2 个月禁止性生活

B. 加强产前检查

C. 孕期活动适度

D. 及时纠正异常胎位

E. 胎位异常应休息，不予灌肠

第十章
异常产褥

学习目标

1. 了解产褥感染的病因。
2. 熟悉产褥感染的临床表现、诊断依据和治疗原则。
3. 掌握产后抑郁症的病因及护理方式。

预习案例

产妇王女士，产后1天，会阴切口处疼痛剧烈并有肛门坠胀感，体温37℃，她可能存在的护理问题有哪些?

思考

1. 产褥感染是由什么引起的?
2. 制订产褥期妇女的护理方案。

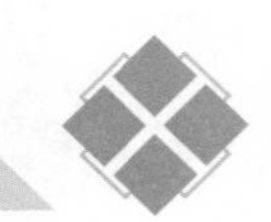

产褥期即俗称的坐月子。新中国成立以前，农村中就认为产后坐月子的时间为1个月，产后休息满1个月就是全部恢复了，妇女就要参加体力劳动，有不少的老年妇女患有子宫脱垂等疾病，可能就是与产后休养不足有一定关系。新中国成立以后，党和政府十分关心妇女和儿童的健康，国家颁布了《中华人民共和国母婴保护法》，对妇女产后休养假期规定为不少于98天。当然，产褥期的护理也是相当重要的。正确的护理可以避免产褥感染、产后出血以及产后抑郁症等病症的出现，也是每个护理人员应承担的责任。

第一节　产褥感染

如何预防产褥期感染

产褥感染是指分娩时及产褥期生殖道受病原体感染，引起局部和全身的炎性应化。发病率为1%～7.2%，是产妇死亡的四大原因之一。产褥病率是指分娩24小时以后的10日内用口表每日测量4次，体温有2次达到或超过38℃。由此可见，产褥感染与产褥病率的含义不同。虽然造成产褥病率的原因以产褥感染为主，但也包括产后生殖道以外的其他感染与发热，如泌尿系感染、乳腺炎、上呼吸道感染等。

一、病因

（一）感染源

1. 自身感染　病原体来自产妇本人即为自身感染。正常生育年龄的妇女和妊娠期妇女的阴道内有大量细菌寄生，但多数不致病；分娩后，机体内环境发生改变，有报道剖宫产可引起生殖道菌群的改变，则这些细菌可能致病。其他如寄生在呼吸道、消化道、泌尿道、皮肤的细菌，或身体某个部位感染灶的病原菌，均可经血行扩散到生殖道，另外也可能是由于生殖道本身的炎性病灶于产后扩散所致。

2. 外源性感染　由外界的病原菌进入产道引起的感染即为外源性感染。如医务人员患上呼吸道感染或是上呼吸道带菌者，可通过飞沫将病菌播散到空气中，从而感染产妇；接生的医务人员无菌操作制度不严，或医疗器械、敷料灭菌消毒不够，细菌通过直接接触或通过操作人员的手进入产妇产道引起感染，另外临近分娩前或产后不注意卫生，也可使外界病原体入侵机体导致感染。

（二）感染诱因

女性生殖道有一定的自我防御功能，如阴道内的自净作用、宫颈黏液栓和羊水中的抗菌物质对病原体均有一定的防御作用。只有在机体局部或全身免疫功能低下，抵抗疾病能力减弱时，病原体才可能入侵致病或增加感染程度。

（1）孕期贫血、营养不良、患有慢性病、生殖道感染或临产前不洁性交史，都会增加感染机会。

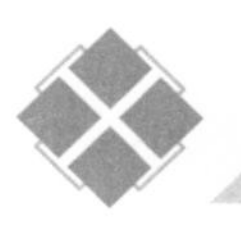

（2）胎膜早破：完整的胎膜是阻止病菌入侵的重要屏障。胎膜破裂是引起阴道内病原体上行性感染最常见的原因，研究发现胎膜破裂的时间与感染的发生有着密切关系。据报道，足月妊娠时因胎膜破裂12～14小时引起羊膜炎、绒毛膜炎的发生率为6%，若破膜>24小时则发生率上升至26%。

（3）产程因素：临床工作中发现产程延长、肛诊或阴道检查次数过多均可引起羊膜腔感染，所以增加了产褥感染机会。

（4）产科手术操作：经阴道的手术操作，如人工破膜术、阴道检查术、胎儿吸引术、产钳助产术、人工剥离胎盘术、产道撕裂缝合术等均增加了细菌侵入机体上行性感染的机会。剖宫产后并发子宫内膜炎的发病率高于阴道分娩的20倍。

二、临床表现

发热、腹痛和异常恶露是最主要的临床表现。由于机体抵抗力不同、炎症反应的程度、范围和部位的不同，临床表现有所不同。根据感染发生的部位将产褥感染分为以下几种类型。

（一）急性外阴、阴道、宫颈炎

常由于分娩时会阴损伤或手术产、孕前有外阴阴道炎者而诱发，表现为局部灼热、坠痛、肿胀，炎性分泌物刺激尿道可出现尿痛、尿频、尿急。会阴切口或裂伤处缝线嵌入肿胀组织内，针孔流脓。阴道与宫颈感染者其黏膜充血水肿、溃疡、化脓，日久可致阴道粘连甚至闭锁。如阴道前壁黏膜受压严重过久伴有感染，可使组织大片坏死脱落，形成膀胱阴道瘘或尿道阴道瘘。病变局限者，一般体温不超过38℃，病情发展可向上或宫旁组织，导致盆腔结缔组织炎。

（二）剖宫产腹部切口、子宫切口感染

剖宫产术后腹部切口的感染多发生于术后3～5天，局部红肿、触痛、组织侵入有明显硬结，并有浑浊液体渗出，伴有脂肪液化者其渗出液可呈黄色浮油状，严重患者组织坏死、切口部分或全层裂开，伴有体温明显升高，超过38℃。

（三）急性子宫内膜炎、子宫肌炎

急性子宫内膜炎、子宫肌炎为产褥感染最常见的类型，由病原体经胎盘剥离面侵犯至蜕膜所致者为子宫内膜炎，侵及子宫肌层者为子宫肌炎，两者常互相伴随。临床表现为产后3～4天开始出现低热、下腹疼痛及压痛、恶露增多且有异味，如早期不能控制，病情加重出现寒战、高热、头痛、心率加快、白细胞及中性粒细胞增高，有时因下腹部压痛不明显及恶露不一定多而容易误诊。当炎症波及子宫肌壁时，恶露反而减少，异味也明显减轻，容易误认为病情好转。感染逐渐发展可于肌壁间形成多发性小脓肿，B超显示子宫增大复旧不良、肌层回声不均并可见小液性暗区，边界不清。如继续发展，可导致败血症甚至死亡。

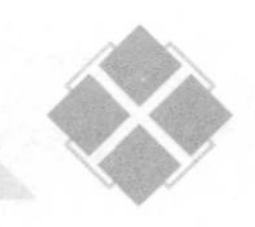

（四）急性盆腔结缔组织炎、急性输卵管炎

多继发于子宫内膜炎或宫颈深度裂伤，病原体通过淋巴道或血行侵及宫旁组织，并延及输卵管及其系膜。临床表现主要为一侧或双侧下腹持续性剧痛，妇检或肛查可触及宫旁组织增厚或有边界不清的实质性包块，压痛明显，常常伴有寒战和高热。炎症可在子宫直肠窝积聚形成盆腔脓肿，如脓肿破溃则向上播散至腹腔。如侵及整个盆腔，使整个盆腔增厚呈巨大包块状，不能辨别其内各器官，整个盆腔似乎被冻结，称为“冰冻骨盆”。

（五）急性盆腔腹膜炎、弥漫性腹膜炎

炎症扩散至子宫浆膜层，形成盆腔腹膜炎，继续发展为弥漫性腹膜炎，出现全身中毒症状：高热、寒战、恶心、呕吐、腹胀、下腹剧痛，体检时下腹明显压痛、反跳痛。产妇因产后腹壁松弛，腹肌紧张多不明显。腹膜炎性渗出及纤维素沉积可引起肠粘连，常在直肠子宫陷凹形成局限性脓肿，刺激肠管和膀胱导致腹泻、里急后重及排尿异常。如病情不能彻底控制可发展为慢性盆腔炎。

（六）血栓性静脉炎

细菌分泌肝素酶分解肝素导致高凝状态，加之炎症造成的血流淤滞静脉脉壁损伤，尤其是厌氧菌和类杆菌造成的感染极易导致两类血栓性静脉炎。研究显示，妊娠期抗凝蛋白缺陷与静脉血栓栓塞的形成密切相关，先天性抗凝蛋白如蛋白C、蛋白S、抗凝血酶Ⅲ的缺陷为其因素之一。常见的发生部位有盆腔、下肢和颅内等。

（1）盆腔血栓性静脉炎常累及卵巢静脉、子宫静脉、髂内静脉、髂总静脉及下腔静脉，多为单侧，多发生在产后1～2周，与产妇血液呈高凝状态和产后卧床过久有关。临床表现为继子宫内膜炎之后出现寒战、高热，且反复发作，可持续数周，诊断有一定的困难。

（2）下肢血栓性静脉炎病变多位于一侧股静脉和腘静脉及大隐静脉，表现为弛张热，下肢持续性疼痛，局部静脉压痛或触及硬索状包块，血液循环受阻，下肢水肿，皮肤发白，称为股白肿。可通过彩色多普勒超声血流显像检测出。

（3）颅内血栓性静脉炎预计每10万例分娩中，发生中风的危险性为13.1人次，发生颅内静脉血栓的危险性为11.6人次，其密切相关因素为剖宫产，水、电解质、酸碱平衡紊乱，妊高征。MRI和经颅彩色多普勒有助于诊断。

（七）脓毒血症及败血症

病情加剧细菌进入血液循环引起脓毒血症、败血症，尤其是当感染血栓脱落时可致肺、脑、肾脓肿或栓塞死亡。

三、诊断

凡是产后出现持续性发热、局部红肿、压痛、恶露异常者，应考虑产褥感染的存

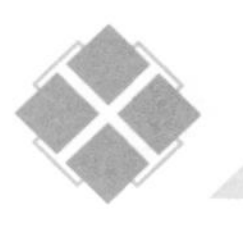

在，并详细询问病史，认真进行全身及局部体检注意有无引起感染的诱因，排除可致产褥病率的其他因素或切口感染等。

（1）查血尿常规、CRP、ESR则有助于早期诊断。急性期取分泌物做鉴定，病原体种类对确诊和治疗极其重要，可在消毒阴道与宫颈后，用棉拭子通过宫颈管取宫腔分泌物，为保证标本的可靠性，需在拭子外面加一套管。另外还可经阴道后穹窿穿刺取直肠子宫陷凹分泌物或脓液。

（2）通过仔细全面体检，双合诊及三合诊，可触及增粗的输卵管或盆腔脓肿包块，诊断不难。必要时可进行B超、彩色多普勒、CT、MRI等对其炎性包块、脓肿进行定性定位检测。近年来非介入性检查，如多普勒彩色超声、CT及磁共振成像，已逐渐取代了静脉造影，并已广泛应用。

四、治疗方案

应积极处理，切勿耽搁时机，否则病情加剧随时可致患者中毒性休克、多脏器功能衰竭而死亡。治疗原则是抗感染为主，辅以整体护理、局部病灶处理、手术或中药等治疗。

（一）一般治疗

半卧位以利脓液流于陶氏腔，使之局限化。进食高蛋白、易消化的食物，多饮水，补充维生素、纠正贫血、水电解质紊乱。发热者以物理退热方法为主，高热者酌情给予50～100mg双氯灭痛栓塞肛门退热，一般不使用安替比林退热，以免体温上升。重症患者应少量多次输新鲜血或血浆、白蛋白，以提高机体免疫力。

（二）药物治疗

1. 抗感染治疗　首选广谱高效抗生素，如青霉素、氨苄青霉素、头孢类或喹喏酮类抗生素等，必要时进行细菌培养及药物敏感试验，应用相应的有效抗生素。近年来由青霉素派生合成的广谱抗生素羟氨苄青霉素与β-内酰胺酶抑制剂的复合制剂，其效率显著高于普通的青霉素。同时应注意需氧菌与厌氧菌以及耐药菌株的问题，可采用甲硝唑、替硝唑抗厌氧菌治疗。对于青霉素过敏者，可采用克林霉素，克林霉素对厌氧菌也有较好的抗菌作用。病情危重者可短期加用肾上腺皮质激素，以提高机体的应急能力。

2. 血栓性静脉炎的治疗　以往发生过血栓栓塞性疾病的妇女，妊娠过程中静脉血栓的发生率为4%～15%。因此，对既往有血栓栓塞史，特别是有易栓倾向的妇女（蛋白C、蛋白S、抗凝血酶Ⅲ缺陷），整个孕期应给予肝素预防治疗，并监测APTT。产后在抗感染同时，加用肝素，维持4～7日。也可加用活血化瘀中药以及溶栓类药物。如化脓性血栓不断扩散，可结扎卵巢静脉、髂内静脉，或切开病灶静脉直接取出栓子，严密观察血栓的发展变化，防止肺栓塞的发生，妊娠期及产褥期合并静脉血栓，经过正确诊断并积极治疗，通常预后较好。

3. 尿激酶　尿激酶为近年治疗血栓栓塞的有效药物，它可直接催化纤溶酶原转化

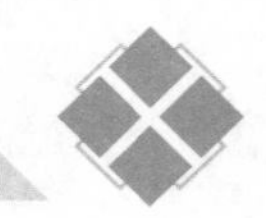

成纤溶酶，降解已形成的纤维蛋白，发挥溶栓作用。溶栓治疗强调尽量早期进行，因为新鲜血栓较易溶解，同时可减轻组织的不可逆性缺血性损害。由于各种溶栓药物均有引起出血的危险，因此，孕期溶栓应谨慎，在溶栓治疗的24小时内应避免其他创伤性操作或手术。溶栓同时给予抗凝治疗，可以有效地预防血管再度闭塞的发生。对有抗凝禁忌的患者，或有下肢血栓广泛形成，出现肺栓塞的危险时，可采用手术取栓。

（三）手术治疗

1. 局部病灶的处理　有宫腔残留者应予以清宫，对外阴或腹壁切口感染者可采用物理治疗，如红外线或超短波局部照射，有脓肿者应切开引流，盆脓肿者行阴道后穹窿穿刺或切开引流，并取分泌物培养及药物敏感试验。

2. 严重的子宫感染　经积极的抗感染治疗无效，病情继续扩展恶化者，尤其是出现败血症、脓毒血症者，应果断及时地行子宫全切术或子宫次全切除术，以清除感染源，拯救患者的生命，切不可为保留子宫而贻误时机。

第二节　晚期产后出血

晚期产后出血指分娩24小时后，在产褥期内发生的子宫大量出血，出血量超过500mL。产后1～2周发病最常见，也有迟至产后6周发病。又称产褥期出血。晚期产后出血发病率的高低与产前保健及产科质量水平密切相关。近年来，随着剖宫产率的升高，晚期产后出血的发生率有上升趋势。

一、病因

（一）胎盘、胎膜残留

多发生在产后10天左右。残留的胎盘组织变性、坏死及机化，形成胎盘息肉，当坏死组织脱落时，暴露基底部血管，引起大量出血。其表现为血性恶露持续时间延长，以后反复出血或突然大出血。检查发现子宫复旧不全，宫口松弛，有时可触及残留组织。

（二）蜕膜残留

蜕膜多在产后1周内脱落，并随恶露排出。若蜕膜剥离不全，长时间残留，也可影响子宫复旧，继发子宫内膜炎症，引起晚期产后出血。临床表现与胎盘残留不易鉴别，宫腔刮出物病理检查可见坏死蜕膜，混以纤维素、玻璃样变的蜕膜细胞和红细胞，但不见绒毛。

（三）子宫胎盘附着面感染或复旧不全

子宫胎盘附着面血管在分娩后即有血栓形成，继而血栓机化，出现玻璃样变，导致血管上皮增厚，管腔变窄、堵塞。胎盘附着部边缘有内膜向内生长，底蜕膜深层的残留

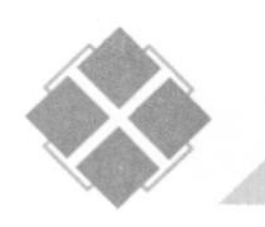

腺体和内膜亦向内生长，使子宫内膜得以修复，此过程需6～8周。因胎盘附着面感染、复旧不全引起的出血，多发生在产后2周左右，表现为阴道突然大量流血，检查发现子宫大而软，宫口松弛，阴道及宫口有血块堵塞。

（四）剖宫产术后子宫伤口裂开

多见于子宫下段横切口两侧端。近年来，由于子宫下段横切口的剖宫产广泛开展，而有关横切口裂开引起大出血的报道屡见不鲜，因此，应引起高度重视。

（五）其他

产后子宫滋养细胞肿瘤、子宫黏膜下肌瘤等均可引起晚期产后出血。

二、症状体征

多表现为产后恶露不净，有臭味，反复或突然阴道大出血，可导致贫血、休克甚至危及生命。

（一）胎盘残留

第三产程处理不当，过早牵拉娩出胎盘，如有大块胎盘缺损或副胎盘残留在宫腔内而未能及时发现，残留的胎盘组织发生变性、坏死、机化，形成胎盘息肉。当其坏死脱落时，其基底部血管破裂出血。临床表现常为红色恶露时间延长，反复出血甚或突然大出血、失血性休克，多发生于产后10天左右。妇科检查发现子宫复旧不全，宫口松弛，有时可见残留组织堵塞宫口。患者可伴有发热，B型超声检查显示子宫内膜线不清，宫腔内有强光团回声，有时可见暗区间杂其中，宫腔刮出物病理检查有绒毛组织。

（二）胎膜残留

胎膜残留也可引起晚期产后出血，但主要表现为持续性红色恶露时间过长，大出血少见。妇科检查发现子宫复旧不良，B型超声检查显示子宫内膜线不清，宫腔内有细小强光团回声。宫腔刮出物病理检查有胎膜组织。

（三）蜕膜残留

正常蜕膜组织多于产后1周内脱落并随恶露排出。子宫畸形如双子宫、双角子宫等，蜕膜容易剥离不全而长时间残留，影响子宫复旧，容易继发子宫内膜炎，导致晚期产后出血，好发于产后2周左右。临床表现不易与胎膜残留相鉴别。B型超声检查显示子宫内膜线不清，宫腔内可能有细小光团回声或液性暗区。宫腔刮取物病理检查仅见玻璃样变性的蜕膜细胞和红细胞等，但不见绒毛。

（四）胎盘附着部位子宫复旧不全或子宫内膜修复不全

子宫胎盘附着部位血管在胎盘排出后即有血栓形成，其后血栓机化，透明样变，血管上皮增厚，管腔狭窄、堵塞。胎盘附着部位边缘的子宫内膜向内生长，底蜕膜深层

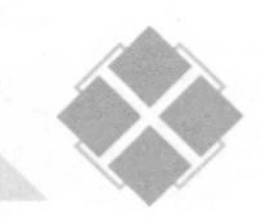

的残留腺体和内膜重新生长，使子宫内膜正常修复，该过程需6～8周。如该部位发生感染，血栓脱落，血窦重新开放可以导致大出血。常发生于产后2～3周，妇科检查可见子宫增大、软，宫口松弛，有时可见大量血块堵塞，按摩子宫则有陈旧性血液及凝血块排出。B型超声检查显示子宫内膜线不清，无第三产程胎盘胎膜残留病史，宫腔内无组织回声。刮出物无胎盘绒毛，蜕膜或肌层内仍保持大小不等的管腔，提示内膜修复过程受阻，再生内膜及肌层有炎症反应。

（五）剖宫产术后子宫切口裂开

多见于子宫下段剖宫产横切口的两侧端。造成切口裂开的原因有以下几种。

1. 切口感染　子宫下段横切口距离阴道近，手术操作失血及术后出血，胎膜早破、产程延长等诱因引起切口及周围感染，组织坏死脱落，血管开放而大出血。切口裂开后加重感染，二者互为因果，互相影响使切口难以愈合，如无菌操作不严格更易如此。

2. 切口选择不当　当切口过低时，由于接近宫颈外口，此处组织结构以结缔组织居多，愈合能力差；而切口位置过高时，位于解剖学内口处，切口上缘为宫体组织，收缩力和缩复力强，胎儿娩出后变厚变短，下缘为宫颈组织，缩复力差，薄而长，缝合时创面对合不良易导致愈合不佳。由于妊娠子宫多右旋，切开时易偏左容易损伤左侧子宫血管。

3. 缝合不当　切缘对合不良，操作粗暴，活动性出血的血管缝扎不紧，尤其是切口两侧角部血管未能缝扎住导致血肿形成；缝线过松或打结过松不能有效压迫血管，缝线打结过紧将血管与组织割断，缝扎组织过多或过稀，肠线过粗及结头过多，子宫全层穿透缝合等都将影响切口愈合而导致出血。

切口裂开患者常表现为术后3周左右突然发生的无痛性大量阴道流血，并反复发作，短时间内患者陷于休克状态。检查时阴道及宫颈管内有血块，宫颈外口松弛，有时可在子宫下段切口处触及凹陷、突起或血块，此时切勿强行撕拉或触摸“异物”，否则可导致难以控制的大出血。

（六）其他

胎盘部位滋养细胞肿瘤、子宫黏膜下肌瘤、子宫内膜息肉、宫腔内异物、宫颈糜烂、宫颈恶性肿瘤等，均可能引起晚期产后出血。诊断依靠妇科检查、血或尿hCG测定，X线或CT检查，B型超声检查及宫腔刮出物病理检查等。

三、诊断

根据病史、临床表现、体征和辅助检查即可做出诊断，具体诊断标准包括以下几点。

（1）分娩24小时后产褥期内发生子宫出血表现为产后恶露不净，血色由暗转红，伴感染时有臭味出血，血量少或中等，一次大量出血时可伴凝血块，出血多时患者休克。

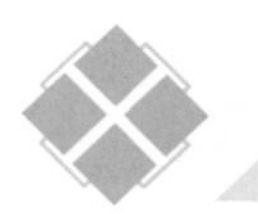

（2）有下腹痛、低热或产后低热史。

（3）子宫稍大而软，伴感染时子宫或切口处有压痛，切口处血肿形成可及包块，宫口松弛，有时可触及残留的胎盘组织。

（4）血常规显示有贫血及感染。

（5）B超检查提示宫腔内有残留组织，或剖宫产术后子宫下段切口血肿，愈合不良或子宫发现肿瘤病灶。

四、治疗方案

要针对不同原因引起的产后出血而采取相应的措施。既往多首选刮宫，近年来主张对于出血量少或中等的病例，除外产道损伤或肿瘤，B超显示无明显组织残留，可先用宫缩剂（缩宫素及前列腺素）及抗生素保守治疗。必要时可用雌激素促进子宫内膜修复。若子宫腔内有组织残留，可先用抗生素，48～72小时后清宫，术后继续用抗生素及宫缩剂治疗。对剖宫产术后子宫切口愈合不良的处理如下。

1. 保守治疗　补液、抗炎、止血、纠正贫血，改善全身状况，部分裂开的切口有可能愈合。

2. 手术　若裂开的切口周围组织血运较好，可行扩创清除坏死组织，形成新鲜创面，重新缝合。若剖腹探查时发现子宫切口糜烂，组织脆，提拉宫底时下段横切口自行裂开，上下段分离，则应果断行全子宫切除术，同时抗炎、输血、纠正休克。

第三节　产后抑郁症

产后抑郁症是什么原因导致的?

产后抑郁症是指产妇在分娩后出现以抑郁、悲伤、沮丧、哭泣、易激怒、烦躁，甚至有自杀或杀婴倾向等一系列症状为特征的心理障碍，是产褥期精神综合征中最常见的一种类型。通常在产后2周出现，其病因不明，可能与遗传、心理、分娩及社会因素有关。

一、病因

引起产后抑郁症的病因比较复杂，一般认为是多方面的，但主要认为产后神经内分泌的变化和社会心理因素与本病发生有关。

（一）生物学方面

妊娠后期体内雌激素、黄体酮显著增高，皮质类固醇、甲状腺素也有不同程度增加，分娩后这些激素突然迅速撤退，黄体酮和雌激素水平下降，导致脑内和内分泌组织的儿茶酚胺减少，从而影响高级脑活动。

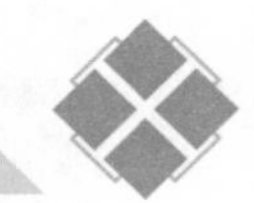

（二）社会因素

家庭经济状况、夫妻感情不和、住房困难、婴儿性别及健康状况等都是重要的诱发因素。

（三）产妇心理因素

对母亲角色不适应、性格内向、保守固执的产妇好发此病。

二、临床表现

依据产后抑郁症的定义，包含产后1年内发病的所有抑郁症，但大多数产后抑郁症发生在产后最初的3个月内。产后抑郁症的主要症状为情绪低落、落泪和不明原因的悲伤。但易激惹、焦虑、害怕和恐慌等症状在患抑郁症的产母也很常见。缺乏动力和厌烦情绪也是重要的相关症状。产后抑郁症的主动神经系统症状包括食欲低下、体重减轻、早睡、疲倦和乏力，还可有便秘。在认知方面，产后抑郁症可引起注意力不集中、健忘和缺乏信心。较严重的病例还可有自尊心减低、失望感和自觉无用感等表现。对这类病例，应询问其有无自杀的企图。产后抑郁症的主要表现是抑郁，多于产后2周发病，于产后4～6周症状明显。

三、诊断

（一）诊断标准

产后妇女心理比较脆弱，其特殊的心态是暂时的，随时变化的，可表现为产后抑郁状态，严重的可以做出极端行为即自杀，甚至扩大自杀（与子女、伴侣一起自杀），所以进行正确的诊断非常重要。

1. 好发因素　Posner等研究表明有如下几种状况者应引起医师的注意，此类孕妇易发生产后抑郁症。

（1）<20岁。

（2）未婚。

（3）不熟知医学知识。

（4）来自有多个兄弟姊妹的家庭。

（5）儿童或少年期与父母双方或一方分离。

（6）儿童期很少受到父母支持与关爱。

（7）成年期很少得到父母支持。

（8）与丈夫或男友的关系不好，感情淡。

（9）在住房或收入方面有经济困难。

（10）对受教育的程度不满。

（11）过去或现在有情感问题。

（12）自卑，自信心不够强大。

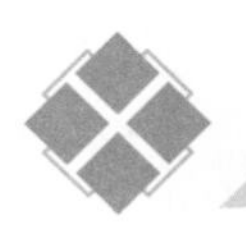

此外，对围生儿死亡的家庭来说，母亲产后抑郁更为常见，也更加严重。

2. 病史　应注意患者的年龄，孕、产次，分娩史，有无经前期紧张症，产后抑郁症史，家族史，孕产期合并症或并发症，孕产期情绪紧张等影响正常精神状态的因素以及本次是否为首次发病，发病时间等病史，再次妊娠复发产后抑郁风险很高（50%～100%），非妊娠期有抑郁史的患者发生产后抑郁的危险是20%～30%，因此在询问产前病史时询问心理疾病史是很重要的，对有可能发生产后抑郁的高危孕妇进行产前筛查需要有一定的询问技巧，一般医师询问产前病史，问及这些危险因素时，应该像问“你好吗”一样自然随意较好。

3. 临床表现　常在产后第3天后开始出现失眠，焦虑，烦躁，伤心流泪，处理事情的能力低，精神压抑，无助感，沮丧，悲观失望，对生活失去信心，害羞，孤独，对身边的人充满敌意和戒心，与丈夫和家人的关系协调方面出现障碍，常伴有头痛，食欲不振，呼吸加快等。

4. 体格检查　根据体征及实验室检查无特异性阳性发现。

5. 心理测试　对产后抑郁的筛查并无特定的问卷，但是在产科工作中常用于产后抑郁辅助诊断有如下几种量表。

（1）爱丁堡产后抑郁量表。

（2）抑郁自评量表。

（3）汉姆顿抑郁量表。

（4）90项症状自评量表。

目前应用较多的是Cox等设立的爱丁堡产后抑郁量表EPDS，该表包括10项内容，于产后6周进行，每项内容分4级评分（0～3分），总分相加≥13分者可诊断为产后抑郁症。将每题的记分相加为总记分，总分在12～13者可能患有不同程度的抑郁性疾病，此量表不能用于检出患有焦虑性神经症、恐怖症或人格障碍的母亲。（CoxJL，Holden JM，Sagovsky R.1987）贺晶等人采用抑郁自评量表与汉姆顿抑郁量表相结合进行诊断，抑郁自评量表概括有20个症状：忧郁，症状晨重晚轻，易哭，睡眠障碍，食欲减退感，性兴趣减退感，体重减轻感，便秘感，心悸感，易倦感，思考困难感，能力减退感，不安感，绝望感，易激惹，决断困难感，无用感，生活空虚感，无价值感，兴趣丧失感。

6. 甲状腺功能的影响　产后甲状腺功能低下的症状包括轻度烦躁，因此，产后抑郁的患者应该检查甲状腺功能。

（二）鉴别诊断

主要与产褥期精神病相鉴别，产褥期精神病是与产褥期有关重要的精神和行为障碍，绝大多数发生在分娩后头2周，但是在产后6周内任何程度的精神病均可能发生，其临床特征为精神错乱，急性幻觉和妄想，抑郁和狂躁交叉的多形性病程及症状易变性，产褥期精神病以分娩后7天内并发者最多，主要发生于高龄初产妇，多子女，低社会经济阶层妇女，对具有上诉病因，诱因和症状的患者，应请精神科医师会诊协助诊治，还

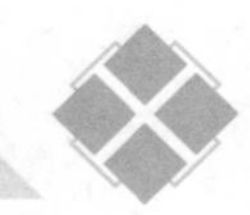

应做全身检查及实验室检查，排除和严重躯体及脑部疾病有关的精神障碍，明尼苏达多项个性调查表、90项症状自评量表、抑郁自评量表、焦虑自评量表等量表可协助了解患者的情绪状态。

四、治疗

尽可能早期识别，早期治疗，足量足疗程。轻中度抑郁可采用心理治疗，如果持续两周，且症状越来越重，一定要采用药物治疗或药物治疗合并心理治疗。

（一）药物治疗

（1）抗抑郁药提高情绪。一般来说，新型抗抑郁药，疗效好、副反应小、耐受性好，使用安全和方便。5-羟色胺再摄取抑制剂（舍曲林、帕罗西汀、氟西汀、氟伏沙明、西酞普兰、草酸艾司西酞普兰）；5-羟色胺和去甲肾上腺再摄取抑制剂（文拉法辛，度洛西汀）；去甲肾上腺及特异性5-羟色胺能抗抑郁药（米氮平）。

（2）镇静催眠药和抗焦虑药，如苯二氮卓类（安定等）、丁螺环酮等。

（3）需服药治疗产妇，婴儿可改用人工喂养法，尽可能避免药物影响婴儿。

（4）定期门诊复查，与医生沟通，监测病情和药物副反应，维持病情稳定。

（二）心理社会干预

负性生活事件与产后抑郁密切相关，产妇经历了孕育、分娩、照顾婴儿的几个阶段，孕产妇要面临生活方式和心理模式的重大改变，要面对更多的心理社会和婚姻问题。

（1）向患者和家属宣传妊娠、分娩、育婴和孕产妇疾病知识，减轻孕产妇对妊娠、分娩和育婴的紧张恐惧心理，争取家属的支持帮助。

（2）识别和改善患者不良的认知模式、情绪与行为模式，如对人、对事、对己、对社会过度从否定、悲观、负面的角度看问题，自卑或自尊心过强，在挫折和困难面前不能对自身和周围环境做出客观评价。

（3）培养乐观、积极、健康的性格，引导患者采用积极的认知模式、情绪和行为模式，提高对环境的适应能力，避免不良的行为模式，如冲动盲目、不顾后果，孤僻离群、独处索居，缺乏必要的沟通和社会交往等。

（4）调整婚姻家庭中不利的心理因素，提供危机干预。

（5）产妇自己做好生活方式调适和心理调适，配偶和家人要多给予理解、关心和支持，共同采取积极的应对模式，尽量避免和减低不良应激的影响，使产妇保持良好的心态。

（三）治疗疗程

（1）急性治疗期主要治疗控制焦虑抑郁等症状，疗程一般为6～8周；

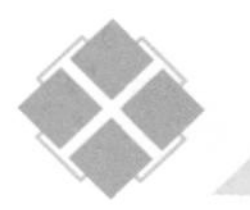

（2）巩固治疗期主要巩固急性期治疗效果，防止症状波动，疗程一般为4～6月，药物剂量一般维持原剂量不变。

（3）维持治疗期主要防止复发，维持治疗应持续多久尚无定论，维持治疗的药物剂量和用药持续时间根据患者具体情况而定，因人而异，治疗方案应个体化。停药时，药物剂量边观察边减少，逐渐停药。

五、预防

按照各个产妇心理因素或针对其危险因素进行心理干预，将有助于减少产后抑郁症的发生。

（1）加强孕期保健，重视孕妇心理卫生的咨询与指导，对不良个性、既往有产后抑郁症史或家族史、筛查出有精神症状的高危孕妇进行监测和必要的干预。重视办好孕妇学校，鼓励孕妇及其丈夫一起来上课，学习认识妊娠和分娩的相关知识，了解分娩过程及分娩时的放松技术与助产人员的配合，消除其紧张、恐惧的消极情绪。

（2）改善分娩环境，建立家庭化分娩室，以替代以往封闭式的产房，提高产妇对分娩自然过程的感悟。开展导乐式分娩，临产后有丈夫或其他亲人陪伴，可减少其并发症及心理异常的发生。

（3）重视产褥期保健，尤其要重视产妇心理保健。对分娩时间长、难产或有不良妊娠结局的产妇，应给予重点心理护理，注意保护性医疗，避免精神刺激。实行母婴同室、鼓励指导母乳喂养，并做好新生儿的保健指导工作，减轻产妇的体力和心理负担，辅导产妇家属共同做好产褥期产妇及新生儿的保健工作。对以往有精神抑郁史或出现有情绪忧郁的产妇要予以足够的重视，及时发现识别，并给予适当的处理，防止产后忧郁症的发生。

（4）围生期的保健工作应注意主动医疗服务，掌握孕产妇心理学特点和心理咨询技巧，提高服务技能和质量。要重视社区围生期孕产妇的心理保健工作。

【案例评析】

27岁产褥妇，产后8日，发热、腹痛5日入院。体温39.2℃，血压90/60mmHg，急性痛苦病容，下腹压病。妇科检查：子宫如妊娠4个月大，触痛明显。子宫右侧触及有压痛实性肿块。

解析　本例应诊断为急性盆腔结缔组织炎：患者可出现持续高热、寒战、腹痛、腹胀，检查下腹部有明显压痛、反跳痛及腹肌紧张，宫旁组织增厚，有时可触及肿块，肠鸣音减弱甚至消失；患者白细胞持续升高，中性粒细胞明显增加。

思考与训练

一、名词解释

1. 产褥感染
2. 产褥病率
3. 晚期产后出血

二、选择题

（一）A1 型题

1. 导致产褥病率的主要原因是（ ）。
   A. 手术切口感染
   B. 乳腺炎
   C. 上呼吸道感染
   D. 泌尿系统感染
   E. 产褥感染
2. 产褥感染的概念是（ ）。
   A. 分娩时生殖道受病原体感染，引起局部和全身的炎性变化
   B. 产褥期生殖道受病原体感染，引起局部和全身的炎性变化
   C. 分娩时及产褥期生殖道受病原体感染，引起局部和全身的炎性变化
   D. 分娩时及产褥期生殖道受病原体感染，引起局部炎性变化
   E. 分娩时生殖道受病原体感染，引起全身的炎性变化
3. 产褥感染最常见的是（ ）。
   A. 急性子宫内膜炎
   B. 腹膜炎
   C. 急笥输卵管炎
   D. 栓塞性静脉炎
   E. 急性盆腔结缔组织炎
4. 产褥感染的护理不妥的是（ ）。
   A. 防止交叉感染，进行床边隔离
   B. 产妇平卧，臀部抬高
   C. 体温超过 38℃应停止哺乳
   D. 保证营养摄入
   E. 保持外阴清洁

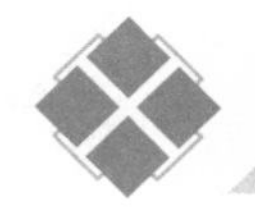

5. 下列不是产褥感染原因的是（　　）。
A. 产道本身存在细菌
B. 妊娠末期性交、盆浴
C. 医务人员的手、呼吸道以及各种手术器械的接触
D. 缩宫素的使用
E. 产程延长及手术助产

6. 产后如会阴切口处疼痛剧烈或有肛门坠感应怀疑（　　）。
A. 会阴部伤口血肿
B. 会阴部伤口水肿
C. 产后出血
D. 胎盘残留
E. 体位不妥

7. 有关急性子宫内膜炎、子宫肌炎的说法，正确的是（　　）。
A. 一般在产后 3 ～ 7 天出现症状
B. 又称股白肿
C. 最为常见的感染
D. 产后 1 ～ 2 周出现弛张热、下腹疼痛和压痛
E. 产后 7 ～ 14 天出现症状

8. 引起产褥感染最常见的致病菌是（　　）。
A. 大肠杆菌
B. 厌氧性球菌和杆菌
C. 葡萄球菌
D. 溶血性链球菌
E. 混合感染

9. 产褥感染最常见的是（　　）。
A. 急性子宫内膜炎
B. 急性输卵管炎
C. 急性盆腔结缔组织炎
D. 盆腔腹膜炎
E. 血栓性下肢静脉炎

10. 产褥感染患者应取正确体位是（　　）。
A. 平卧位
B. 侧卧位
C. 头低足高位
D. 半卧位
E. 随意体位

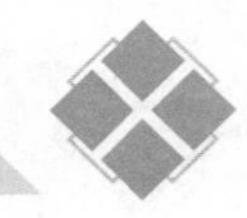

（二）A2 型题

1. 某产妇，产后 4 天，体温 38℃，双乳稍胀，无明显压痛，子宫脐下 2 指，轻压痛，恶露多而混浊，有臭味。余无异常发现。首先考虑的疾病为（　　）。

A. 子宫内膜炎

B. 产后宫缩痛

C. 乳房炎

D. 急性盆腔结缔组织炎

E. 慢性盆腔炎

2. 产后 6 天，腹痛，发热 39℃，恶露混浊有臭味，检查子宫复旧不佳，有压痛。乳房胀痛，该产妇最大可能是（　　）。

A. 上呼吸道感染

B. 乳胀

C. 乳腺炎

D. 泌尿道感染

E. 产褥感染

3. 初产妇，35 岁。孕足月分娩，会阴侧切一男婴，产后第 3 天，会阴伤口有红肿，查伤口无分泌物，无压痛，对该产妇会护理措施，正确的是（　　）。

A. 保持会阴清洁干燥

B. 坐浴 2 次 / 日

C. 半卧位

D. 局部紫外线照射

E. 用苯扎溴铵（新洁尔灭）棉球擦洗会阴 3 次 / 日

三、简答题

1. 晚期产后出血的病因有哪些？

2. 产褥感染中的抗感染药物有哪些？

四、案例分析

某产妇，28 岁，自然分娩，产后 3 天突然畏寒，高热达 40℃，恶心、呕吐，下腹剧痛，有压痛及反跳痛、腹肌紧张感，请列出最可能的医疗诊断，可能的护理诊断及主要护理措施。

第十一章
常用助产技术

学习目标

1. 掌握几种临床常用的助产技术方法。
2. 能够描述会阴切开缝合术、胎头吸引术、低位产钳术等助产技术的适用条件及临床处理方法。
3. 能针对不同助产技术对产妇进行相应的护理。

预习案例

某产妇，27岁，会阴切开缝合后3天，会阴血肿，伴有伤口出血。

思考

1. 病症的原因是什么？
2. 制订常用助产技术产后护理计划。

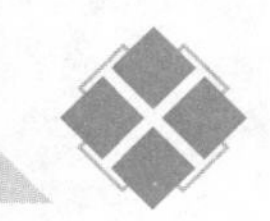

临床上常用的助产技术有哪些，在不同情况下如何选择不同的技术进行助产以及如何正确实施助产技术，这就是本章要介绍的内容。常用的助产技术包括会阴切开缝合术、胎头吸引术、低位产钳术、臀位牵引术、剖宫产术、人工剥离胎盘术等，其中会阴切开缝合术是临床最常用的助产技术。在适当的情况下选择合适的助产技术对孕妇的顺利分娩是非常重要的，助产技术也是助产学中需要掌握的基本技能。

第一节　会阴切开缝合术

会阴切开缝合术是产科最常用的手术之一，其目的是避免因自然分娩和手术造成的严重会阴裂伤，或避免因会阴过紧造成分娩受阻。切开的方式有侧切及正中切，临床上多采用侧切，对扩大阴道手术也有利，且不因切口延长而伤及直肠。其缺点是切开组织处出血较多，术后疼痛较重。正中切有可能损伤肛门括约肌甚至直肠，很少采用。

会阴切开缝合术

感染状态多出现于术后3～5天后，产妇伤口持续疼痛，或一度减轻后加重，常呈跳痛状，局部红肿，用手指按压切口有软化处，扩开即可见炎性渗出物或脓汁溢出，空腔大小、深浅不一。有些产妇虽诉伤口痛，但检查无明显异常，经用抗生素、热水坐浴等治疗仍不缓解，常于出院后不同时间来诊时发现切口局部隆起，挑开表皮见一至数个线头，清除后可痊愈。

一、会阴切开缝合术的优点

（一）防止会阴多处裂伤

即使是会阴弹性很好的产妇，分娩后多数仍然会发生会阴裂伤。虽然裂伤多数比较表浅，但至少会发生两处，大多数会发生3～4处。而且对于少数胎儿较大、生产较快的产妇，可能发生深度裂伤，如裂到肛门，甚至会影响其产后的排尿排便。而施行了会阴切开术的产妇通常不会有第二处裂伤，且切开的伤口边缘平整，缝合后的愈合效果和外观都要优于裂伤后的缝合伤口。

（二）保护阴道弹性

由于侧切伤口减轻了胎头对产道的扩张，一定程度上保护了阴道的弹性。

（三）缩短分娩进程

对于胎儿来说，会阴侧切可以缩短其娩出的时间，也就是缩短了胎儿头部在阴道口被挤压的时间，这可以减少胎儿缺氧的发生。

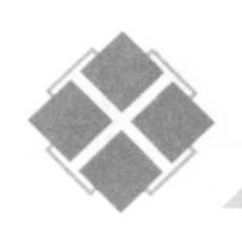

（四）会阴切开术的安全性

目前会阴切开术已经相当成熟，不会对产妇造成什么后遗影响，产妇也不必担心胎儿会因此受到伤害。

（五）术后恢复快

会阴侧切术造成的创伤很小，术后3天伤口基本就可以愈合。

二、适应证与禁忌证

（一）适应证

会阴切开缝合术适用于以下情况。

（1）会阴体过长、组织硬韧、发育不良者。

（2）初产妇行产钳、胎吸或臀位助产术时。

（3）妊娠合并心脏病、高血压、妊高征等疾病，需缩短产妇的屏气时间者。

（4）早产，胎儿宫内窘迫，巨大胎儿。

（二）禁忌证

会阴切开缝合术并无特殊禁忌证。

三、临床处理

（一）皮肤消毒

用碘伏以侧切口为中心，由里向外消毒，直径大于1cm消毒两次。

（二）麻醉

以左侧切为例，用0.5%～1%普鲁卡因20mL进行阴部神经阻滞麻醉和局部浸润麻醉。术者将左手食指放入阴道内，触清该侧坐骨棘的位置。右手持7号长针头，在左侧坐骨结节至肛门连线中点稍偏向坐骨结节处，先注射一皮丘，然后在阴道内手指的引导下，将针头刺向坐骨棘内下方，即阴部神经经过的部位。先回抽，如无回血，局部注射普鲁卡因溶液10mL，即可麻醉阴部神经。然后将针退至皮下，再向切口至会阴体方向及坐骨结节处，做扇形浸润麻醉。普鲁卡因总量应控制在40mL左右。

（三）手术

1. 会阴斜侧切开术，临床上以左侧斜切开为多

（1）切开：术者以左手中、示指伸入阴道内，撑起左侧阴道壁，右手持会阴切开剪刀或钝头直剪刀，一叶置于阴道内，另一叶置于阴道外，使剪刀切线与会阴后联合中线向旁侧呈45°角放好，于宫缩时，剪开会阴4～5cm（图11-1）。

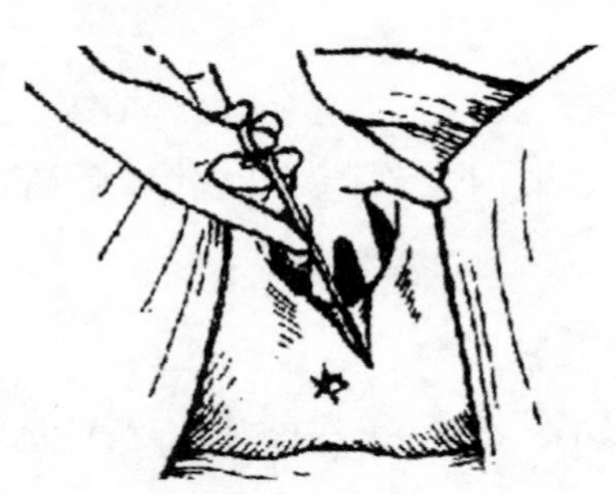

图 11-1　切开

操作要点：

①切开时间应在预计胎儿娩出前5～10分钟，不宜过早。

②剪刀应与皮肤垂直。

③如会阴高度膨隆，斜切角度宜在60°左右，否则会因角度过小，而误伤直肠或造成缝合困难。

④如为手术助产则应在导尿术前准备就绪后切开。

⑤切开后应立即用纱布压迫止血，如有小动脉出血应用钳夹结扎止血。

（2）缝合：缝合前应在胎盘、胎膜完全娩出后，先检查其他部分有无裂伤，再以有带纱布塞入阴道内，以免宫腔血液流出影响手术。术毕取出，按层次缝合（图11-2）。

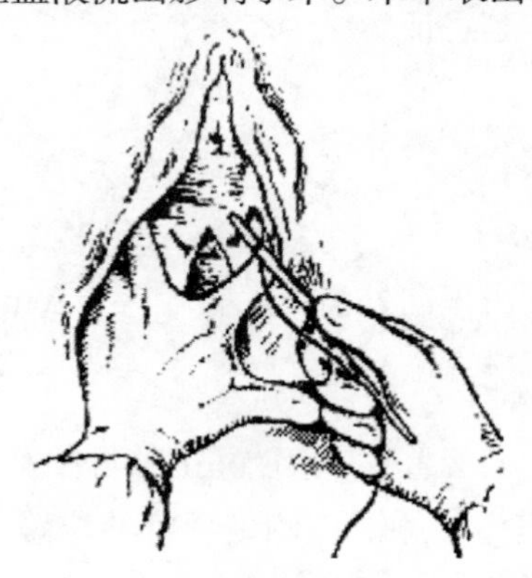

图 11-2　缝合

分娩结束后，仔细检查会阴伤口，有无深延、上延，检查阴道壁是否裂伤，有无血肿。一切正常后按解剖层次缝合。

①用生理盐水冲洗外阴及切口，重新更换无菌手套，铺接生巾（遮住肛门）。

②阴道放入尾纱，从切口顶端上方超过0.5cm处开始缝合，用圆针和肠线间断或连续缝合阴道黏膜至处女膜内缘处打结，注意将两侧处女膜的切缘对齐。

③用肠线间断缝合肌层，严格止血，不留死腔。缝线不宜过深，防止穿透直肠黏膜。

④用碘伏消毒切口两侧皮肤，消毒时用纱布遮挡切口，以免造成产妇疼痛。用丝线间断缝合皮肤，缝线松紧度适宜，也可用肠线连续皮肤内缝合。

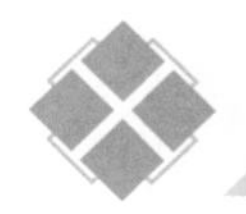

⑤缝合结束后，检查切口顶端是否有空隙，阴道内是否有纱布遗留，取出尾纱。

⑥用镊子对合表皮，防止表皮边缘内卷，影响愈合。

⑦用生理盐水将切口及周围皮肤擦净，嘱产妇向健侧卧位，保持切口局部清洁干燥。

⑧肛查：检查有无肠线穿透直肠。

⑨巡回护士将产床调节成水平位，帮助产妇放平双腿休息，注意给产妇保暖。

2. 会阴正中切开缝合术　会阴正中切开缝合术的优点是损伤组织少于斜侧切开术，出血少，易缝合，愈合佳，术后疼痛较轻；缺点是如切口向下延长可能损伤肛门括约肌甚至直肠。所以手术助产、胎儿大或接产技术不够熟练者均不宜采用。

（1）切开：局部浸润麻醉后，沿会阴联合正中点向肛门方向垂直切开，长度为2～3cm，注意不要损伤肛门括约肌。

（2）缝合：①缝合阴道黏膜：以0号铬制肠线间断缝合阴道黏膜及黏膜下组织。切勿穿透直肠黏膜，必要时可置1指于肛门内做指引。②缝合皮下脂肪及皮肤：以1号铬制肠线间断缝合皮下组织及皮肤，也可采用0号铬制肠线做皮内连续缝合，可不拆线。

（四）并发症及其处理

1. 失血　造成会阴切口出血多的原因有：①侧切或中侧切易伤及会阴动静脉，出血较正中切开多；②会阴切开较早，胎头未能压迫会阴组织者出血较多，切口大，未能立即娩出胎儿则出血尤多；③手术产引起复杂裂伤；④妊娠高血压综合征；⑤凝血机制障碍，如弥散性血管内凝血、血小板减少性紫癜等。

接产者有时将伤口出血误认为子宫收缩不良出血，以致延误救治。伤口出血一般开始于胎盘娩出前，为持续性活动性流血，与宫缩无关，给予宫缩剂无效。而子宫出血多在宫缩或用手按揉宫底时流出，常含大血块。但也有伤口流血积于阴道深部，在按压子宫时被推出。

接产者应于会阴切开后便注意伤口流血情况，有活动出血处应立即缝扎，不可一味用纱布压迫止血；胎盘娩出后应迅速缝合伤口；属凝血机制障碍者针对病因处理；因失血致休克者补充血容量纠正休克。

2. 会阴血肿　血肿发生的原因有：①漏扎回缩的血管断端；②出血点未及时缝扎，或基本操作欠正规，止血不完善；③缝针刺破组织内的血管，而当时无从发觉；④深部血管挫裂伤，血液不外流，致术时未发现。所以对血肿的预防和处理，除完善术时操作外，尚需术后严密观察，及早发现处理。

产后会阴血肿的症状主要为伤口疼痛逐渐加剧，肛门坠胀，检查局部肿胀和压痛逐渐加重，肛门指诊可及囊性肿块。

会阴血肿小，观察下不继续增大者予冷敷，给予止血药，继续增大者应拆除伤口缝线止血，并重新缝合。

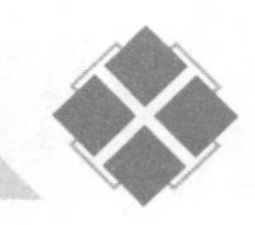

3. 切口感染　感染发生的主要原因有：①无菌操作不合要求，切口污染；②缝合技术不佳，留有死腔，或缝线过密、结扎过紧，影响血供而致组织坏死；③血肿基础上感染；产前原有阴道感染，如滴虫性阴道炎。

感染状态多出现于术后3～5天后，产妇伤口持续疼痛，或一度减轻后加重，常呈跳痛状，局部红肿，用手指按压切口有软化处，扩开即可见炎性渗出物或脓汁溢出，空腔大小、深浅不一。有些产妇虽诉伤口痛，但检查无明显异常，经用抗生素、热水坐浴等治疗仍不缓解，常于出院后不同时间来诊时发现切口局部隆起，挑开表皮见一至数个线头，清除后可痊愈。

感染早期应给予抗生素及局部热敷、坐浴或理疗，一旦发现空腔或脓肿，即应彻底扩创引流。脓腔通阴道者，应将窦道以下全部扩开，待局部清洁，长出新芽后酌情行第二次缝合。

会阴切口二次缝合可在骶麻、阴部神经阻滞麻醉或局麻下进行。先将伤口边缘修剪整齐，轻刮肉芽面造成糙面。黏膜用1-0肠线间断缝合，皮肤、皮下及肌肉用7号丝线或尼龙线间断全层，外露线段可穿一细皮管以保护皮肤。术后5～7天拆线。

（五）术后处理

（1）清洗外阴每日2次，正中切开和小型中侧切开可48小时拆线。大型中侧切72小时拆线，“8”字缝合5天拆线。查对针数。

（2）注意局部疼痛、红肿。不消毒分娩、阴道炎或伤口裂伤较重者给予抗生素。真菌性阴道炎者阴道内置制霉菌素粉末，慎用抗生素。

（3）伤口疼痛加重，肛门坠胀并局部肿胀者应及时做肛门或阴道检查，确认有无血肿。排除血肿后可予热敷、理疗或热水坐浴。

四、注意事项

（1）阴部神经阻滞麻醉。

（2）估计切开后5～10分钟内胎儿即可娩出时施术为宜。

（3）根据会阴条件、胎儿大小、是否手术助产等决定切口适当大小。

（4）切口缝合应以使解剖层次对齐、不留死腔、彻底止血和针距适中为原则。

（5）术后常规作直肠指诊，如有缝线穿透直肠壁，应拆除重缝。

第二节　胎头吸引术

胎头吸引术是通过胎头吸引器（图11-3）形成负压区，利用负压吸引原理，吸住胎头，配合宫缩，娩出胎头。

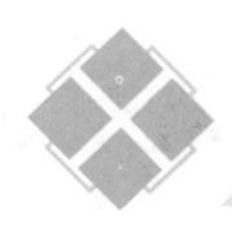

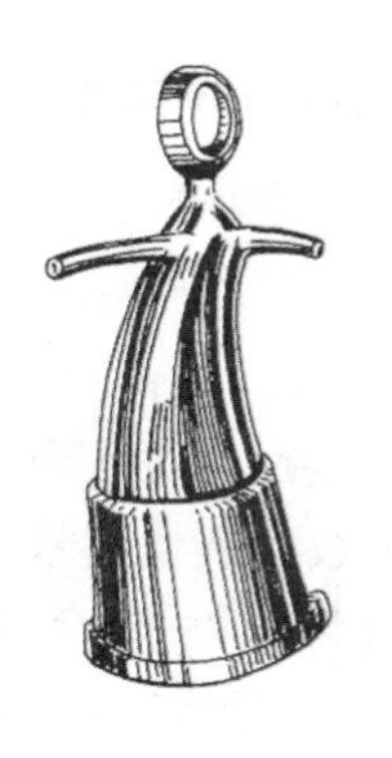
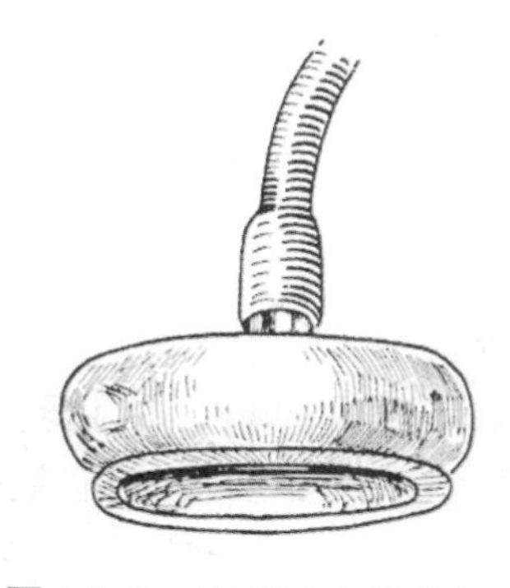
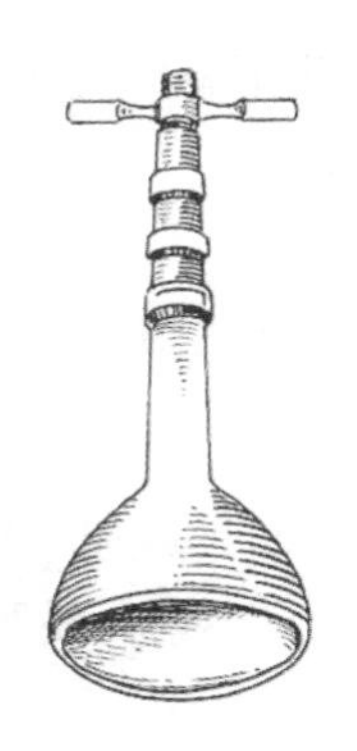

图 11-3 几种胎头吸引器

一、胎头吸引术的优缺点

（一）优点

胎头吸引术的优点包括胎儿宫内窘迫，可尽快结束分娩；胎儿大、产妇筋疲力尽时，可帮助胎儿下降；相对产钳而言，对软产道损伤机会少；对胎儿产伤的机会也少于产钳；操作简单，易于掌握。

（二）缺点

胎头吸引术的缺点是需要局部的侧切和麻醉。枕后位时，不能有效旋转胎头。吸引力小于产钳。

同时可能造成以下损伤：①宫颈和阴道壁损伤；②新生儿颅骨骨折；③新生儿头皮损伤、水肿或血肿；④新生儿颅内出血。

二、适应证与禁忌证

（一）适应证

（1）第二产程延长，初产妇宫口开全已达2小时，经产妇宫口开全已达1小时，无明显头盆不称，胎头已较低者。

（2）胎头位置不正，只能用于枕先露，如持续性枕横位及枕后位时手法回转有困难者。

（3）产妇全身情况不宜在分娩时施用腹压者，如心脏病、妊娠高血压综合征（中、重度）、肺结核活动期、支气管哮喘等。

（4）有剖宫产史或子宫有瘢痕者。

（5）胎儿窘迫。

（二）禁忌证

（1）不适用于臀位、颜面位、额位等其他异常胎位。

（2）头盆不称，胎儿双顶径未达坐骨棘水平以下者。

（3）胎膜未破，宫口未开全（除双胎第二胎为顶先露）。

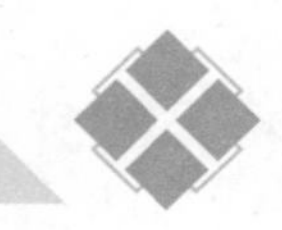

（4）早产儿不宜做此手术（通常孕周<34周，脑室内出血的危险性大）。

三、临床处理

（一）手术的实施步骤

在一手引起下，将吸引器徐徐送入阴道（图11-4），紧贴儿头颅顶部。注意勿夹住阴道软组织、宫颈或脐带等。用50～100mL注射器，分数次从橡皮管抽出空气共约150mL，将橡皮管夹紧，使吸筒内产生负压牢附于儿头上（图11-5）。负压形成后，胎头顶部形成产瘤（图11-6）。听胎心，如无异常，可在阵缩时缓缓牵引。开始稍向下牵引随儿头的下降、会阴部有些膨隆时转为平牵，当儿头枕部露于耻骨弓下，会阴部明显膨隆时，渐渐向上提牵（图11-7）。吸筒应随儿头的旋转而转动。在儿头双顶间径平面娩出时，可松开止血钳，消除负压，取下吸筒，用手助儿头娩出。

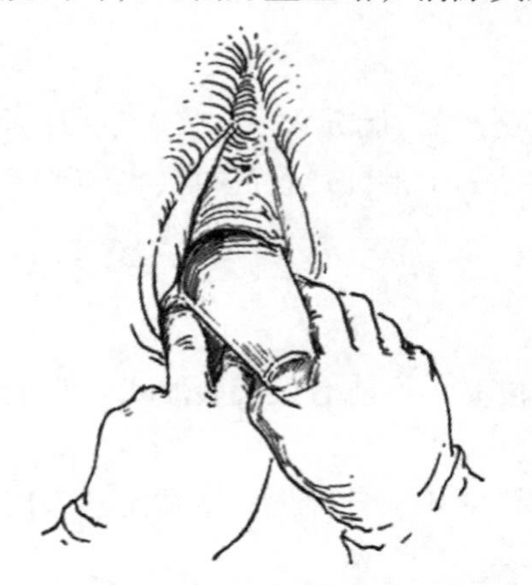

图 11-4 放置胎头吸引器

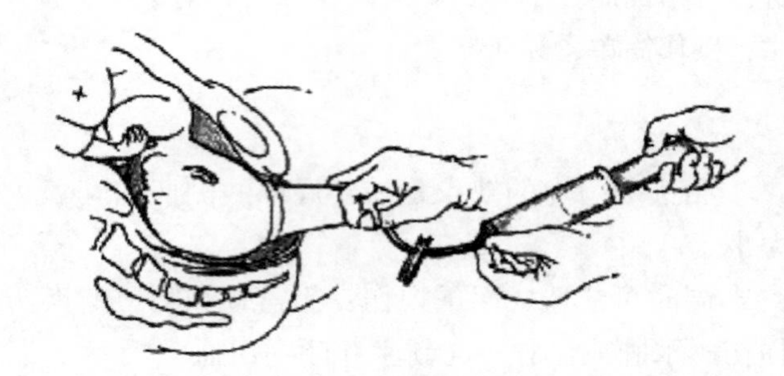

图 11-5 形成负压区

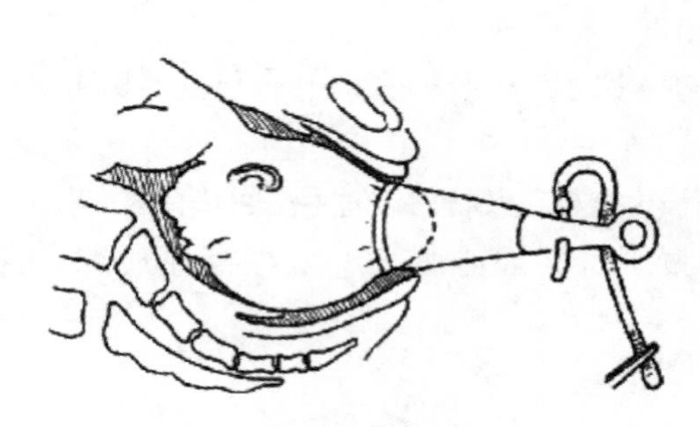

图 11-6 形成产瘤

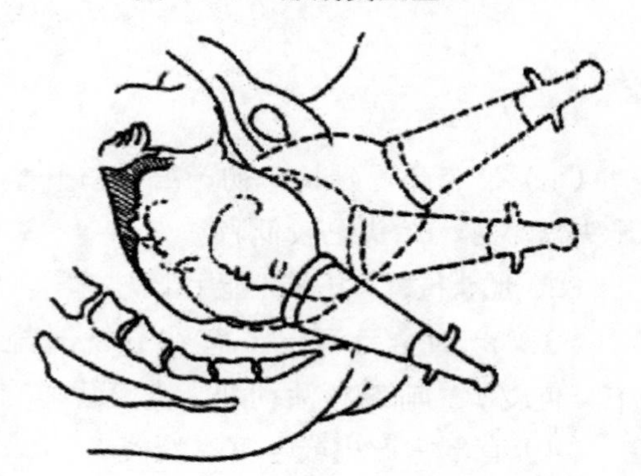

图 11-7 牵拉吸引器

牵引时若听到“嘶嘶”声，说明漏气，可能与放置或牵引方向不妥有关，可稍螺旋移动吸筒，或重新抽出一些空气后再牵。牵引方向也可稍予改变。必要时取下重新放置。

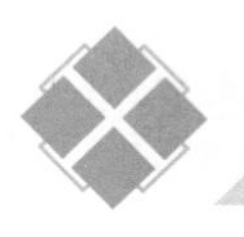

胎头吸引可造成胎儿头皮水肿，但多在产后24小时内消失。但负压过大，或吸引时间过长、吸筒吸附位置不当，可产生头皮水疱、脱皮或头皮血肿，需较长时间才能消退、愈合。严重时，胎吸可造成胎儿颅内出血，应加以预防。

（二）并发症及其处理

1. 母亲方面

（1）阴道血肿：可由于阴道壁挫伤或被吸入吸引器内所致。所以放置吸引器后必须仔细检查，了解是否有阴道壁组织嵌入。一旦发现血肿，常于血肿外侧缘用可吸收缝线向较深处作间断缝合，或予切开清除血块，寻找活跃出血点予以结扎，然后缝合切开阴道壁。

（2）外阴、阴道及宫颈裂伤：术毕常规检查宫颈及阴道有无撕裂，有撕裂者予以缝合。

2. 新生儿方面

（1）新生儿头皮水泡形成，可每日在患处涂外用抗生素一次，以防感染。

（2）头皮血肿：胎头吸引部位的产瘤一般很快于术后24小时内消失。若系血肿多在1个月内自然吸收，不需特别处理，应避免穿刺以防感染，并应嘱咐产妇不要搓揉血肿。

（3）颅内出血：按新生儿颅内出血处理。

四、注意事项

（一）术中注意点

（1）放置吸引器的位置应保证在牵拉用力时有利于胎头俯屈，吸引器中心应置于胎头后囟前方3cm的矢状缝上。

（2）可用针筒抽气形成负压，一般抽120～150mL空气较适合（相当于39.23～49.03kPa负压）。抽气必须缓慢，约每分钟制成负压9.81kPa，使胎头在缓慢负压下形成产瘤再牵引，可减少吸引器滑脱失败，减少对胎头损伤。

（3）吸引器抽气的橡皮管，应选用壁厚耐负压者，以保证吸引器内与抽气筒内的负压强度一致。

（4）放置后再做阴道检查，除外宫颈或阴道壁夹入。

（5）牵引中如有漏气或脱落，表示吸引器与胎头未能紧密接合，应寻找原因。如无组织嵌入吸引器，需了解胎头方位是否矫正；如吸引器脱落常由于阻力过大，应改用产钳术；如系牵引方向有误，负压不够以及吸引器未与胎头紧密附着，可重新放置，一般不宜超过2次。

（6）牵引时间不宜过长，以免影响胎儿，整个牵引时间不宜超过20分钟。

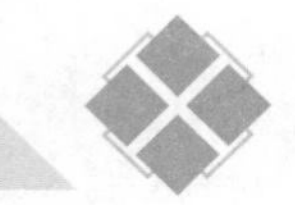

（二）术后注意点

（1）产后检查产道，如有宫颈或阴道裂伤，应立即缝合。

（2）术后新生儿给予维生素K_1及维生素C预防颅内出血。

（3）对于牵引困难者，应密切观察新生儿有无头皮损伤，头皮血肿，颅内出血，并及时处理。

第三节　低位产钳术

低位产钳术是通过产钳牵引纠正胎头方位、协助胎儿娩出的产科常用手术，是解决头位难产、缩短第二产程的重要手段。该手术能够及时有效娩出胎儿，为抢救新生儿赢得宝贵的时间，因此，熟练运用产钳助产，对降低母婴并发症是十分有利的。

一、低位产钳术的优缺点

在母婴情况危急，必须立即结束分娩而不能再等时，如胎儿宫内窘迫，特别是因脐带脱垂受压者，产钳助产远比剖宫产迅速，可为窒息儿争取更多抢救的时间和机会。由于低位产钳术风险概率低，易变因素少，对母婴损伤相对较轻，所以容易被产妇及其家属接受，在很大程度上也降低了剖宫产率。低位产钳术在引起产后出血、会阴感染、新生儿窒息等方面与阴道顺产无明显区别，但其所致的软产道损伤却明显高于阴道顺产分娩，因此，其安全性仍然是一个值得关注的问题。由于产钳助产不当或保护会阴不力，都有可能导致会阴裂伤，甚至会阴Ⅲ度裂伤，产道血肿等情况，另外在婴儿头、面部损伤方面也存在一定的风险。

二、适应证与禁忌证

（一）适应证

（1）因第二产程中宫缩乏力，持续性枕后位或枕横位而第二产程延长者。

（2）胎儿宫内窘迫，或产妇有明显衰竭者。

（3）产妇合并有心脏病、高血压、妊高征、肺部疾患等需缩短第二产程者。

（4）吸引器助产失败，确认为无明显头盆不称或胎头已入盆甚至已通过坐骨棘平面者。

（5）臀位、后出头须产钳助产者。

（6）有前次剖宫产史而须缩短第二产程者。

（二）禁忌证

（1）骨盆狭窄或头盆不称。胎头双顶径未达坐骨棘水平，胎先露在＋2以上。

（2）颏后位、额先露、高直位或其他异常胎位。

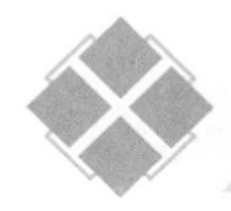

（3）严重胎儿窘迫，估计产钳术不能立即结束分娩者。

（4）胎膜未破，宫口未开全者。

（5）胎儿畸形。如脑积水、无脑儿、巨结肠、连体胎儿、胎儿巨大畸胎瘤等严重畸形。

（6）死胎。胎儿如已死亡应以保护产妇为主，可行毁胎术。

三、临床处理

（一）术前准备

（1）注意监测胎心，必要时吸氧。

（2）消毒外阴，导尿。

（3）阴道检查。要由外向里进行检查，首先看外阴发育良好与否，是否有炎症、瘢痕和水肿以及组织弹性如何，而后了解宫口大小及宫颈组织质地，是否有水肿，同时了解先露骨质部分的高低和胎方位情况，还要明确产瘤大小、颅骨重叠情况及盆腔是否够大，以判断头盆是否相称。

（4）检查胎膜完整者，应行人工破膜术。

（5）已静滴缩宫素，宫缩较强时，应减慢滴数，使子宫放松，便于旋转胎头。

（6）准备抢救新生儿窒息药物及用品。

（7）阴道检查先露部的高低和胎方位，以及宫口是否开全。

（8）如为枕后位或枕横位，可先进行手转胎头术，使胎头矢状缝与骨盆出口前后径方向一致，才能放置。如枕后位纠正胎方位有困难，也可行枕后位产钳术。

（9）纠正胎方位后，可应用0.5%～1%缩宫素静脉滴入以加强宫缩。

（10）初产妇可行会阴切开术。

（11）准备及检查产钳，并涂以滑润剂。

（二）麻醉和体位

取膀胱截石位。单侧或双侧阴部神经阻滞麻醉。

（三）手术

1. *放置左叶产钳*　术者左手执笔式持左钳柄，钳匙凹面朝胎头。右手自骶后凹伸入阴道壁，固定胎头在枕前位，右手示指扣住胎左耳孔，中指抵住大囟门在6点方向作为枕前位的标志，使左钳沿右手掌面徐徐伸入胎头与阴道后壁间[图11-8（1）]，当钳匙缓缓伸入时，钳柄也由垂直渐向下的同时，左手改握钳柄逆时针旋转，按照左手示指的标志，将左钳匙放置在左耳前的面颊部[图11-8（2）]，使产钳的纵轴与胎头的顶颏径相平行，钳叶的尖端最好在上下颌间的咬肌前。放置左钳时，最好不要放在左耳上（使左耳置左钳孔内），以免影响右叶产钳的正确放置。

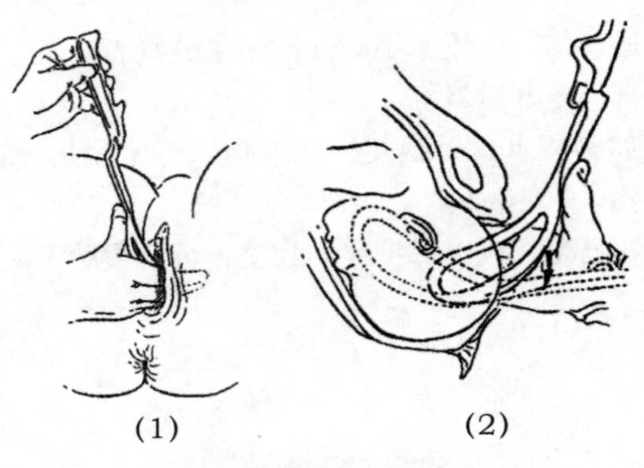

图 11-8　放置左叶产钳

2. 放置右叶产钳　术者右手执笔式持右钳柄，左手四指伸入胎头与阴道右后壁之间[图11-9（1）]，将右叶产钳按放置左叶产钳法沿左手掌滑行至左手掌与胎头之间，使达到左钳匙相对应的位置[图11-9（2）]。

3. 合拢钳锁　如两叶产钳位置适当，钳锁容易扣合，钳柄可顺利靠拢（图11-10），如钳锁不能扣合，则提示产钳位置不当，可先用左手中、示指调整右钳匙，使钳锁合拢，如扣合仍有困难，则应取出产钳，再次检查胎方位后重新放置。

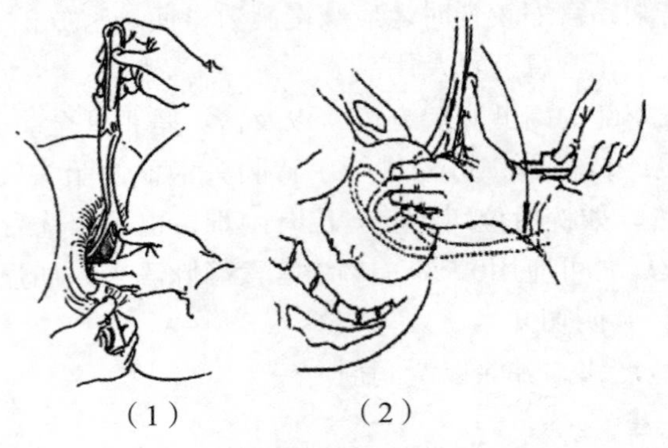

图 11-9　放置右叶产钳

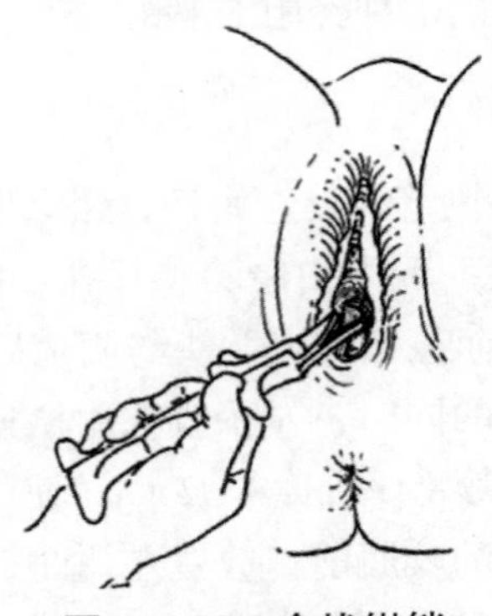

图 11-10　合拢钳锁

4. 检查胎方位　术者以右手示指伸入阴道内，检查胎头矢状缝是否位于骨盆出口前后径上，钳匙与胎头之间是否有软产道组织或脐带夹入。

5. 试牵引　目的是防止正式牵引时产钳滑脱。方法为一手的示指、中指和无名指扣握钳柄向外牵引，另一手固定于握钳的手背部，其示指抵住胎头，试牵时，如示指始终抵着胎头表示产钳无滑脱可能，可正式牵引，否则应重新检查放置。

6. 牵引产钳　于宫缩时轻轻并拢钳柄，左手握产钳胫部，右手手掌向下，中、示指及无名指分别放在钳锁和钳柄侧突部，缓缓向下，向外牵引[图11–11（1）]，或操作者亦可双手拇指抵住钳柄后侧，双手示、中指互握钳锁，无名指和小指扣住钳胫，以坐姿，靠臂力循产轴牵引[图11–11（2）]。当胎头枕骨结节越过耻骨弓下方时，逐渐将钳柄向上提，使胎头逐渐仰伸而娩出[图11–11（3）、（4）]。如一次宫缩不能娩出胎头时，可稍放松钳锁，待下次宫缩再轻轻扣合钳锁牵引。如遇紧急情况，上好产钳后可立即牵引，不必等待宫缩。

7. 卸下产钳　当胎头双顶径牵出后，即以右手握住钳柄，按放置产钳的相反方向取出右叶产钳，卸右钳时，应将钳柄向左上倾斜取出，不可与产道平行抽出，以防损伤。同理卸下左叶产钳。如取钳较早，可能使胎头大径娩出困难。当胎头大径娩出时取下产钳，可能增加会阴软组织裂伤。

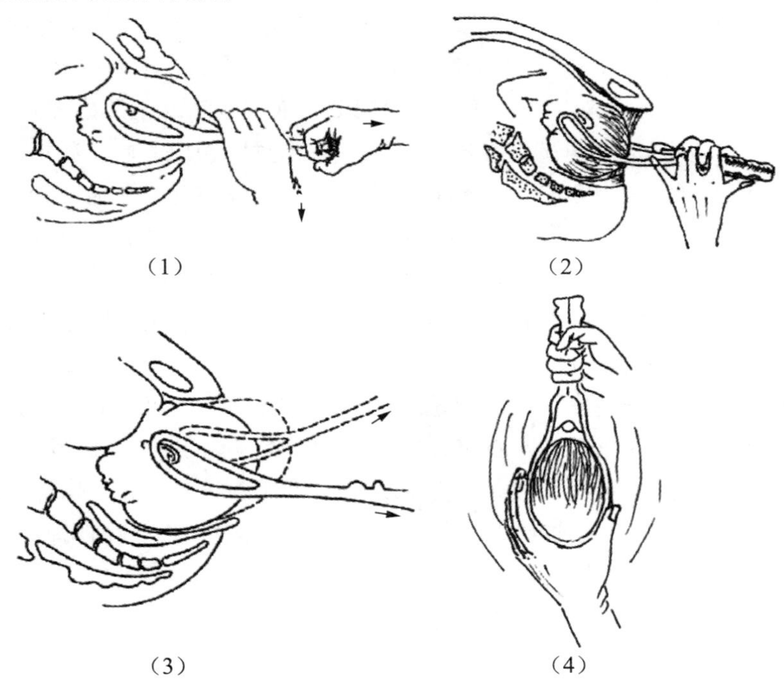

图 11–11　牵引产钳

8. 牵出胎体及娩出胎盘　按自然分娩机转牵出胎体，协助胎盘娩出。

9. 检查软产道　用阴道拉钩及海绵钳暴露及检查宫颈、阴道及会阴有无撕裂，侧切伤口有无上延，其后按层缝合。

（四）术后处理

（1）因产程长，胎头压迫膀胱颈部较久，可发生尿潴留，术后应留置导尿管开放

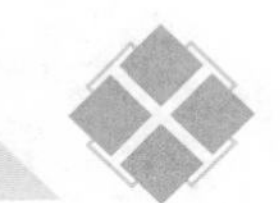

24小时。

（2）产后常规探查产道，如有宫颈或阴道裂伤，应立即缝合。

（3）新生儿出生后，于维生素$K_1$12mg肌内注射1次/天，共3天。

（4）操作较多，时间较长者，术后新生儿及产母可应用抗生素预防感染。

（五）并发症及其处理

1. 新生儿严重头皮水肿　产钳术及胎头吸引术后，新生儿可产生轻度头皮水肿，48小时内自然吸收。产钳操作时间长，胎头吸引术负压过大，牵引时间长，旋转及牵引力较大或多次滑脱，均可造成严重头皮水肿，布及胎头顶部、颞部及枕部，头皮表面伴有水疱及擦伤。此新生儿出生后要少搬动，给予维生素$K_1$12mg肌注，1次/天，共3天。擦伤及水疱部涂以抗生素软膏预防感染。一般头皮水肿于72小时左右吸收，无后遗症。

2. 新生儿头部血肿　与新生儿头皮水肿原因相同。可分为两种类型：帽状腱膜下血肿及骨膜下血肿。在新生儿出生后，头皮水肿逐渐吸收，于胎头顶部可触到有波动感的血肿。帽状腱膜下血肿不受骨缝限制，骨膜下血肿边界与骨缝走行一致，且张力较大。双侧或单侧顶骨部血肿较多见，枕骨部血肿少见。胎头部血肿在出生后数周或3个月内吸收。较大血肿可纤维化或钙化。头部血肿还可加重新生儿黄疸，影响食欲及体重上升，偶可并发感染。有头部血肿的新生儿出生后应少搬动，维生素$K_1$12mg肌内注射，1次/天，共3天。如血肿直径超过5cm，可酌情在出生后24～48小时后抽出积血，如抽出积血量达小儿体重1%时，应给予补充新鲜全血。帽状腱膜下出血量较多，经止血、抽出、包扎无效时，应切开清除血肿。头皮穿刺点压迫半小时左右，敷以纱布加压包扎6小时。

3. 新生儿颅内出血　如胎头位置高、胎方位不正，牵引产钳或胎头吸引器使用时间较长，或吸引器反复滑脱均可引起颅内出血。体重较大的新生儿因操作困难，早产儿因组织脆弱，更容易发生颅内出血。

轻度颅内出血可表现不安、哭声单调或尖叫，检查面色微绀，前囟张力较大、“落日眼”；四肢张力增加或面部、四肢肌肉抽搐等。严重颅内出血，因脑压增高，新生儿表现面色苍白、反应迟钝、呼吸微弱、心率缓慢、肌张力低下，甚至死亡。部分早产儿于出生后48小时左右才表现出临床症状，应注意观察即时处理。颅内出血的治疗，主要为止血、脱水、镇静、止痉及预防感染等。

4. 新生儿其他损伤　如产钳位置不正，钳匙尖压在耳前部，可引起面神经麻醉，轻者1周左右自然恢复，重者需理疗。枕横位时若钳匙尖压在眼眶部，可发生眶骨骨折，甚至眼球脱出。钳匙尖如直接压在眼球上，可发生角膜后弹力层破坏，生后出现角膜混浊，遗留视力障碍。也可发生眼球后出血，使眼球凸出，应立即以手指压迫眼球止血10分钟左右，并注射止血剂，如眼球不再继续突出，表示出血停止。

5. 母体并发症

（1）软产道损伤：骨产道损伤少见。主要多见于宫颈和阴道壁撕裂伤及会阴Ⅲ度裂伤。产后应由外向内认真地检查，如有异常和裂伤，则由内向外仔细地修补、缝合。

（2）血肿：软产道裂伤可发生出血，造成血肿，上至阔韧带和后腹膜，下至阴道

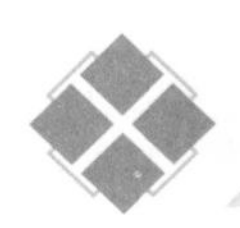

下段均可形成血肿，重者可导致失血性休克，因而应彻底止血。及时发现，及早行血肿清除。

（3）感染：由于阴道内操作多，会阴切口大或有裂伤，加之失血，抵抗力下降，感染机会增多，所以术后应给予抗生素防感染。

（4）生殖道瘘：也有发生，但较少见。

四、注意事项

（1）为了防止牵引时因用力过度而造成创伤，术者应坐着牵引，双臂稍弯曲，双肘挨胸，慢慢用力。切不可伸直双臂、用足蹬踩产床猛力进行牵引，以防失去控制，重创母婴。臂力不足者，可站立牵引，但对用力及牵引方向应很好掌握。

（2）情况较急者，应尽速娩出胎儿，但决不可粗暴操作。一般情况下，应随阵缩做牵引，大都需时15～20分钟。出口产钳术多数可在数分钟内结束分娩。

（3）牵引时勿紧扣产钳两柄，可在两柄间夹入小块纱布，以减少对胎头的压迫。

（4）遇有困难，应详细检查，酌情重新考虑分娩方式，切忌强行牵引。必要时可改行剖宫产术。

（5）术后注意观察宫缩及流血情况，检查宫颈及阴道，如有撕裂，应立即缝合。

（6）产程长，导尿有血尿者，可留置导尿管，并酌用抗感染药物。

（7）仔细检查新生儿，给止血药并预防感染。

第四节　臀位牵引术

臀位牵引术是指胎儿的全部分娩均由术者牵引完成。臀位牵引法与臀位助产法基本相同，但有以下重要区别：①产力不足，需接产者牵引胎儿娩出；②多需麻醉使产道松弛，产妇一般不能配合使用腹压，需借助缩宫素静脉点滴以加强产力，而臀位助产时必须产妇配合用力；③臀位牵引时产道多未充分扩张，故易致双臂上举或娩头困难，产伤及病死率高。近20余年随着剖宫产技术及安全性提高，臀位牵引术已逐渐被取代，但在少数情况下，作为应急诊手术，仍有一定价值。

除要求头盆无不称等基本条件外，臀位牵引术成功的必要条件为：①宫颈口必须开全；②产道放松（常需深麻醉）；③足够的产力；④术者的经验。

一、适应证

臀位牵引术常在紧急情况下施行，产道多未充分扩张，对母子有较大的危险，因此，指征明确方可施术。

（1）单胎臀位，宫口已开全，产妇有严重合并症或胎儿宫内窘迫（如脐带脱垂），必须立即结束分娩者。

（2）产妇有严重合并症如心力衰竭，须立即结束分娩又无剖宫产条件。

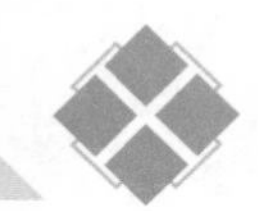

（3）第二产程超过两小时而无进展者。

（4）双胎之二呈臀位，娩出不顺利者。

（5）单胎足月臀位临产、无剖宫产手术条件者。

二、临床处理

（一）术前准备

（1）产妇膀胱截石位，外阴消毒，导尿。

（2）双侧阴部神经阻滞麻醉。

（3）初产臀位或会阴较紧的经产妇，须做较大的会阴切开。

（4）做好新生儿复苏抢救准备。

（5）产包，阴道神经阻滞麻醉和全麻准备，呼吸机。

（6）准备好后出头产钳。Piper's产钳，若缺，可用Kielland's或Simpson's产钳，消毒备用。

（7）铺好新生儿复苏台，铺无菌巾、单，摆好气管插管器械、氧气、呼吸机及药品于随时取用状态。

（二）手术

（1）消毒、导尿，阴道检查确无骨盆狭窄，估计胎儿能通过，宫口开全。

（2）做一个大的会阴中侧切。

（3）未破膜者行人工破膜，注意有无脐带滑出。

（4）牵胎足。全臀或不全臀者，胎足或膝在先露部位。术者伸手牵下前足[图11–12（1）]，用治疗巾包住膝部向后下方[图11–12（2）]。若为骶后位，则边牵引边将前足向胎儿腹面方向旋转，以期臀部娩出后能转为骶前位。

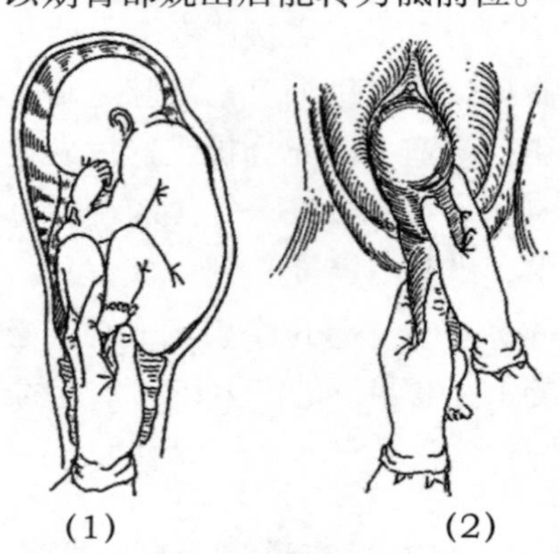

图 11–12　牵胎足

（5）伸臀时，先用双手示指勾住胎儿腹股沟，边旋转边用力向下牵引娩出儿臀，然后牵出胎足。

（6）勾臀失败，可按皮纳手法，术者戴无菌长筒手套，趁子宫放松伸手经胎儿腹面沿前腿至腘窝，示指将腘窝肌腱压向胎体，使膝关节屈曲，再以末三指按胫部，即可

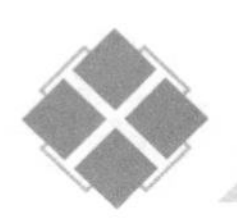

将胎足牵下（图11–13）。同法取另一足，然后牵双足向下。亦可只牵一足，但必须是前足。若先取后足，则牵引时前臀可被卡于耻骨联合上方，使胎儿娩出受阻。此时需将取下之下肢旋转至骨盆前方，或改牵双足。

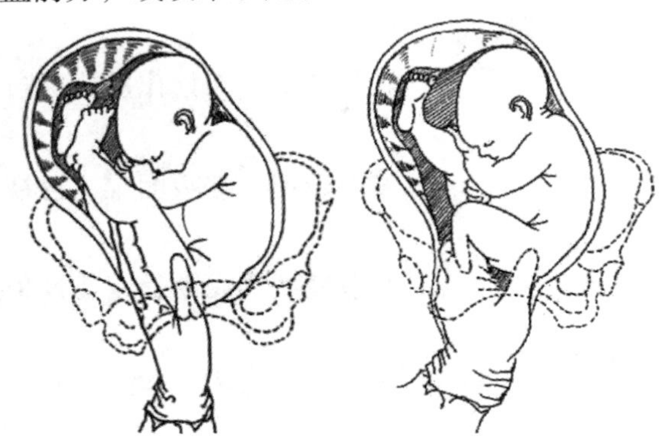

图 11–13　皮纳手法

（7）两手抱臀向前牵引，使胎体顺着盆轴侧屈而出（图11–14）。

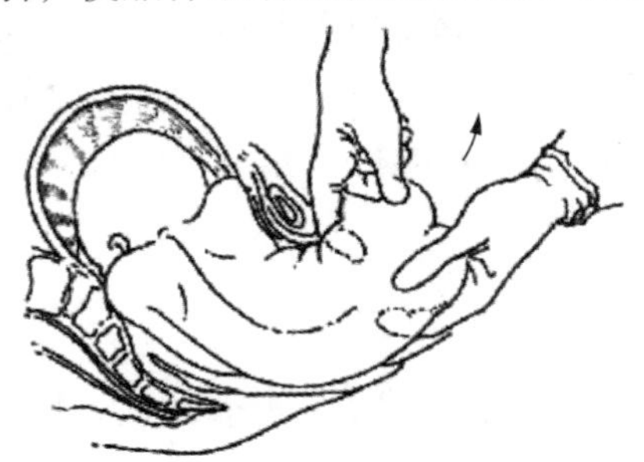

图 11–14　胎体顺盆轴侧屈而出

（8）胎盘娩出后，仔细检查宫颈、阴道及会阴的裂伤情况，及时修补。

（9）术后酌性给予抗生素及缩宫剂。

（三）并发症及其处理

1. 母体并发症

（1）产道损伤。多与以下因素有关：①子宫口未开全行阴道助产、牵引或后出头产钳术。②堵臀时间不够或过长。③操作不规范，手法粗暴。

胎儿胎盘娩出后，常规检查宫颈，疑有子宫破裂应行宫腔探查。有先兆或完全破裂者，应立即剖腹探查，按破裂程度与部位决定手术方式。

（2）产后出血。与臀先露不能均匀有力地压迫子宫下段，而不能诱发良好的子宫收缩有关。加之手术操作机会多，产后子宫收缩无力及软产道损伤性出血的机会也增加。运用产程图指导产程进展，及时发现并积极处理难产，杜绝滞产，可有效预防产后出血。

（3）产褥感染。产后给予抗生素预防感染。

2. 胎婴儿并发症

（1）产伤：发生率为0.96%～10%，与分娩方式选择是否适当及接产者经验有关。

①颅内出血：多为机械性损伤和窒息所致。后出头时胎头无法发生变形以适应产道，牵引胎头时可发生机械性损伤，尤其胎头仰伸者更易受损伤。

②脊柱损伤：臀牵引时易发生，损伤多发生在第七颈椎和第二胸椎之间，如伴脊髓损伤，可造成新生儿死亡，幸存者也会遗留永久性损害。

③臂丛神经损伤：发生率是头位分娩的17倍，与娩出胎头时过度侧牵有关。严重者可造成前臂瘫痪。

④膈神经损伤：与过度牵引颈部有关。表现为呼吸困难，透视可见膈肌升高，膈肌随吸气呈反向运动。

⑤骨折：是最常见的并发症。胎臂上举最易造成锁骨或肱骨骨折，违反分娩机制的助娩可导致下肢骨折。

（2）胎儿及新生儿窒息。资料报道明显高于头位分娩。

（四）术后处理

（1）术后应酌情予以抗生素及宫缩剂。

（2）胎儿娩出后应注意有无颅脑，肩及臂丛神经损伤和有无软产道损伤。

（3）术后饮食应注意清淡，多以菜粥、面条汤等容易消化吸收的食物为佳；可多食新鲜的水果和蔬菜，以保证维生素的摄入量，给予流质或半流质的食物，如各种粥类、米汤等。

三、注意事项

臀位牵引术的过程中，要注意三个要点：脐带脱垂、胎臂上举、后出头困难。

（一）脐带脱垂

臀位分娩容易出现脐带脱垂的情况，主要发生在不全臀和全臀位，若处理不当，会造成胎儿缺氧，甚至死亡。

处理方法：若分娩时胎儿有脐带脱垂或者脐带受压的情况，应尽快结束分娩，同时伸手保护脐带勿受压迫并纠正胎儿缺氧。一般来说，若有期待脱垂的情况，且产妇宫口开全，先露已达盆底且无头盆不称者，可行臀位取胎术，若不满足上述条件，则应做好剖宫产准备。

（二）胎臂上举

臀位牵引术过程中要注意胎臂上举的问题。当胎儿胎臂上举时，一或两臂与儿头一起嵌顿产道。除非胎儿极小，否则不可能自然娩出。

胎臂上举的原因主要为：①胎体牵引太快；②宫口未开全；③骨盆狭窄或软产道伸展性差。

处理方法：

（1）当胎臂位于儿头一侧时，术者可一手蘸润滑剂，示、中指经前肩背侧伸入，沿肱骨向上，压上臂贴胎头向内、下旋转，越过胸部娩出上肢。

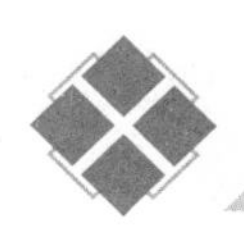

（2）当胎臂位于颈后，术者应将产妇全麻，然后将胎体上举，然后将胎体朝举臂对侧旋转180°，使上臂与枕颈部脱开。

（三）后出头困难

臀位牵引术过程中容易出现后出头困难的问题。若有这样的情况，术者应即查明情况，紧急处理。

处理方法：应在全麻下，将胎体上推，由技术熟练者伸手经骶窝查明情况后，伸示指入口，使儿颏转至骨盆横径的一端，并压迫胎儿上颌部使儿头俯屈入盆，同时由助手经腹壁协助压儿头俯屈下降，最后以莫里斯手法或产钳娩出儿头。

第五节　剖宫产术

剖宫产，或称剖腹产，是外科手术的一种。手术切开母亲的腹部及子宫，用以分娩出婴儿。通常剖宫生产是避免因阴道生产可能对婴儿或母亲性命及健康造成损害。但近来有部分剖宫生产被用作替代本来的自然分娩。世界卫生组织建议，剖宫生产的比率不应超过15%，以5%～10%为佳。剖宫产术是指妊娠28周后，切开腹壁与子宫壁，取出体重1000g以上的胎儿及胎盘。

一、剖宫产术的优缺点

（一）优点

（1）由于某种原因，绝对不可能从阴道分娩时，施行剖宫产可以挽救母婴的生命。阴道分娩无法达成，或经阴道分娩可能对产妇或新生儿（胎儿）有危险时，就需要剖宫生产。

（2）剖腹产的手术指征明确，麻醉和手术一般都很顺利。

（3）如果施行选择性剖腹产，子宫缩尚未开始前就已施行手术，可以免去产妇遭受阵痛之苦。

（4）腹腔内如有其他疾病时，也可一并处理，如合并卵巢肿瘤或浆膜下子宫肌瘤，均可同时切除。

（5）做结扎手术也很方便。

（6）对已有不宜保留子宫的情况，如严重感染，不全子宫破裂，多发性子宫肌瘤等，也可同时切除子宫。

（7）由于近年剖宫产术安全性的提高，许多妊娠并发病和妊娠合并症的中止妊娠，临床医生选择了剖宫产术，减少了并发病和合并症对母儿的影响。

（二）缺点

（1）剖宫手术对母体的精神上和肉体上都是个创伤。很多人觉得剖宫产不必经过产道扩张，会很轻松，希望选择这种方式生产。其实剖宫产已经是一种手术，有相应的

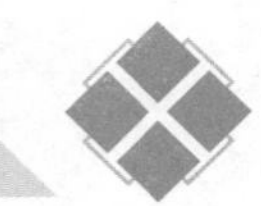

危险性，最好谨慎选择。

（2）手术时麻醉意外虽然极少发生，但有可能发生。

（3）手术时可能发生大出血及副损伤，损伤腹内其他器官，术后也可能发生泌尿、心血管、呼吸等系统的合并症。

（4）手术中即或平安无事，但术后有可能发生子宫切口愈合不良，晚期产后流血，腹壁窦道形成，切口长期不愈合，肠粘连或子宫内膜异位症等。

（5）术后子宫及全身的恢复都比自然分娩慢。

（6）再次妊娠和分娩时，有可能从原子宫切口处裂开，而发生子宫破裂，如果原切口愈合不良，分娩时也需再次剖宫，所示造成远期不良影响。

（7）剖宫产的新生儿，有可能发生呼吸窘迫综合征。

（8）剖宫产的新生儿由于没有经过产道的挤压和产道细菌，直接接触外界，天生免疫力会较之母乳喂养的婴儿较差。因此，母亲尽量选择剖宫产后进行母乳喂养，如不能实现，要选择含有益生菌的配方奶粉，帮助宝宝建立自身的免疫力，减少宝宝患病的概率。

（9）剖宫产后，想要再次妊娠的话，最少要两年之后。

二、适应症和禁忌证

（一）适应证

（1）母亲患重度妊高征，心脏病代偿功能Ⅲ级或Ⅸ级，高龄初产，胎儿珍贵。

（2）骨盆狭窄、骨盆畸形或软产道梗阻。

1）头盆不称：骨盆显著狭小或畸形；相对性头盆不称者，经过充分试产即有效的子宫收缩8～10小时，破膜后4～6小时胎头仍未入盆者。

2）软产道异常：瘢痕组织或盆腔肿瘤阻碍先露下降者；宫颈水肿不易扩张者；先天性发育异常。

（3）因胎位不正如横位、高直后位、不全臀位、巨大胎儿有明显的头盆不称、胎儿宫内窘迫或胎儿畸形而不能从阴道分娩者。

（4）脐带脱垂而胎心尚好。

（5）前置胎盘、胎盘早剥有大量阴道出血或内出血者。

（6）原发或继发宫缩乏力而滞产，或宫缩过强形成病理性收缩环，或有先兆子宫破裂者。

（7）多次多种方法引产失败。

（8）有剖宫产、子宫肌瘤摘除或阴道会阴重度损伤修补术史者。

（二）禁忌证

（1）死胎。

（2）畸胎。

（3）子宫下段形成不良。

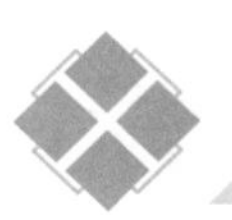

三、临床处理

（一）用品及准备

（1）按外科腹部手术常规，并留置导尿管。若为选择性剖宫产，术前晚进流食，术日晨禁食、洗肠。

（2）配血。

（3）做好新生儿复苏的准备。

（4）胎心监护。

（5）产妇有酸中毒、脱水、失血等并发症，术前应予以纠正。

（6）术前禁用呼吸抑制剂，如吗啡等，以防新生儿窒息。

（二）麻醉

（1）产妇无并发症者可选用单次硬膜外麻醉、腰麻或联合麻醉。

（2）产妇并发有先兆子痫、心脏病、癫痫、精神病等，宜采用连续硬膜外麻醉以减少刺激。

（3）椎管麻醉禁忌者选全身麻醉。

（三）手术

1. 子宫下段剖宫产

（1）消毒步骤同一般腹部手术。

（2）腹壁切口可采用下腹纵切口、下腹横切口，包括Pfannenstiel与Joel-Cohen切口。进入腹腔后，洗手探查子宫旋转、下段形成及胎先露高低（图11-15）。

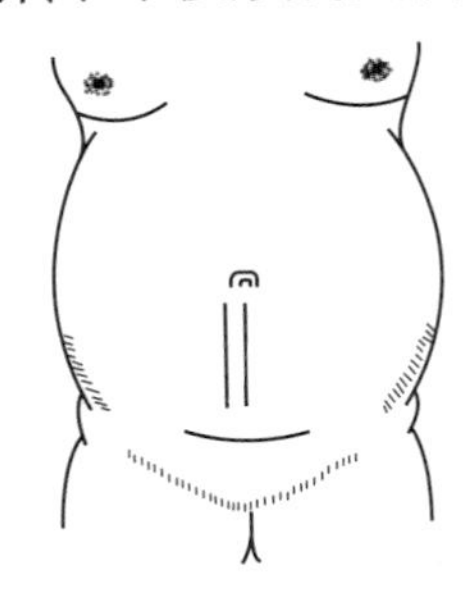

图 11-15　切开腹壁

（3）在子宫上下段膀胱反折腹膜交界处下2～3cm弧形剪开腹膜反折，剪至11～12cm。用弯止血钳提起下缘，用手指钝性分离膀胱与子宫壁之间疏松组织。暴露子宫肌壁6～8cm。

（4）横行切开子宫下段肌壁约3cm（图11-16），用手指向两侧撕开子宫下段肌层宽约10cm后破膜（图11-17），羊水吸出后，术者右手从胎头下方进入宫腔，将胎头慢慢托出子宫切口，助手同时压宫底协助娩出胎头。胎头高浮娩出困难者可产钳协助娩出胎头。胎头过低出头有困难时，台下助手戴消毒无菌手套，由阴道向上推胎头助娩。胎

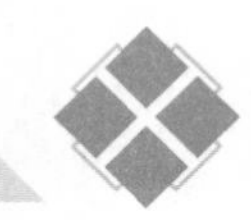

头娩出后立即挤出新生儿口鼻黏液。若为臀位，则牵一足或双足，按臀牵引方式娩出胎儿。单臀则不必牵双足，同头位娩出法娩出胎臀，或牵引胎儿腹股沟，以臀助产方式娩出胎儿。

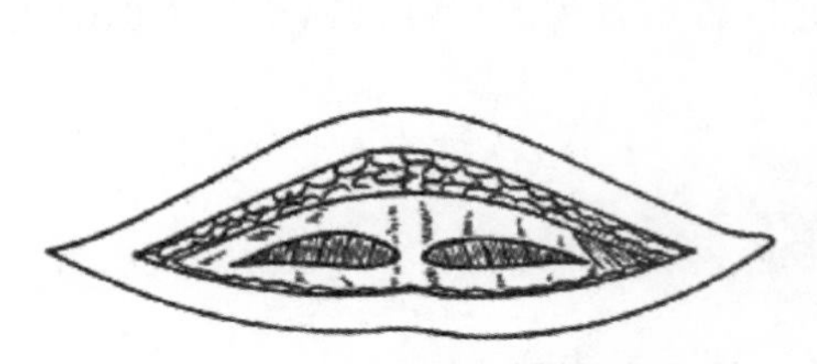
图 11-16 横切口切开筋膜

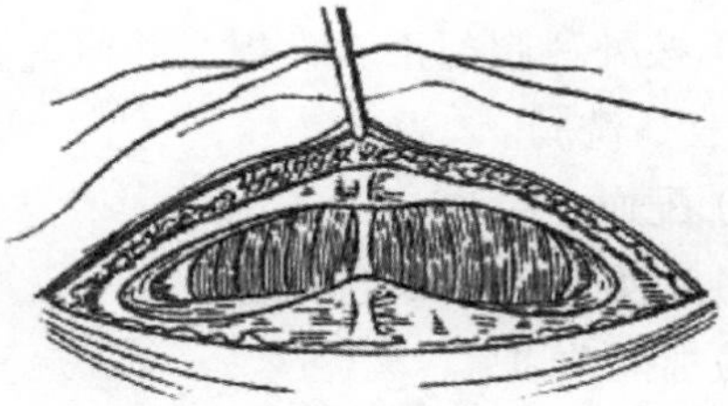
图 11-17 筋膜完全切开

（5）胎儿娩出后，助手立即在宫底注射缩宫素10U。

（6）胎儿娩出后，术者再次清理呼吸道，断脐后交台下。用卵圆钳夹住子宫切口的血窦。

（7）胎盘可自娩，也可徒手剥离，查胎盘、胎膜是否完整。

（8）干纱布擦宫腔，用1号肠线连续全层缝合子宫肌层，注意两边对称。注意子宫收缩情况。

（9）检查子宫切口无延裂，缝合处无出血后，可不缝合膀胱腹膜反折。

（10）洗手探查双附件有无异常。

（11）按不同腹壁切口缝合。

2. 古典式剖宫产

（1）腹壁切口及探查子宫：同子宫下段剖宫产术。

（2）切开子宫：将子宫扶正后，于子宫前壁正中做一纵切口（图11-18），长4～5cm，两鼠齿钳夹住两切口缘止血，用绷带剪刀上、下延长切口至10～12cm（图11-19）。

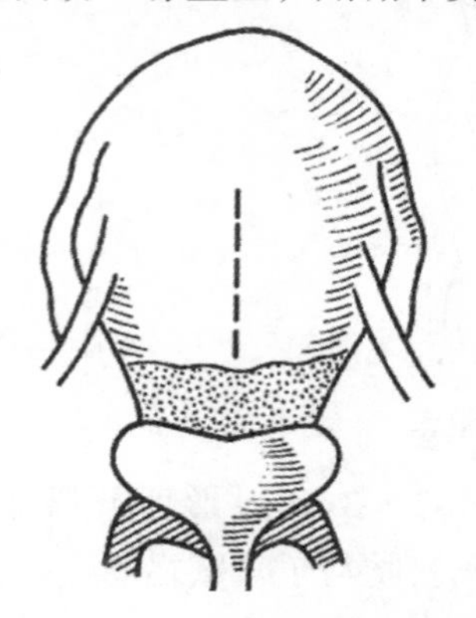
图 11-18 子宫体部纵切口

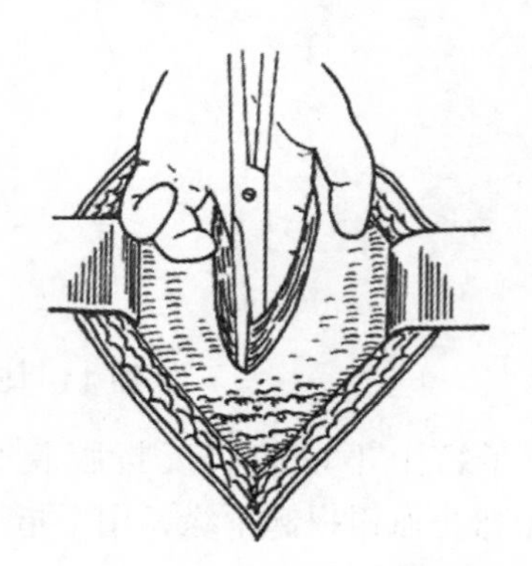
图 11-19 延长切口

（3）娩出胎儿：刺破胎膜，吸羊水，术者右手入宫腔，一般牵引胎足以臀位方式娩出胎儿，清理呼吸道、断脐后交台下。

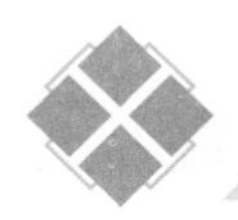

（4）娩出胎盘：宫体注射宫缩剂，娩出胎盘，擦宫腔同子宫下段剖宫产。

（5）缝合子宫：胎盘娩出后用卵圆钳夹持子宫切口缘以止血，1号肠线分3层缝合，第1层为肌层内1/2连续锁扣或间断缝合，不穿透子宫内膜层。第2层为肌层外1/2，即浆膜浅肌层间断缝合。第3层连续包埋缝合子宫浆膜层。

（6）清理腹腔、关闭腹腔同子宫下段剖宫产术。

3. 腹膜外剖宫产

（1）腹壁切口：同子宫下段剖宫产术。

（2）切开腹直肌前鞘并分离腹直肌，暴露膀胱前筋膜。

（3）于近膀胱顶部下2～3cm处切开膀胱前筋膜，切口横贯膀胱底部，深达筋膜与膀胱肌层间隙，用钝性或锐性分离膀胱肌层与周围筋膜。此时膀胱即突出于切口。

（4）将膀胱前筋膜分离后，可达膀胱左侧角或左侧壁，用手指做钝性分离即可，发现附着于膀胱顶部的子宫膀胱反折腹膜。以鼠齿钳提起反折腹膜，用左手向下轻压膀胱，可见腹膜附着膀胱的间隙。然后，由此向内，以钝性或锐性剥离将膀胱顶与腹膜分离。分离时，如遇较牢固的结缔组织应予切断结扎。

（5）由上及左侧向中线及向下分离膀胱，即可暴露子宫下段。

（6）切开子宫下段肌层，取出胎儿，切口缝合同子宫下段剖宫产。

（7）子宫切口缝合完毕后即可将膀胱复位。膀胱筋膜可间断缝合，腹壁逐层缝合。

（四）术后处理

（1）按硬膜外麻醉腹部手术后护理常规。

（2）保留尿管，长期开放并观察尿量、尿色24小时。

（3）注意阴道流血。

（4）术后1小时婴儿与母亲早接触，早吸吮，早开奶（在助产士的协助下进行）。

（5）会阴及乳房的护理同一般产后护理。

（6）酌情予抗生素预防感染。

（7）新生儿在手术室处理完毕后，填写新生儿记录，按高危新生儿护理。

四、注意事项

（1）术前监护胎心，消毒皮肤前再次确认胎心。

（2）术前酌情做阴道检查，判定有无短时间内阴道分娩的可能。

（3）术中取仰卧或侧卧30°～40°位，以防仰卧低血压综合征。

（4）胎儿娩出后，子宫肌内注射缩宫药，预防产后出血。

（5）术后消毒外阴，手指扩张阴道同时轻轻挤压子宫，排出积血。如为选择性剖宫产，可加用消毒敷料钳，钳端扩张宫颈口，以排出宫腔内积血。

第六节　人工剥离胎盘术

人工剥离胎盘术是用手剥离，取出滞留于宫腔内胎盘的手术。

一、适应证

（1）胎盘滞留。胎儿娩出后30分钟胎盘仍未剥离者。

（2）胎盘剥离不全。胎儿娩出后胎盘部分剥离引起子宫出血，经按摩子宫、使用宫缩剂、牵拉脐带等方法，胎盘不能排出者。

（3）胎儿娩出后，胎盘娩出前有活动性出血者。

（4）前置胎盘或胎盘。早期剥离，胎儿娩出后仍有活动性出血者。

二、临床处理

（一）术前准备

（1）膀胱截石位，消毒外阴及外露脐带，撤换无菌巾、单，术者换无菌手套及手术衣，或在原手术衣外戴无菌袖套。导尿。

（2）肌注哌替啶100mg，静脉麻醉或气管内全身麻醉，个别也可不给麻醉，但须向患者交代清楚，以便配合。

（3）输液，缩宫素10U缓慢静注、肌注或经腹壁注入宫底肌肉。

（二） 手术

（1）术者一手牵脐带，另一手涂滑润剂，五指合拢成圆锥状，沿脐带进入阴道及宫腔，摸清胎盘附着位置（图11–20）。

（2）一手经腹壁下压宫底，宫腔内的手掌展开，四指并拢，手背紧贴宫壁，以手指尖和桡侧缘向上左右划动，将胎盘自宫壁剥离（图11–21）。开始时手指和胎盘间有一层柔滑的胎膜相隔，以后胎膜被撑破，手指直接与胎盘母面和宫壁接触，一般剥离无困难。若遇阻力，应内外两手配合仔细剥离，遇少许索状粘连带时可用手指断开。粘连面广而紧，不能用手剥离者，可能为胎盘粘连或植入，应立即停止手术。加强宫缩，可用麦角新碱0.2mg肌注或静注，若出血不多，可暂观察，给予缩宫素。若出血多，即予开腹处理。

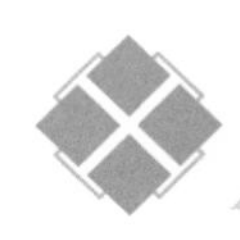

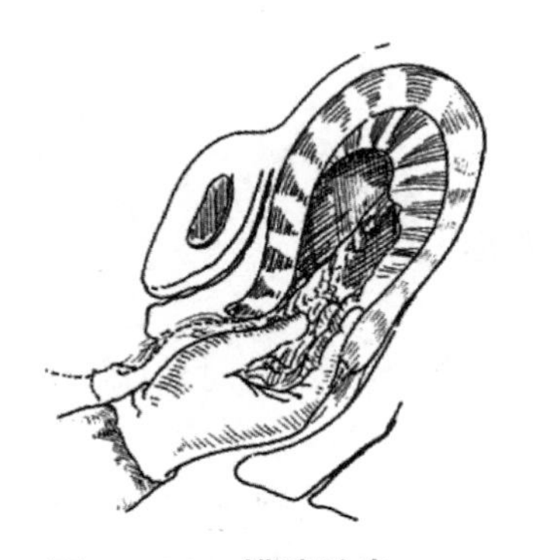

图 11-20　摸清胎盘

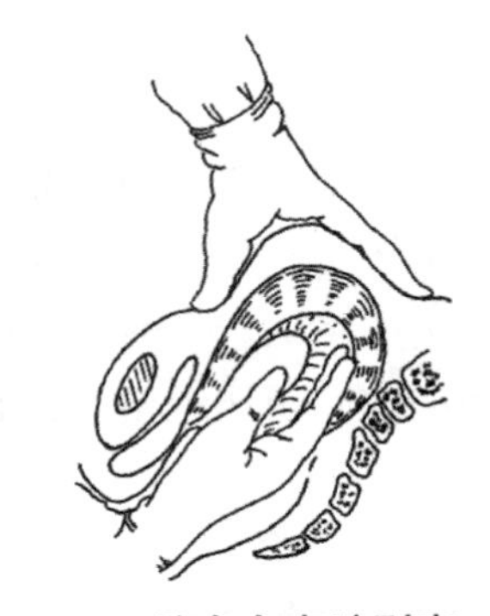

图 11-21　胎盘自宫壁剥离

（3）若胎盘附着前壁，则手掌朝前壁贴宫壁剥离胎盘。

（4）估计大部分已剥离，可一手再牵拉脐带，帮助查明并分离剩余部分，然后将胎盘握于手中，边旋转边向下牵引而出。注意勿用强力牵引以免胎盘或胎膜部分残留。

（5）检查胎盘和胎膜有无缺损，并伸手进入宫腔检查，清除残留组织（图11-22），也可用卵圆钳在手指引导下夹取，或用大钝刮匙刮除。注意检查子宫有无破损。

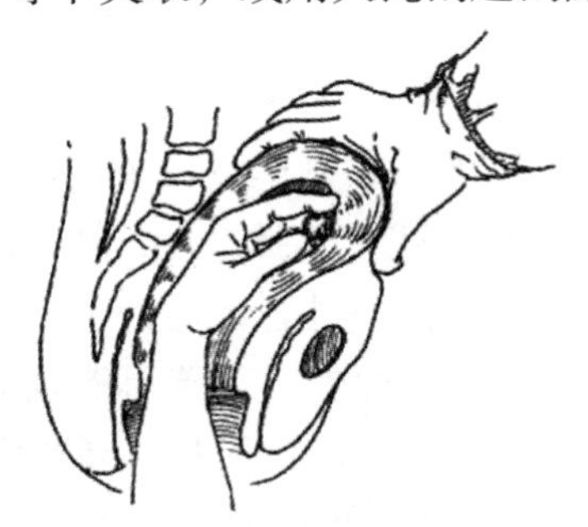

图 11-22　清除残留组织

（三）术后处理

（1）麦角新碱0.2mg静注或肌注，必要时持续静脉点滴缩宫素12小时，以后口服宫缩剂。

（2）投足量广谱抗生素。

（四）并发症及其处理

1. 子宫出血　主要发生于胎盘剥离困难或剥离不全时，影响子宫收缩而致大出血。应请有经验者迅速完成手术，清除子宫内容物，同时加强宫缩，控制出血。不能有效控制时应及时开腹处理。

2. 子宫损伤或穿孔　多发生于手术操作不当，或胎盘植入病例。曾见个别接生员将宫颈当作胎盘连同阴道前壁成片撕下造成严重尿瘘等。子宫穿孔小，出血不多时可投宫缩剂和抗生素严密观察。子宫损伤重或出血不止者应开腹探查并予修复或切除。

3. 产后感染　徒手剥离胎盘后应常规投抗生素，并严密观察感染征候的出现。

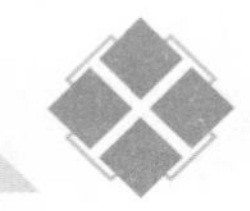

三、注意事项

（1）严密观察产妇一般情况，及时做好输血准备。

（2）产妇身旁有专人观察，医师尽快完整娩出胎盘、胎膜。

（3）严格执行无菌操作规程，动作轻柔。

（4）术后密切观察子宫收缩和阴道流血情况，对宫缩不良者及时按摩子宫并注射宫缩剂。

（5）仔细检查胎盘、胎膜是否完整。如胎盘有缺损，根据缺损的多少和子宫收缩、阴道出血情况决定是否清宫，应尽量减少宫腔内操作的次数和时间。

（6）术后注意观察有关发热、阴道分泌物异常等体征，必要时遵医嘱给予抗生素。

【案例评析】

杨女士，24岁，初产妇，孕34周，重度胎盘早剥，行剖宫产术时见子宫表面有紫色瘀斑，尤其胎盘附着处更为显著，子宫收缩乏力，出血多。

解析　该产妇存在重度胎盘早剥，胎盘早剥发生内出血时，血液积聚于胎盘子宫壁之间，压力逐渐增大而使之侵入子宫肌层，引起肌纤维分离，还可断裂、变性。子宫表面出现紫色瘀斑，尤其在胎盘附着处特别显著，称为子宫胎盘卒中。更严重时，血液可从子宫壁层渗入阔韧带以及输卵管系膜等处，甚至可能经输卵管流入腹腔。此时可通过按摩子宫、子宫肌壁内注射催产素等方式进行治疗，还需要检查血常规、纤维蛋白原、出凝血时间、凝血酶原时间等指标，若经积极处理子宫仍不收缩应立即切除子宫。

思考与训练

一、名词解释

1. 会阴切开缝合术
2. 胎头吸引术
3. 低位产钳术

二、选择题

（一）A1 型题

1. 会阴侧切术切口的长度一般为（　　）。

A. 2 ～ 3cm　　B. 3 ～ 4cm

C. 4 ～ 5cm　　D. 5 ～ 6cm

E. 6 ～ 7cm

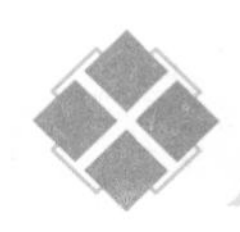

2. 会阴切开缝合术后护理，做法不妥的是（　　）。

A. 常规做好会阴护理

B. 每日用新洁尔灭棉球擦洗外阴 2 次

C. 有红肿可用 95% 乙醇湿敷

D. 伤口化脓延期拆线

E. 伤口正常 5 天拆线

3. 会阴切开缝合术的产妇，术后宜采取的体位是（　　）。

A. 平卧位　　B. 半卧位

C. 健侧卧位　　D. 伤口侧卧位

E. 俯卧位

4. 下列有关剖宫产术的适应证，应不包括（　　）。

A. 妊娠合并心脏病　　B. 畸形胎儿

C. 初产臀位　　D. 胎儿宫内窘迫

E. 产道异常

5. 剖宫产术的禁忌证是（　　）。

A. 胎盘早剥　　B. 宫缩乏力

C. 头盆不称　　D. 死胎

E. 胎儿宫内窘迫

6. 孕妇初感胎动时间一般在（　　）。

A. 14 ～ 16 周　　B. 16 ～ 18 周

C. 18 ～ 20 周　　D. 20 ～ 24 周

E. 24 周以上

7. 用胎头吸引术助产时，全部牵引时间不宜超过（　　）。

A. 5 分钟　　B. 10 分钟

C. 15 分钟　　D. 20 分钟

E. 25 分钟

8. 胎头吸引术的适应证不包括（　　）。

A. 产程达 2 小时

B. 胎头拔露于会阴部达 0.5 小时

C. 有剖宫产史

D. 产妇有心脏病

E. 临产后宫缩乏力

9. 胎盘滞留病人，行人工剥离胎盘术，产后 4 天，体温 38℃，子宫轻压痛，恶露量多、臭。最可能的诊断为（　　）。

A. 产褥病率

B. 盆腔内血栓性静脉炎

C. 产后下肢血栓性静脉炎

D. 轻型子宫内膜炎、子宫肌炎

E. 急性盆腔结缔组织炎

10. 关于人工剥离胎盘术，不正确的是（　　）。

A. 适用于胎儿娩出后 15 分钟胎盘仍未剥离者

B. 一般不用麻醉

C. 术者左手在腹部按压宫底，右手并拢成锥形沿脐带进入宫腔

D. 胎盘娩出后立即使用宫缩剂

E. 剥离时勿用暴力强行扯拉胎盘

（二）A2 型题

1. 毕某，女，会阴左侧切开术分娩，产后第 4 天，伤口红肿，疼痛，流脓，错误的处理是（　　）。

A. 嘱右侧卧　　B. 拆线引流

C. 会阴擦洗　　D. 坐浴

E. 红外线照射

2. 某轻度妊高征初产妇，孕 39 周，临产，宫口开全 1 小时，LOA，S+3，胎心 110 次 / 分，羊水轻度胎粪污染。此时应采取的措施（　　）。

A. 人工破膜　　B. 剖宫产

C. 引产　　D. 会阴侧切

E. 低位产钳术

3. 26 岁经产妇，停经 8 周，下腹阵发性剧烈疼痛 10 小时伴多量阴道流血，超过月经量，检查宫口开大近 2cm。本例最恰当的处置应是（　　）。

A. 静脉滴注止血药物　　B. 口服硫酸舒喘灵

C. 肌注硫酸镁　　D. 肌注黄体酮

E. 行负压吸宫术

4. 妊娠 35 周，少量阴道流血 1 天入院，无腹痛。查体示：宫底剑突下四横指，LSA 臀浮，胎心 150 次 / 分，骨盆正常，阴道无活动性出血，无宫缩，宫口未开，一般情况好。恰当的处理是（　　）。

A. 人工破膜　　B. 期待疗法

C. 立即行剖宫产　　D. 催产素滴注引产

E. 臀位牵引术

三、简答题

1. 剖宫产术后及时大小便的目的是什么？

2. 低位产钳术的并发症有哪些？

参考文献

[1] 何俐. 妇产科护理学[M]. 郑州：河南科学技术出版社，2014.
[2] 周昌菊. 现代妇产科护理模式[M]. 北京：人民卫生出版社，2001.
[3] 乐杰. 妇产科学7版[M]. 北京：人民卫生出版社，2008.
[4] 苎斯美. 妇产科护理学[M]. 北京：人民卫生出版社，2003.
[5] 魏碧蓉. 高级助产学[M]. 北京：人民卫生出版社，2002.
[6] 王席伟. 助产学[M]. 北京：人民卫生出版社，2011.
[7] 赵风霞. 助产技术[M]. 杭州：浙江大学出版社，2013.
[8] 张宏玉. 助产学[M]. 北京：中国医药科技出版社，2012.
[9] 孙莉. 组织学与胚胎学[M]. 北京：人民卫生出版社，2007.